Rippmann · EPH-Gestose

EPH-Gestose

E. T. Rippmann

mit 137 Abbildungen

Walter de Gruyter · Berlin · New York 1972

Ernst T. Rippmann, Priv.-Doz., Dr. med.
Frauenklinik, Aarau – Schweiz.

ISBN 3 11 004009 3

Satz: Walter de Gruyter & Co, Berlin – Druck: Sala-Druck, Berlin – Printed in Germany

Dieses Buch ist meiner Familie gewidmet,
die mich seinetwegen
oft und schmerzlich entbehren mußte.

E. T. Rippmann

Vorwort

In der vorliegenden Arbeit beschreitet der Autor neue Wege in der klinischen Bewertung des in der Gravidität häufigsten Krankheitsbildes. Es handelt sich um die Schwangerschaftskomplikation, die mit der Symptomentrias der Ödeme (E = Edema), Proteinurie (P) und Hypertonie (H) in Erscheinung tritt.

In den letzten Jahrzehnten ist der Übergang der EPH-Gestose in die Eklampsie selten geworden. Keine Klinik verfügt noch über ein genügend großes Krankengut, die convulsive Eklampsie (EC) nach neuen wissenschaftlichen Erkenntnissen abzuklären. Die klinische Forschung muß sich auf die noch ungeklärte Genese dieser Trias verlegen und alle zur Verfügung stehenden diagnostischen Möglichkeiten ausschöpfen. Es geht nicht mehr darum, die Eclampsia convulsiva zu bekämpfen. Durch gezielte prophylaktische Maßnahmen soll das Auftreten von Ödemen, Eiweißausscheidung und Blutdrucksteigerung verhütet oder doch sehr frühzeitig erfaßt werden.

Durch eine Diskussionsreihe in der Zeitschrift „Gynaecologia" von 1967–1969 (1) wurde zur Meinungsäußerung über dieses Thema aufgefordert. Vorgängig an die Sitzung der Oberrheinischen Gesellschaft für Geburtshilfe und Gynäkologie fand dann im April 1969 das erste Symposium über die EPH-Gestose statt (2). Im Anschluß daran gründete der Autor die Organisation Gestose (3, 4). In der Ablehnung der Bezeichnung „Präeklampsie" und mit der Benennung „EPH-Gestose" sollte auch auf die neue Forschungsrichtung hingewiesen werden.

Die Arbeit Rippmanns zeigt auf, wie sehr sich eine erfolgversprechende Forschung dieser Erkrankung vom ausschließlich geburtshilflichen Standpunkt wegwenden muß. Entscheidende Erkenntnisse über die Causalität des Geschehens ist nur von pathophysiologischen Stoffwechseluntersuchungen und von hormonalen Forschungsprojekten zu erwarten. Der Autor hat durch sorgfältige Aufschlüsselung des Krankengutes und durch die Beiziehung differenzierter, besonders nephrologischer Diagnostik einen wichtigen ersten Schritt auf dem neu vorgezeichneten Weg getan.

Nur der Geburtshelfer weiß aber, wie sehr die perinatale kindliche Morbidität und Mortalität immer noch durch die EPH-Gestose belastet wird. Prophylaxe tut not. Prophylaxe ist möglich nach Klärung der Genese. Die vereinten Anstrengungen der in der Organisation Gestose zusammengefaßten Kliniker und Forscher richten sich auf dieses noch weite, jedoch gewiß nicht unerreichbare Ziel.

Prof. Dr. med. Dr. h. c. Th. Koller
bis 31. 7. 1969 Dir. der Univ.-Frauenklinik Basel

Inhaltsverzeichnis

Einführung

Die symptomatische Therapie der EPH-Gestose gehört zum Rüstzeug jedes Geburtshelfers. Die moderne pharmazeutische Industrie hat uns potente Diuretica und Antihypertensiva in die Hand gegeben, mit denen wir die Ödeme zum Verschwinden bringen und die Hypertonien normalisieren können. Die Behandlung der EPH-Gestose aus mütterlicher Indikation hat auch entsprechende Erfolge zu verzeichnen. Die gestosebedingte mütterliche Sterblichkeit ist in den letzten Jahren sehr stark gesunken. Die schweren Fälle, die imminenten und die convulsiven Eklampsien sind seltener geworden.

Die Verminderung der perinatalen kindlichen Sterblichkeit hat jedoch mit diesen Erfolgen nicht Schritt gehalten. Noch immer, unverändert seit der letzten 70 Jahre, beträgt der Anteil der mütterlichen Erkrankungen an der kindlichen Mortalität rund 23 %. Das bedeutet, daß wir wohl die Symptome der Mutter behandelt und vielleicht auch ihren Zustand gebessert haben, daß aber die Auswirkung der Erkrankung auf das Kind von unseren Maßnahmen nicht betroffen wurde.

Ein solches Resultat ist ja auch nicht weiter erstaunlich. Wir haben bis jetzt nur die Erscheinungsform der EPH-Gestose betrachtet, nicht aber ihre Ursachen und Pathogenesen. Wir haben alle ähnlichen Zustandsbilder in einen Sammeltopf geworfen und das seit Jahrhunderten als Arbeitshypothese aufgestellte Postulat der Gestoseerkrankung als Krankheit sui generis als Tatsache und Ausgangspunkt für Forschung und Therapie akzeptiert. Wir haben verschiedenartigste Ursachen für Ödeme, Proteinurie und Hypertonie pauschal und undifferenziert behandelt und differenzierte Ergebnisse erwartet. In statistischen Auswertungen wurde ein höchst heterogenes Krankheitsgut beurteilt, dessen Zusammensetzung sich je nach Untersuchungsort, Rassenzugehörigkeit, sozioökonomischer Schicht, Ernährungsgewohnheiten, hygienischen Belangen, Witterungsschwankungen und nicht zuletzt nach Definition und Einteilung ändert. Allgemeingültige Schlüsse wurden daraus gezogen, deren Anwendung jedoch aus offensichtlichen Gründen auf den entsprechenden Autor und sein Krankengut beschränkt blieb.

Ein neuer Start ist deshalb unumgänglich geworden. Dafür stehen uns zwei Möglichkeiten offen

1. Die Kenntnisse einiger pathophysiologischer Vorgänge (Arteriolenspasmus, Organ-Minderdurchblutung) läßt eine begrenzte ungezielte Prophylaxe zu.

2. Dieser Notbehelf kann und muß ersetzt werden durch die causale Prophylaxe und die causale Therapie der EPH-Gestose.

Daraus folgt der Auftrag, die Ursache der EPH-Gestose zu erforschen

Wir sind somit an einem Wendepunkt angelangt. Jeder Fall von EPH-Gestose muß auf seine Ursachen von Ödem, Proteinurie und Hypertonie untersucht werden. Die Schwangerschaft muß als Belastungstest aufgefaßt werden, der latente, oft erst in späteren Jahren klinisch evidente Organinsuffizienzen frühzeitig aufdeckt. Dies verlangt eine genaue Abklärung jeder EPH-Gestose-Patientin nach Ablauf der Gravidität-bedingten Veränderungen. Diese Untersuchungen verlangen eine intensive und wohlkoordinierte Teamarbeit der Spezialisten anderer Kliniken und Laboratorien. Der Geburtshelfer ist nicht mehr ausschließlich dafür zuständig. Ein Beispiel solcher Zusammenarbeit und der erreichten Resultate ist in der vorliegenden Monographie gegeben. Neue Ideen und Forschungsmöglichkeiten, noch zu beweisende Theorien werden aufgezeigt und sollen Anstoß zu Untersuchungsserien in weitern Arbeitszentren geben. Wir hoffen, daß auf diesem Wege dem Problem der EPH-Gestose nähergerückt und die dadurch bedingte kindliche Mortalität reduziert werden kann.

Aarau, im September 1972 Ernst T. Rippmann

I. Benennung, Einteilung und Zustandsdiagnostik bei Schwangerschaftsspätgestose (EPH-Gestose)

1. Benennung

Die Diagnose der Schwangerschaftsspätgestose ist eine Frage der Definition. Als Cardinalsymptome gelten Ödeme (E = Edema), Proteinurie (P) und Hypertonie (H). (Definitionen s. S. 6). Komplizieren E, P und H eine Schwangerschaft (Gestatio), so können wir ohne Präjudizierung, ohne uns auf eine bestimmte Auffassung festzulegen, von einer EPH-Gestose (Gest.. – ..ose) sprechen. (Auch EPH-Syndrom, EPH-Komplex). Damit werden all die unzähligen Bezeichnungen, die eine verwirrende Vielfalt von Definitionen, Überbegriffe, Untergruppen und Spezialeinteilungen enthalten, durch eine logische Nomenklatur ersetzt. (Abb. 1).

Schwangerschafts-Hydrops
Schwangerschafts-Ödeme
Schwangerschafts-Wassersucht
Schwangerschafts-Nephropathie
Schwangerschafts-Albuminurie
Schwangerschafts-Niere
Geburts-Albuminurie
Nephropathie
Schwangerschafts-Spättoxikose
Schwangerschafts-Toxikose
Schwangerschaftsbedingte Spätgestose
Schwangerschafts-Hypertonie
Schwangerschafts-Hochdruck
Hypertensive Gestose
Hypertonie in Graviditate und sub partu
Hypertensive Spätgestose
Transitorische Hypertonie
Nichthypertensive Spätgestose
Chronische Hypertonie
Gestose
Prä-Gestose
Spätgestose
Essentielle Spätgestose
Symptomatische Spätgestose
Echte Spätgestose
Pfropfgestose
Aufpfropfgestose
Toxämie
Echte Toxämie
Toxikose
Spättoxikose
Prätoxikose
Symptomatische Toxikose
Pfropftoxikose
Aufpfropftoxikose
Reine Toxikose
Präeklampsie
Präeklamptische Hypertonie
Präeklamptisches Syndrom
Drohende Eklampsie
Eklamptischer Symptomenkomplex
Eklampsie ohne Eklampsie
Eklampsie ohne Krämpfe
Eklampsie
Ödemonephrotisch-hypertensiver Symptomenkomplex
Ödneklose
Vaskulorenales Syndrom
Gestose-Verdachtsfälle

Abb. 1 Einige der im deutschen und englischen Sprachgebiet üblichen Bezeichnungen für EPH-Gestose

Toxemia
Toxicosis
Preeclamptic toxemia
Hypertensive toxemia
Impending toxemia
Acutal toxemia
Eclamptogenic toxemia
Eclamptic toxemia
Convulsive toxemia
Pretoxemia
Pregnancy toxemia
Mild toxemia
Early toxemia
Severe toxemia
Essential toxemia
Latent toxemia
Recurrent toxemia
Unclassified toxemia
Imminent eclampsia
Impending eclampsia
Essential hypertension
Albuminuric toxemia
Preeclamptic toxemia of pregnancy
Chronic hypertensive cardiovascular disease with superimposed preeclampsia or eclampsia
Chronic hypertensive vascular disease with superimposed toxemia
Chronic hypertensive vascular disease
Hypertensive vascular disease
Hypertensive desease of pregnancy
Hypertensive disorders of pregnancy
Preeclampsia
Mild preeclampsia
Severe preeclampsia
Eclampsia
Non toxemic hypertension
Hypertensive vascular disease
Superimposed toxemia
Preeclampsia levis
Metabolic toxemia of late pregnancy
Superimposed preeclamptic toxemia
Gestosis of late pregnancy
Late gestosis of pregnancy
Proteinuric preeclampsia
Choriogenic nephropathy
Utero-renal-reflex syndrome
Psychogenic gestosis
Choriogenic vasculo-nephropathy
Chorio-nephrotic vasculopathy
Chorio-nephrotic vasculitis
Chorio-renal vasculosis
Chorio-vascular nephrosis
Vascular chorionephrosis
Trophoblastic vasculopathy
Trophoblastic vasculosis
Trophoblastic nephrovasculopathy
Trophoblastogenic vasculopathy
Preeclamptic nephropathy
Gestosis
Nephropathy
Toxemia of late pregnancy
Toxemia of pregnancy syndrome
Toxemia of pregnancy
Hypertensive toxemia of pregnancy
Acute toxemia of pregnancy

2. Einteilung

Eine ähnliche Pletora herrscht auf dem Gebiet der Einteilungen, die von Land zu Land, je nach Gegend im gleichen Land und sogar von Klinik zu Klinik variieren [48, 70, 84, 110, 149, 209, 210, 260, 261, 263–266, 276, 295, 304, 308, 316, 343, 344, 358, 374–378, 411, 462].

Von den Cardinalsymptomen ausgehend bietet sich die symptomatische Klassifizierung an (Abb. 2). Sie umfaßt alle Schwangern, die pathologische Wasserretention, Proteinausscheidung über der Norm und einen erhöhten Blutdruck aufweisen. Nichts ist ausgesagt über die Herkunft und Auswirkung von E, P und H. Die in dieser Einteilung enthaltene Auflage jedoch verpflichtet, nach der Genese der Cardinalsymptome zu suchen und für jeden Fall den Zusammenhang mit dem Zustand des Kindes zu finden.

EPH-Gestosen	Gestosepatientinnen in 2 Jahren total	in % aller Geburten (9050)	in % aller Gestosen (880)
I. Monosymptomatische EPH-Gestosen			
1. E (Oedeme allein)	30	0,4	4
2. P (Proteinurie allein)	45	0,5	5
3. H (Hypertonie allein)	90	1,0	10
II. Polysymptomatische EPH-Gestosen			
1. E und P 2. E und H 3. P und H 4. E, P und H } Kombinationen der Symptome	680	7,7	77
III. Eklampsia imminens (EI) drohende, imminente Eklampsie, Präeklampsie im engern Sinne, (zusätzlich objektive und subjektive Symptome)	22	0,3	3
IV. Eklampsia convulsiva (EC)	9	0,1	1
V. Nephro-heptisches Syndrom	3	–	–
VI. Cerebro-nephro-heptisches Syndrom	1	–	–
Total	880	10%	100%

Abb. 2 Die symptomatische Klassifizierung

Ferner sollen unter diese Bezeichnung fallen:

a) alle Fälle mit Gefässpasmen (Fundus oculi)
b) alle Mangelgeburten unbekannter Genese
c) alle Placentarveränderungen wie vorzeitige Lösung, Infarkte, abnorm kleine Placenten

3. Beurteilung

Es hat nie an Bemühungen gefehlt, mit Hilfe von Schemata, Punktesystemen, Symbolen und Diagrammen die Prognose von Mutter und Kind bei EPH-Gestose zu klären [162, 254, 308, 375, 379, 380, 382, 389, 481]. Die Organisation Gestose hat den von GOECKE vorgeschlagenen Gestose Index empfohlen*. Er

* RIPPMANN, E. T. (Herausg.): Gestosis Index. GI. Sandoz Ltd, Basle 1971.

basiert auf den von ihr vorgeschlagenen Definitionen von E, P und H [162]. Die Indexzahl gibt nur einen momentanen Zustand der Patientin und in weiterem Sinne auch des Kindes an. Sie wechselt oft innerhalb von Stunden, muß deshalb bei akuten und schweren Fällen häufig bestimmt werden. Die Zahl zeigt den Verlauf der Erkrankung und das Resultat unserer therapeutischen Bemühungen an. (Abb. 3).

	0	1	2	3	Dat.	Dat.	Dat.	Dat.
Ödeme n. Bettruhe	keine	tibiale	generalisierte	–				
Proteinurie in‰n. Esbach	< 0,5	0,5-2	> 2-5	> 5				
Blutdruck systol.	< 140	140-160	160-180	>180				
Blutdruck diastol.	< 90	90-100	100-110	>110				
			Gestose Index					

Symptome der Eklampsia imminens EI ja ☐ nein ☐

Symptome der Eklampsia convalziva EC ja ☐ nein ☐

Abb. 3 Der Gestose Index [GI].

In den folgenden Kapiteln verwenden wir die nachstehenden Bezeichnungen und Abkürzungen:

Gestose Spätgestose Schwangerschaftsgestose	als die bisher übliche Nomenklatur der Erkrankung
EPH-Gestose EPH-Komplex EPH-Syndrom	als neue Benennung der Erkrankung
EPH-Symptome	bezeichnet alle Patientinnen die nachweisbare, auch flüchtige Oedeme, Proteinurie und Hypertonie zeigen (inkl. Gestose-Erkrankungen)
EI	an Stelle der früheren „Präeklampsie im engern Sinne“: Eklampsia imminens, drohende, imminente Eklampsie
EC	für Eklampsia convulsiva

II. Die Beurteilung des EPH-Komplexes

Wir haben eine Erkrankung vor uns, die innerhalb von wenigen Monaten bis ca. 1/2 Jahr abläuft. Ihr Verlauf ist wechselnd, die Auswirkung der EPH-Erkrankung nicht streng mit ihren Symptomen zu korrelieren. Daraus ergeben sich verschiedene Forderungen bei der Beurteilung des EPH-Komplexes.

1. Die Beurteilung während der Krankheit gibt nur den momentanen Aspekt wieder, d. h. sie sagt nicht aus über die Anamnese und die Prognose, d. h. wir müssen bei jeder Beurteilung Zeitpunkt, Alter der Schwangerschaft und Geburtsstand angeben.
2. Da weder Anamnese noch Prognose aus der Beurteilung ersichtlich sind, sollte die Zuordnung „leicht", „mittel" und „schwer" an der Auswirkung der Erkrankung gemessen werden, d. h. wir sollen das Gesamtbild, seine Veränderungen während der Behandlung und Beobachtung, seine Resultate (z. B. Mangelgeburt) beachten.
3. Da die Dauer der Symptome einen entscheidenden Faktor darstellt, sollte auch sie in das Urteil „leicht", „mittel", „schwer" einbezogen sein.
4. Nur die sorgfältige Nachkontrolle und Abklärung in einer Spezialsprechstunde führt weiter. Nur so sind wir in der Lage, die durch eine Pfropfgestose gefährdeten Patientinnen rechtzeitig, schon vor Beginn der neuen Schwangerschaft, zu erfassen. Ferner geben uns die Untersuchungen die Möglichkeit, in einzelnen Fällen Ursachen der EPH-Erkrankung zu erkennen. Damit besteht für uns auch die Möglichkeit, die Wertigkeit der einzelnen Symptome in jedem einzelnen Fall richtig zu ermessen.

Diese vier Forderungen führen uns zu einem bestimmten Vorgehen, einem *geeigneten Beurteilungsschema* (s. Abb. 3). Wir vermerken die verschiedenen Daten auf dem Beurteilungsblatt. Es soll während der Schwangerschaft, unter der Geburt und post partal mehrere Male ausgefüllt werden; auch geringe Symptome werden notiert. Die Häufigkeit hängt vom Verlauf der EPH-Erkrankung ab. Damit ist die Entwicklung der Krankheit ersichtlich. Der Zeitfaktor ist in die Beurteilung einbezogen. Die Schweregrade sind mit Zahlen angegeben und präjudizieren vorerst gar nichts. Das *Resultat*, die *Auswirkung* der Schwangerschafts-Spätgestose, ist klinisch und auch durch Laboratoriumsmethoden schon in der Gravidität zu erfassen. Die *Mangelentwicklung* ist klinisch am langsamen Uteruswachstum zu erkennen. Die *Schwangerschafts-Übersichtsaufnahme* macht eine verzögerte Entwicklung evident. Die *reduzierte Placentarfunktion* läßt sich durch Bestimmung der Choriongonadotropine im mütterlichen Urin und Blut nachweisen. Die nuklearmedizinische Exploration der Plazenta mittels Scanner und Szintilationskamera sollte die *Mangeldurchblutung der Plazenta* nachweisen, vielleicht sogar größere Infarkte darstellen.

> Die Forderung der Abklärung und späteren Betreuung, der frühen Erfassung gefährdeter Schwangerer nach durchgemachter EPH-Gestose verlangt eine von einem Spezialisten geleitete Sprechstunde. Die Frauen werden dort durch-untersucht, den notwendigen Behandlungen zugeführt und vor und während einer erneuten Schwangerschaft betreut.

1. Die Symptome der EPH-Gestose

Die Bezeichnung EPH-Gestose haben wir nach den drei Kardinalsymptomen gewählt:

E = Ödeme – Edema (engl.)
P = Proteinurie
H = Hypertonie – Hypertension

a. E = Ödeme

Die normale Gewichtszunahme von durchschnittlich 10–12 kg wird überschritten und zwar häufig sprungweise und in Etappen. Wasserretention ist in solchen Fällen anzunehmen, auch wenn sie nicht manifest ist.

Ödeme sind aber häufig nachzuweisen, am frühesten praetibial und an den Knöcheln, dann an den Händen (Ring wird zu eng), im Gesicht und am ganzen Stamm (generalisierte Ödeme).

b. P = Proteinurie

Die physiologische Eiweißausscheidung bei der nicht schwangeren und auch bei der schwangeren Frau überschreitet *0,15g% in 24 h* nicht. Diese Mengen sind nur mit speziellen Methoden (Biuretprobe) nachweisbar. Zeigen Kochprobe und Esbach'sche Reaktion eine Proteinurie an, so ist sie pathologisch. Sie ist nur in den seltensten Fällen, und dann immer bei Pfropfgestosen, so massiv und so lang andauernd, daß der Eiweißverlust zu einer Hypoproteinämie führt. Bei Oligurie und hochkonzentrierten Urin ist der Eiweißnachweis eher positiv als bei stark verdünntem Urin. Das spezifische Gewicht ist bei konzentriertem wie auch bei stark eiweißhaltigem Urin deutlich erhöht.

c. H = Hypertonie

Wir halten uns an die international festgesetzte obere Grenze der *Normwerte: 135/85.* Werte ab 140/90 sind als Hypertonie zu bezeichnen. Bei konstitutioneller Hypertonie sind allerdings schon niedrigere Werte als erhöhter Blutdruck aufzufassen. *Der diastolische Druck,* der die Dauerbelastung des Kreislaufes, das Ausmaß des Arteriolenspasmus angibt, ist für uns ausschlaggebend. *Der systolische Wert* spiegelt die vegetative Erregbarkeit wieder, die Ansprechbarkeit auf äußere Reize, auch psychischer Art. Er gilt dann als Warnsignal, wenn er rasch klettert und dadurch die Gefahr der Eklampsie oder einer cerebralen Blutung näherbringt.

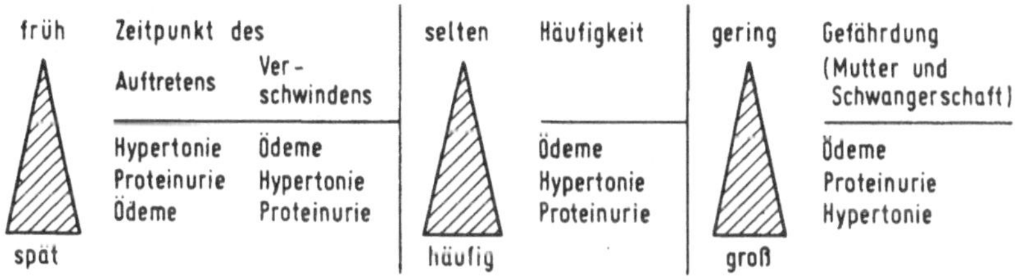

Abb. 4 Die Kardinalsymptome der Spätgestose

Wir wollen uns aber immer vor Augen halten, daß diese Verallgemeinerungen Durchschnittswerte von rund 6000 Fällen bedeuten. In jedem einzelnen Geschehen können, je nach Genese der Spätgestose, die Verhältnisse völlig anders liegen.

Eine Reihe von weitern Symptomen wurde zur Beurteilung und auch Klassifizierung der Gestoseerkrankung herangezogen:

d. Urinsediment

Das Auftreten von Erythrozyten im Katheterurin, in Verbindung mit andern Gestosesymptomen, ist häufig zu sehen. Hyaline Zylinder sind bei körperlicher Anstrengung (Geburtsvorgang) noch physiologisch. Granulierte Zylinder nehmen mit Verschlechterung des Krankheitsbildes zu. Leukozyten und Erythrozyten sowie Wachszylinder lassen eine Pfropfgestose vermuten, mit Pyelonephritis, Glomerulonsphritis und Nephrose als vorbestehende Erkrankung.

e. Urinausscheidung

Eine verminderte Ausscheidung ist sub partu physiologisch. Gesellen sich die Zeichen der EPH-Gestose dazu, tritt die Oligurie schon vor Wehenbeginn auf, dauert sie über mehrere Stunden, ja sogar Tage an, geht sie in eine Anurie über, so ist die Patientin in zunehmenden Maße gefährdet.

Bei der Messung der Urinmenge müssen auch die andern Möglichkeiten der Wasserabgabe (Schwitzen, Perspiratio insensibilis, Atemluft, Erbrechen, Durchfall) in Betracht gezogen werden.

Die Ausscheidung bezieht sich selbstverständlich auf die Flüssigkeitszufuhr. Ein hohes, spezifisches Gewicht deutet auf einen Mangel an zur Verfügung stehender Flüssigkeit, an einen Durstzustand hin, sogar bei ausgeprägten generalisierten Ödemen. Es beweist eine gute Konzentrationsfähigkeit der Nieren, d. h. eine genügende Resorptionsleistung der distalen Tubuli. Eiweiß- und Zuckerausscheidung erhöhen aber durch ihre bloße Anwesenheit das spezifische Gewicht, in dem Fall eher ein Zeichen ungenügender Nierenfunktion.

f. Fundus oculi

Die Arteriolen des Augenhintergrundes zeigen typischerweise durch Spasmen bedingte Schwankungen und Verschmälerung ihres Kalibers. Ihr normales Verhältnis zum Venendurchmesser (A : V = 2 : 3) verschiebt sich immer mehr zu Gunsten der Venen, bis sie zuletzt nur noch als dünne Silberdrahtarterien sichtbar sind. Das GUNN'sche Überkreuzungsphänomen ist bei mittelschweren Veränderungen vorhanden. Bei der mehr ödematösen Form der EPH-Gestose lassen sich Glanzstreifen, später Ödem der Netzhaut und der Papille nachweisen. Blutungen, punktförmig und in Streifen, und entlang der Gefäße, sind als schwere Symptome zu werten, wie auch die Cottonwool-Herde, degenerative Herde. Die Amaurose, die Stunden bis Tage nach einem eklamptischen Anfall auftreten kann, ist zentral bedingt und deshalb ohne ophthalmoskopischen Befund [248, 361, 362, 363, 364].

g. Subjektive Symptome

Sie grenzen die imminente Eklampsie gegenüber der polysymptomatischen Gestose einerseits und der convulsiven Eklampsie anderseits ab. Die Frauen klagen am häufigsten über Kopfschmerzen, frontal, manchmal über dem Scheitel gegen das Hinterhaupt sich ziehend. Augenflimmern, Mouches volantes und Doppelsehen bedeuten eine Steigerung der Symptome. Die größte Gefährdung erblicken wir in den gastrointestinalen Symptomen wie zentrales Erbrechen, bretthartes Abdomen und Schmerzen im Oberbauch, besonders rechts (Leberkapselspannung), die eine Magenperforation vortäuschen können. Als direkten Vorläufer eines eklamptischen Anfalls beobachten wir häufig das Jucken in der Nase.

h. Kindsgewicht/Größe

Die Mangelentwicklung der Kinder unter dem Einfluß der EPH-Gestose ist eine allgemein bekannte Tatsache. Die dem Alter der Schwangerschaft entsprechenden Durchschnittswerte von Gewicht und auch Länge werden nicht erreicht. Oft aber sind daneben keine der drei Kardinalsymptome der EPH-Gestose vorhanden, so daß vorerst allein das ungenügende Wachstum des Uterus auf die Diagnose einer Schwangerschafts-Gestose aufmerksam macht. Es hat sich gezeigt, daß diese mangelhafte Entwicklung auch durch die neuern Hypotensiva und Diuretica unbeeinflußt bleibt [185, 379, 479]. Eine Korrelation ist vorhanden zwischen der Dauer der Symptome und dem Ausmaß der Mangelentwicklung. Die Frage, warum die gleiche Patientin, mit den Symptomen der EPH-Gestose bei allen vier Schwangerschaften, zwei mal Mangelgeburten, 1 normales Kind und wiederum ein unterentwickeltes Kind gebärt, ist nicht zu beantworten. Diese kleinen Neugeborenen jedoch lassen sich genau von Frühgeburten trennen. Die Knochenkerne sind ausgebildet, die Organe sind reif, reagieren wie bei Terminkindern. Die Bestimmung der Reizleitungsgeschwindigkeit der motorischen Nerven [334, 436, 437] ist eine gute Methode zur Differenzierung dieser beiden Gruppen.

i. Hormonwerte

Hormonbestimmungen im Blut oder im 24 h-Urin geben uns in beschränktem Maße Aufschluß über die Funktion der Plazenta (Pregnandiolkomplex) und des kindlichen Wohlergehens (Oestriol, foetale Leberfunktion). Die Streubreite der Bestimmungsmethode und die individuellen Variationen jeder einzelnen Patientin schränken den Wert der quantitativen Hormonbestimmungen etwas ein. Erst aus mehreren Werten, die eine bestimmte Tendenz aufweisen, läßt sich eine Aussage machen. Ein Hormonbild, charakteristisch für die EPH-Gestose, ist nicht bekannt. Die Befunde lassen sich nur ganz allgemein deuten. Immerhin müssen sie bei der Bestimmung des Zeitpunktes und der Art der Geburtsleitung mit berücksichtigt werden.

k. Plazenta

Die pathologisch-anatomischen Befunde an der Plazenta stellen keine für die EPH-Gestose typischen Veränderungen dar. Der Streit – Ursache der EPH-Gestose – Folge der Gestose – ist nicht entschieden. Infarkte sind häufig zu sehen, aber auch völlig normale Verhältnisse. Die Größe der funktionierenden Plazentaranteile stehen in einem direkten Verhältnis zu der Kindsgröße. Die vorzeitige Lösung der normal inserierenden Plazenta wird den Formen der Gestose zugeordnet. Auch hier sind die Symptome der EPH-Gestose als Folge der Plazentarlösung gedeutet worden. Kleinere gelöste Bezirke gehen ja häufig ohne Symptome von Seiten von Mutter oder Kind vor sich und werden erst an der ausgestoßenen Plazenta bemerkt.

> Im Allgemeinen können wir aber festhalten: Mangelentwicklung mit infarzierter Plazenta, große Plazentarinfarkte mit EPH-Symptomen, vorzeitige Plazentarlösungen müssen als zur EPH-Gestose gehörig bezeichnet werden und dürfen in einer vollständigen Gestose-Statistik nicht fehlen.

l. Der Habitus

Es gibt keinen typischen Habitus der Gestose, der für alle Gestosen zutrifft. Dies ist ja auch bei der unterschiedlichen Ursache der EPH-Gestose nicht zu erwarten. Hingegen sind gewisse Merkmale häufig nachzuweisen. Dabei unterscheiden wir zwei Typen:

α. Der „renale" Typ

Die Patientin weist ein bleiches, etwas gedunsenes Gesicht auf, was man als „Facies gestotica" bezeichnen könnte. Der Hals scheint dicker, kurz und dem Körper direkt aufsitzend. Dieser Eindruck wird verstärkt durch das meist vorhandene Übergewicht, die Patientinnen wirken untersetzt und gedrungen. Die Ödeme, wenn auch klinisch nicht nachweisbar, sind vorhanden und zeigen sich durch lange Zeit sichtbare Stetoskopabdrücke auf dem Abdomen. Die Proteinurie ist mäßig ausgeprägt, jedoch hartnäckig. Der Blutdruck ist stabil, wenig erhöht, reagiert schlecht auf Bettruhe und Sedativa. Psychisch sind diese Frauen langsamer, die Reaktionen zähflüssig, die Antworten sind ungenau, der Kontakt deswegen erschwert. Das vegetative Nervensystem und die Psyche sind in einem ausgeglichenen Gleichgewicht (s. Kap. XI, Anhang: Adipositas).

β. Der „Psycho"-Typ

Hier handelt es sich meistens um schlankere Frauen. Das Gesicht weist eine gesunde, oft verstärkte Rötung auf, es ist schmal und nicht gedunsen. Die Gewichtszunahme ist nicht übermäßig groß. Ödeme sind meistens nicht vorhanden. Die Proteinurie erreicht hohe Werte, die sich bei entsprechender Behandlung rasch normalisieren. Die Hypertonie ist stark ausgeprägt, der Blutdruck steigt rasch. Er fällt aber auch bei Bettruhe schon innerhalb kurzer Zeit auf normale Werte. Auch bei diesen Patientinnen besteht eine Kontaktschwäche. Sie sind verhalten, gespannt, äußerlich ruhig, innerlich bewegt und voller Zweifel. Die im Beginn der Erkrankung noch lösend wirkende Aussprache wird zunehmend schwieriger und schließlich ohne Applikation von Psychorelaxantien unmöglich. Vegetative Schwankungen sind groß, Reaktionen auf Medikamente oft unerwartet stark (s. S. : Die psychogene EPH-Erkrankung).

Weitere Untersuchungen: Neben diesen wichtigsten Befunden und Beobachtungen sind weitere Abklärungen indiziert, wie Nieren- und Leberfunktionsprüfungen und das Elektroencephalogramm. Im Serum erfolgt die Eiweißbestimmung und Analyse der verschiedenen Anteile. Das durch Punktion gewonnene Fruchtwasser ergibt weitere Resultate.

Daneben wird das System Hypertonin-Placentin-Renin-Angiotensin-Aldosteron-Antidiuretin untersucht, verschiedene Enzymsysteme kontrolliert, Niere, Leber und Uterus mittels Punktionsmaterial histologisch beurteilt und die Uterusdurchblutung mittels Isotopen bestimmt. Die komplizierten Untersuchungen werden nur von Speziallaboratorien durchgeführt. Sie haben für die Forschung eine gewisse Bedeutung.

Der ganze Katalog von Symptomen, Beobachtungen und Befunden darf uns nicht darüber hinwegtäuschen, daß eine strenge Korrelation zwischen Befund und Ausmaß der EPH-Erkrankung nicht besteht. Die Symptome und Abklärungsresultate können in beliebiger Stärke und in freier Kombination erhoben werden. Im Einzelfall sind die Resultate unabhängig davon. Der statistisch gesehene Zusammenhang gilt bei der individuellen Betreuung nur sehr bedingt und muß von Fall zu Fall abgeschätzt werden. Durch diese genaue Beobachtung und Betreuung der EPH-Patientinnen mag es gelingen, genetisch einheitliche Gruppen abzugrenzen. Bei diesen Krankheitseinheiten können dann Befunde, Beobachtungen und Resultate miteinander in Beziehung gesetzt werden. Damit ist auch die Aufgabe für die Forschung umrissen: Unterteilung des EPH-Komplexes in einzelne, pathogenetisch differente Gruppen, bei denen die Genese erkannt werden kann oder bei welchen wenigstens auf Grund der Symptome Prognosen gestellt werden können. Dadurch ist auch eine erfolgreichere Schwangerschaftsbetreuung und Geburtsleitung möglich.

2. Facit

Wir wollen die EPH-Gestose nach dem symptomatischen System klassifizieren.
Wir fixieren den Zeitpunkt der Beurteilung der EPH-Gestose.
Bei dieser Beurteilung verwenden wir Zahlen.
Mit diesem Arbeitsplan untersuchen wir die 9050 geburtshilflichen Aufnahmen zweier Jahre der Universitäts-Frauenklinik, Basel, auf die Symptome des EPH-Komplexes und die Erkrankungen an Gestose.

III. Die Symptome des EPH-Komplexes

In der Klinik können wir die Patientinnen vom Moment des Eintrittes an beurteilen und verfolgen. Wir haben deshalb diesen Zeitpunkt gewählt: die Aufnahme auf die geburtshilfliche Abteilung.

Zur Beurteilung haben wir unser Gestosebeurteilungsblatt [375, 379] herangezogen. Überprüft wurden Ödeme, Proteinurie, Urinsediment, Blutdruckwerte und Urinausscheidung, sowie die subjektiven Symptome der Präeklampsie und der Eklampsie.

Als Normwerte gelten für uns:

Ödeme E:	sie wurden dann als vorhanden betrachtet, wenn sie nachweisbar waren, entweder klinisch oder als akute Gewichtszunahme.
Proteinurie P:	wir haben dann von einer Proteinurie gesprochen, wenn Eiweißausscheidungen mit den üblichen Methoden nachweisbar waren (Kochprobe, ESBACH'sches Reagens)
Urinsediment:	ohne Erythrocyten und/oder Zylinder (ausgenommen hyaline)
Blutdruckwerte H:	135/85 als international festgesetzter oberer Wert
Ausscheidung:	600 cc/24 h und mehr.

Wir haben die Symptome nach ihrer Signifikanz geordnet, von den Ödemen als am wenigsten wichtige Erscheinung zur Oligurie/Anurie als bedenklichstes Zeichen.

Abb. 5: Von 9050 Aufnahmen mit 8485 Geburten zeigten beim Eintritt 5451 Frauen ein oder mehrere Symptome des EPH-Komplexes, d. h. 60 % der Aufnahmen, resp. 64 % aller Geburten. 7,5 % aller Aufnahmen, 8 % aller Geburten und 12,5 % der Patientinnen mit EPH-Symptomen leiden bei Klinikeintritt an einer EPH-Erkrankung.

	Total 2 Jahre	in % der Aufnahmen	in % der Geburten	in % der EPH-Symptome
Anzahl der Aufnahmen	9050			
Anzahl der Geburten	8485			
Anzahl der schwangeren und gebärenden Frauen				
mit EPH-Symptomen bei der Aufnahme	5451	60 %	64%	
mit EPH-Erkrankung bei der Aufnahme	680	7,5%	8%	12,5%

Abb. 5 Übersicht des Untersuchungsgutes

Die Differenzierung der Frauen mit EPH-Symptomen nach den drei Kardinalsymptomen (Abb. 6) zeigt folgendes Bild:

			Total 2 Jahre	in % der Aufnahmen (9050)	in % der EPH-Symptome (5451)
E	allein	(monosymptomatisch)	1053	11,5%	19,5%
E	kombiniert	(polysymptomatisch)	1502	16,5%	27,5%
E	TOTAL		2555	28,0%	47,0%
P	allein	(monosymptomatisch)	1434	15,8%	26,2%
P	kombiniert	(polysymptomatisch)	1842	20,2%	33,8%
P	TOTAL		3276	36,0%	60,0%
H	allein	(monosymptomatisch)	620	6,8%	11,3%
H	kombiniert	(polysymptomatisch)	1458	16,2%	26,7%
H	TOTAL		2078	23,0%	38,0%

Abb. 6 Gestosesymptome

Rund 40 % aller mit Ödemen gekennzeichneten Fälle weisen sie als Einzelsymptome auf, 60 % kombiniert mit andern Symptomen als polysymptomatische Gestosen. Die Proteinurie tritt in 45 % monosymptomatisch, in 55 % polysymptomatisch auf, währenddem die Hypertonie in 30 % allein, in 70 % mit andern EPH-Symptomen nachzuweisen ist.

Mit 60 % aller Fälle mit EPH-Symptomen ist die Proteinurie, allein oder kombiniert, am häufigsten vertreten. Es folgen die Ödeme mit 47 % und zuletzt die Hypertonie mit 38 %.

Diese Zahlen verteilen sich auf die Schwangerschafts-Dauer von 18 Wochen bis zur Aufnahme nach Hausgeburt, geben also nur einen allgemeinen Überblick über das ganze Material. Allerdings ist ein Gipfel um den Termin, entsprechend der Verteilung der Aufnahmen, vorhanden.

Von den Frauen mit EPH-Symptomen bei Eintritt in die Klinik (5451) weisen 680 (12,5 %) eine EPH-Erkrankung auf (Abb. 14). 192 Patientinnen (2,1 % aller Aufnahmen) werden ohne EPH-Symptome aufgenommen und entwickeln während der Hospitalisation, meistens sub Partu oder auch post partum, eine Spätgestose. Insgesamt sind also 872 Patientinnen an einer Gestose erkrankt, d. h. 9,6 % aller Aufnahmen, resp. 16 % aller Frauen mit EPH-Symptomen.

Von diesen EPH-Erkrankungen entfallen mehr als 9/10 auf mono-/polysymptomatische Gestosen. Die Präeklampsie ist mit 3 %, die Eklampsie mit höchstens 1 % beteiligt.

Entsprechend unsern Vorschlägen, die Schweregrade der EPH-Erkrankungen nach den Auswirkungen einzuteilen, haben wir folgende Gruppen gebildet: [380, 382]

l **EPH-Erkrankung 1°**: ein oder mehrere Symptome während noch mindestens 2 Tagen im Wochenbett, bei normalen Befunden an Kind, Placenta und in den Abklärungsresultaten.

m **EPH-Erkrankung 2°**: pathologische Nierenfunktion, Augenhintergrundsbefunde und Hormonwerte in Schwangerschaft und Wochenbett, mangelentwickelte Kinder und Placentarveränderungen.

s **EPH-Erkrankung 3°**: schwere Mangelgeburten oder intrauteriner Fruchttod. Die pathologischen Abklärungsresultate kehren erst später, nach Abschluß des Wochenbettes (6 Wochen) zur Norm zurück.

Daneben unterscheiden wir, als prognostisch und therapeutisch gesonderte Gruppen:

Imminente Eklampsie EI: subjektive Symptome und/oder rascher Blutdruckanstieg,
Convulsive Eklampsie EC: mit Krämpfen und/oder posteklamptischem Dämmerzustand.

Eine Unterscheidung in essentielle- und Pfropfgestosen haben wir vorläufig nicht getroffen. [335, 380, 382]

Rund 95 % aller EPH-Erkrankungen mit Symptomen beim Eintritt (648) lassen sich den Gruppen 1° und 2° zuteilen. Bei 20 % aller EPH-Erkrankungen (192) treten die Symptome erst nach dem Klinikeintritt auf. In diesen 192 sind 18 Fälle von drohender und convulsiver Eklampsie vorhanden, d. h. 10 %. Diese Gruppe enthält also einen außergewöhnlich hohen Prozentsatz an akuten und schweren Fällen. Wir müssen also besonders diejenigen Frauen genau überwachen, die während des Klinikaufenthaltes ihre Gestose entwickeln. Patientinnen, die während längerer Zeit die Symptome des EPH-Komplexes aufweisen, die vielleicht sogar deswegen eingewiesen werden, sind schon erfaßt und betreut worden. Treten die Gestosesymptome trotz stationärer Aufnahme und klinischer Überwachung auf, so sind sie als besonders schwer zu werten.

In weiterer Analyse haben wir die Aufnahmen mit EPH-Symptomen nach verschiedenen Parametern beurteilt. Als Normzahlen haben wir 1000 aufeinanderfolgende geburtshilfliche Aufnahmen der Klinik zu Grunde gelegt.

1. Alter (Abb. 7)

Norm: Die Altersgruppe 21. – 25. Jahr weist mit ca. 38 % die meisten Eintritts auf. In den 15 Jahren vom 21. – 35. Altersjahr sind 83 % aller geburtshilflichen Aufnahmen erfaßt. Je ca. 9 % entfallen auf die jüngern als 21- und die ältern als 35-Jährigen.

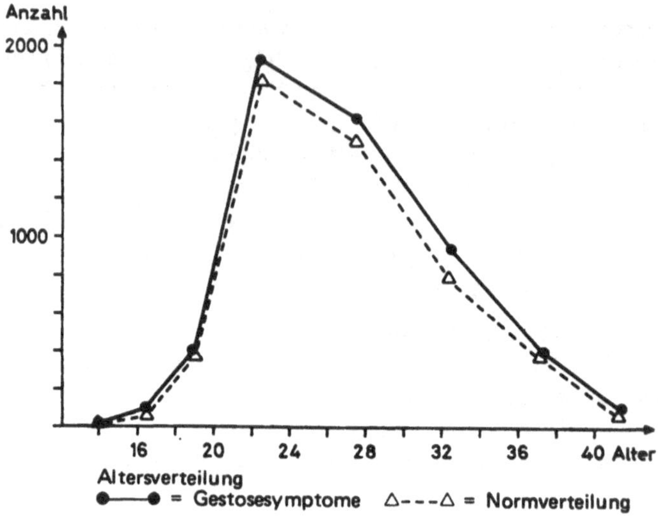

Abb. 7

Die Aufnahmefrequenz pro Altersgruppe bei Frauen mit EPH-Symptomen zeigt eine leichte Zunahme der ganz jungen Frauen sowie der Mütter bis 35 Jahre. Große Unterschiede sind aber nicht festzustellen. Die beiden Kurven sind annähernd parallel.

E **EPH-Symptome:** (Abb. 8) Die reinen Ödeme machen ca. 40% aller Symptom-

		16–18		19–20		21–25		26–30		31–35		35–40		Über 40		Insgesamt	
		Anzahl	%	Anzahl	%	Anzahl	%	Anzahl	%	Anzahl	%	Anzahl	%	Anzahl	%	Anzahl	%
	Normverteilung		1,6		8,1		37,7		29,3		16,7		7,9		1,5		100
E	rein	16	1,5	81	7,6	363	33	316	29,5	181	17	84	7,9	28	2,5	1069	100
	kombiniert	36	2,2	120	7,3	480	30,5	493	31,5	302	19,2	123	7,2	32	2,1	1586	100
	Total	52	2,0	201	7,6	843	33	809	31,5	483	18	207	7,8	60	2,1	2655	100
P	rein	31	2,1	102	7	572	39,5	410	28,2	234	16,3	77	5,3	16	1,6	1442	100
	kombiniert	36	1,7	139	6,5	638	29,6	793	37,3	346	16,2	161	7,5	32	1,2	2145	100
	Total	67	1,7	241	6,4	1210	33,6	1203	33,4	580	17,2	238	6,4	48	1,3	3587	100
H	rein	13	2,1	61	9,6	214	33,1	191	29,6	110	17	39	6,3	16	2,3	644	100
	kombiniert	40	2,5	87	5,4	504	31,5	436	27	380	23,6	132	8,2	30	1,8	1609	100
	Total	53	2,4	148	6,9	718	33,3	627	30,1	490	17,1	171	8,1	46	2,1	2253	100

Abb. 8 Gestosesymptome, rein und kombiniert, nach Altersgruppen geordnet

komplexe, Ödeme beinhaltend, aus. In der jüngsten Altersgruppe (16–18) treten sie mit etwa 30% weniger häufig auf, bei den ältern Patientinnen (über 40 Jahre) mit knapp 50% häufiger. *Dies bedeutet, daß die Bereitschaft, Ödeme allein zu entwickeln, im Laufe des Alters zunimmt.*

P Die monosymptomatische Proteinurie ist zu einem Drittel (32 %) an sämtlichen mit Eiweißausscheidung kombinierten Symptomgruppen beteiligt. In der ersten Altersgruppe betrifft die reine Proteinausscheidung etwa 50 % der Gesamtsymptome. Im Alter von 19–20 und 21–25 Jahren sinkt der Prozentsatz kaum (47 %). Die nächste Fünfjahresgruppe (26–30) sowie die zwei letzten Altersgruppen (35–40, über 40) entsprechen mit 32–34 % dem Durchschnitt. Wir sehen also eine *deutliche Tendenz zur Proteinurie bei den ganz jungen Frauen, die in der zweiten Hälfte des gebärfähigen Alters abnimmt.*

H Die Hypertonie als isoliertes Symptom ist nicht so häufig wie die vorerwähnten beiden Kardinalsymptome. Sie ist mit knapp 29 % an den gesamten Hypertoniesymptomen beteiligt. Die wichtigsten Anteile an reinen Hypertonien weisen die Altersgruppe 16–18 sowie die Gruppen 31–35, resp. 36–40 Jahre auf. Die mittleren Jahre (21–25, 26–30) entsprechen mit je 30 % dem Durchschnitt, während die Frauen über 40 Jahre mit 35 % und die jüngern Gebärenden mit 41 % einen zunehmenden Prozentsatz (bis 41 %) aufweisen.

Die Hypertonie ist, isoliert, nicht bei den ältesten gebärfähigen Frauen am häufigsten, wie man es erwarten würde, sondern merkwürdigerweise bei den Jungen im Alter von 18 bis 20 Jahren.

2. Parität (Abb. 9)

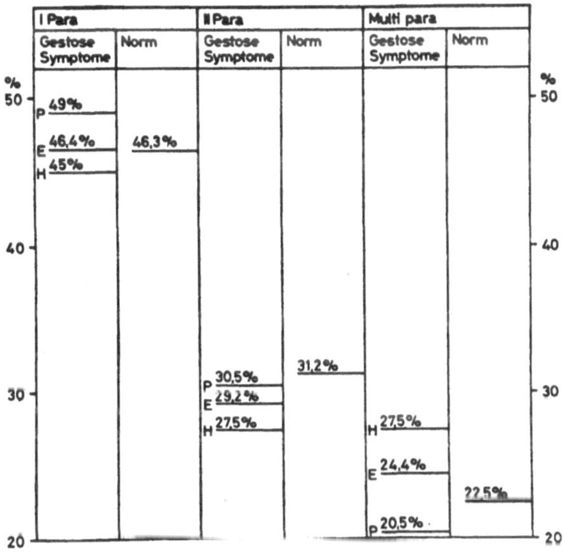

Abb. 9 Gestosesymptome und Parität.
Prozentuale Anteile von E, P und H.

Knapp die Hälfte unserer Aufnahmen (45,3 %) sind Primiparae. Ein Drittel, nämlich 31,2 % entfällt auf die II.-Parae, und die letzten 22,5 % nehmen die Multiparae ein.

I. Para

Die Proteinurie mit 49 % überschreitet bei den Primi-Parae den Durchschnitt, die Ödeme mit 46 % und auch die Hypertonie mit 45 % liegen im Bereiche der Norm.

II. Para

Bei den II.-Parae sind sowohl Proteinurie (30,5 %), wie auch Ödeme (29,2 %) und Hypertonie (27,5 %) unter der Durchschnittszahl.

Multipara

Bei den Multiparae überwiegen Hypertonie (27,5 %) und Ödeme (24,4 %), während die Proteinurie nur 20,5 % erreicht.

Mit allen Vorbehalten können wir aus diesen Zahlen schließen, daß die Proteinurie mit zunehmender Parität abnimmt, daß eine renale Schädigung, die sich durch vermehrte Eiweißausscheidung anzeigt, durch eine große Anzahl von Geburten gefördert wird. Hingegen steigt die Tendenz zur Hypertonie durch zunehmende Parität an. Wir können annehmen, daß diese Erscheinung auf einer Abnutzung und Alterung des Gefäßsystems beruht.

Die monosymptomatischen Gestosen (Abb. 10). Die reinen Ödeme sind mit 40 % an der totalen Summe der mono- und polysymptomatischen Gestosen beteiligt, die Proteinurie mit 44 % und die Hypertonie mit 28 %.

		I.-para		II.-para		Multipara		Insgesamt	
		Anzahl	%	Anzahl	%	Anzahl	%	Anzahl	%
	Normverteilung		46,3		31,2		22,5		100
E	rein	462	43,5	350	33	249	23,5	1061	100
	kombiniert	738	48,1	407	26,6	388	25,3	1533	100
	Total	1200	46,4	757	29,2	637	24,4	2594	100
P	rein	716	48	497	33,3	279	18,7	1492	100
	kombiniert	941	48,8	537	28,3	416	22,9	1894	100
	Total	1657	49	1034	30,5	695	20,5	3386	100
H	rein	293	46,7	197	31,3	138	22	628	100
	kombiniert	696	43,5	418	26,3	473	30,1	1587	100
	Total	989	45	615	27,5	611	27,5	2215	100

Abb. 10 Gestosesymptome, rein und kombiniert, nach Parität geordnet

E Bei den Primiparae ist derselbe Prozentsatz für monosymptomatische Ödeme (39 %) festzustellen. Bei den II.-Parae steigt er auf 57 %, während bei den Multiparae wiederum knapp 40 % zu verzeichnen sind.

P Der Durchschnittswert der isolierten Proteinurie (44 %) entspricht demjenigen bei den Primiparae (43 %). Die II.-Parae zeigen mit 48 % häufiger eine Proteinurie, während bei den Multiparae der Anteil an allen mit Proteinurie betroffenen Fällen auf 40 % sinkt.

H Die Hypertonie als monosymptomatisches Zeichen kann in 28 % aller Fälle nachgewiesen werden. Bei den Primiparae stellen wir in 30 % eine einfache Hypertonie fest, bei den II.-Parae in 32 % und bei den Multiparae in nur 23 % aller Frauen.

Die Deutung dieser Resultate zeigt, daß die reine Hypertonie nicht als Zeichen der Multiparität gewertet werden kann. Die Alterung und Abnützung des vaskulären Systems geht mit weiteren Symptomen einher. Vielleicht ist auch das vegetative System nicht mehr so rasch reaktionsfähig wie bei den I.- und II.-Parae, welche wegen des raschen Reagierens ihres noch reaktionsbereiten Vegetativums auf den höhern Prozentsatz der reinen Hypertonie kommen.

3. Zivilstand (Abb. 11)

		Ledig		Verheiratet		Geschieden und verwitwet		Insgesamt	
		Anzahl	%	Anzahl	%	Anzahl	%	Anzahl	%
	Normverteilung		6		93,3		0,7		100
E	rein	56	5	1023	95	5	–	1084	100
	kombiniert	101	7,5	1326	92	12	0,5	1439	100
	Total	157	6,3	2349	93	17	6,7	2523	100
P	rein	84	6	1350	93	12	1	1446	100
	kombiniert	127	7,6	1532	91	9	0;4	1668	100
	Total	211	6,4	2882	93	21	0,6	3114	100
H	rein	26	4,0	604	96	2	–	632	100
	kombiniert	74	6,0	1166	93	11	1	1251	100
	Total	100	5,3	1770	94	13	0,7	1883	100

Abb. 11 Gestosesymptome, rein und kombiniert, nach Zivilstand geordnet

Seit Jahrzehnten ist das Verhältnis lediger zu verheirateten und zu geschiedenen und verwitweten Müttern dasselbe (6 % zu 93,3 % zu 0,7 %). Die letzte Gruppe kann vernachlässigt werden, die Zahlen sind zu klein für eine Aussage.

E Die Ödeme allein (Gesamtdurchschnitt 40%) sind bei Ledigen in 35% aller Fälle vorhanden, bei verheirateten Frauen mit 43% etwas über der Norm.

P Die Proteinurie als einziges Symptom (Durchschnitt 46%) entspricht bei den unverheirateten Frauen nur knapp dem Durchschnitt (mit 40%), bei den verheirateten Patientinnen steigt sie auf die Norm von 46% an.

H Die Hypertonie (Durchschnitt 33%) ist in 25% alleiniges Symptom bei Patientinnen ohne Ehemann, bei Frauen mit Ehemann in 34% der Fälle.

Die ledige Mutter hat also weniger Ödeme, weniger häufig eine Proteinurie und seltener eine Hypertonie als Einzelsymptom.

4. Monatliche Verteilung (Abb. 12) [455]

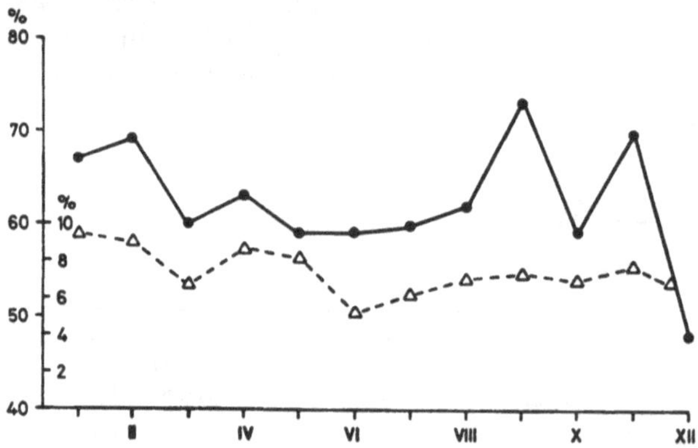

Abb. 12

Gestosesymptome total, pro Monat
●——● = Gestosesymptome in % sämtlicher Aufnahmen.
△---△ = Gestoseerkrankungen mit Symptomen beim Eintritt in % sämtlicher Aufnahmen

Nicht nur die EPH-Erkrankung, sondern auch die EPH-Symptome weisen jahreszeitliche Schwankungen auf, letztere ganz deutlich. Die Symptome treten im Februar und dann wiederum im Herbst (September und Oktober) gehäuft auf, während die Sommermonate nicht so stark betroffen sind. Der Vergleich mit den EPH-Erkrankungen (mit EPH-Symptomen beim Eintritt) zeigt einen ähnlichen, jedoch weniger deutlich ausgeprägten Kurvenverlauf. Vor allem ist die Vermehrung im späten Winter und im Frühling, und eine Verminderung im Sommer deutlich zu sehen. Die Aufteilung nach Symptomen zeigt unterschiedliche Kurvenverläufe.

E Die Ödeme (Abb. 13), als monosymptomatische Gruppe, zeigen eine deutliche Häufung in den Monaten Mai und Juni, und fallen gegen den Herbst ab, mit

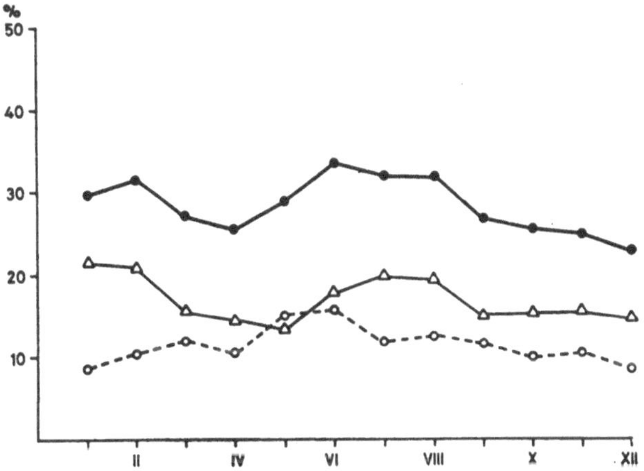

Abb. 13

Gestosesymptome pro Monat in % sämtlicher Aufnahmen
○- - -○ = Oedeme rein
●——● = Oedeme total
△——△ = Oedeme kombiniert

Tiefpunkt im Dezember. Wenn kombiniert mit andern Symptomen, tritt das Maximum im Juli und August auf, ein zweiter Gipfel im Januar und Februar.

P (Abb. 14) Die reine Proteinurie dagegen zeigt einen Tiefpunkt im Mai, an Häufigkeit zunehmend gegen den Herbst und Winter. Die selbe Tendenz be-

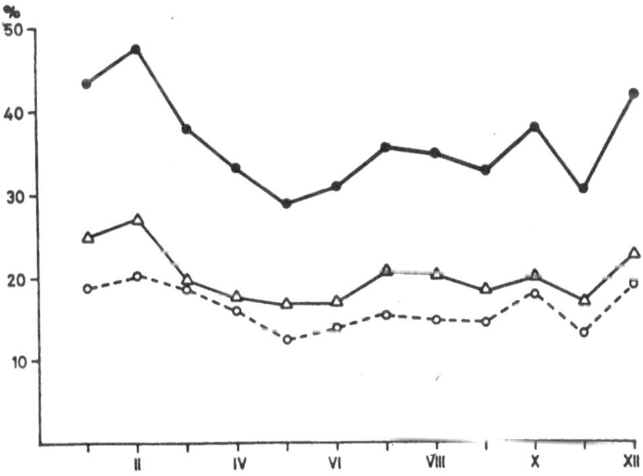

Abb. 14.

Gestosesymptome pro Monat in % sämtlicher Aufnahmen
○- - -○ = Proteinurie rein.
●——● = Proteinurie total
△——△ = Proteinurie kombiniert

obachten wir in den Kurven der kombinierten Proteinurie und der totalen Zahlen.

H Die Hypertonie (Abb. 15) allein zeigt kaum jahreszeitliche Schwankungen. Einen flachen Gipfel glaubt man im Frühsommer (April, Mai) und gegen den Herbst zu

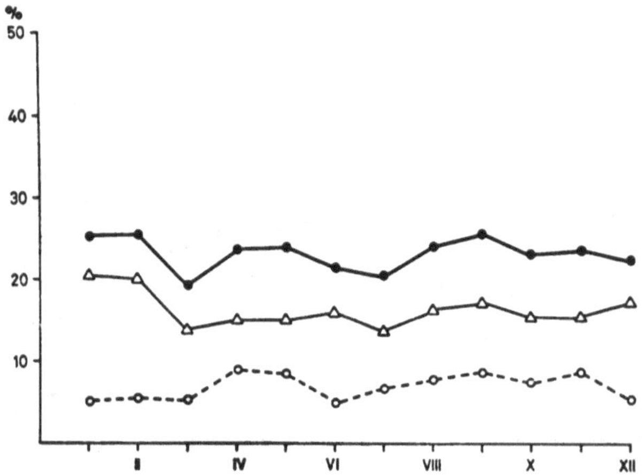

Abb. 15

Gestosesymptome pro Monat in % sämtlicher Aufnahmen
○- - -○ = Hypertonie rein △——△ = Hypertonie kombiniert
●——● = Hypertonie total

erkennen, während ein leichter Abfall den Winter betrifft. Die andern zwei Kurven verlaufen annährend parallel.

Aus diesen Kurven kann die Witterungsabhängigkeit der Ödeme und der Proteinurie erkannt werden. Die reinen Ödeme nehmen nicht, wie man erwarten könnte, in der heißesten Jahreszeit zu, sondern im Frühsommer und in den kältesten Monaten Januar und Februar. Die ausschließliche Proteinurie fällt im Sommer ab, vielleicht durch eine mehr vegetarische- und Früchtediät bedingt, und nimmt im Winter mit der vermehrten Fett- und Eiweißzulage wieder zu. Die Hypertonie bleibt konstant, die Temperaturschwankungen und saisonbedingte Diätverschiebungen haben keinen Einfluß.

5. Dauer der Schwangerschaft in Wochen (Abb. 16)

Die Aufnahme der Patientinnen erfolgt, außer zu Geburten, wegen verschiedener Schwangerschafts-Komplikationen, darunter auch wegen Spätgestosen. Die Symptome der Gestose sind aber in den meisten Fällen Zufallsbefunde und oft ohne klinische Bedeutung. Es ist deshalb klar, daß beide Kurven, nämlich diejenige der

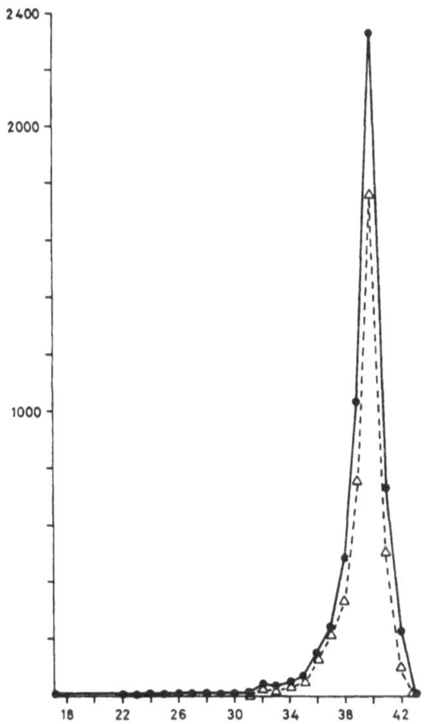

Abb. 16

Schwangerschaftsdauer bei der Aufnahme
●——● = Gestosesymptome △- - -△ = Norm

Schwangerschafts-Dauer bei der Aufnahme und diejenige der Gestosesymptome kongruent verlaufen.

6. Stand der Schwangerschaft (Abb. 17)

Die Gliederung der Aufnahmen nach schwangeren Frauen (SS), Gebärenden (SP) und Frauen im Wochenbett (PP) zeigt ein Verhältnis von 57,5 % zu 42 % zu 0,5 %. Die geringe Anzahl der nach Hausgeburt aufgenommenen Frauen läßt keine Schlüsse zu. Der Prozentsatz des reinen Symptoms bezogen auf die Gesamtsumme aller Kombinationen ist für die Ödeme 40 %, für die Proteinurie 44 % und die Hypertonie 28 %.

E In der Schwangerschaft treten die isolierten Ödeme in 42 % auf, unter der Geburt in 40 %.

P Die reine Proteinurie läßt sich in 44 % in Graviditate nachweisen und in 41 % sub partu.

H Die Hypertonie allein ist vor Geburtsbeginn bei 22 % der Fälle vorhanden, in 34 %, wenn die Frau unter der Geburt ist.

Wir müssen also doch annehmen, daß unter der Geburt die reine Hypertonie als einzelnes Symptom häufiger auftritt, d. h. daß die Hypertonie durch die Geburtsanstrengung häufiger zu beobachten ist.

Vergleichen wir aber die Prozentsätze der Gesamtzahlen aller reinen und kombinierten Symptome, so zeigt sich doch eine weitgehende Übereinstimmung zwischen den einzelnen Gruppen des Geburtsstandes, wobei einzig die Ödeme mit 54 % in der Schwangerschaft und 45 % sub partu eine geringfügige Abweichung erkennen lassen. Alles in allem verändert sich die Gestosesymptomatik unter der Geburt nur unwesentlich.

		SS		SP		PP		Insgesamt	
		Anzahl	%	Anzahl	%	Anzahl	%	Anzahl	%
	Normverteilung		57,5		42		0,5		100
E	rein	584	54	460	42	9	4	1053	100
	kombiniert	810	52	711	47	16	1	1537	100
	Total	1394	54	1171	45	25	1	2590	100
P	rein	727	50	684	47	45	3	1456	100
	kombiniert	945	50	905	48	34	2	1884	100
	Total	1672	50	1589	48	79	2	3340	100
H	rein	256	40	375	58	13	2	644	100
	kombiniert	918	55	716	43	25	2	1659	100
	Total	1174	50	1091	48	38	2	2303	100

Abb. 17 Gestosesymptome, rein und kombiniert, nach SS-Stand geordnet

IV. Die EPH-Erkrankung (EPH-Gestose)

Aus dieser heterogenen Gruppe von gesunden und erkrankten Schwangern, von EPH-Erkrankungen und belanglosen Symptomen, internmedizinischen Erkrankungen und Pfropfgestosen haben wir die Gestosefälle herausgegriffen und gesamthaft, analog der oben durchgeführten Untersuchung, gegliedert. Es sind diejenigen Fälle, welche beim Eintritt EPH-Symptome aufweisen. Verglichen werden die Daten wiederum mit den Daten von 1000 aufeinanderfolgenden Aufnahmen.

680 Frauen, 12,5 % aller 5154 Patientinnen mit EPH-Symptomen, zeigen eine EPH-Erkrankung. Die Einteilung nach klinischen Gesichtspunkten erfolgt in die 5 erwähnten Gruppen:

Gestosen 1°:

Gestosen 2°:

Gestosen 3°:

Imminente Eklampsie EI:

Convulsive Eklampsie EC:

1. Alter

Die Gestosefälle treten nicht so häufig bei den jungen Patientinnen auf. Die beiden Kurven verlaufen annähernd parallel. Hingegen nimmt die EPH-Erkrankung bei den Frauen vom 31. Altersjahr an deutlich zu, in der 5-Jahresgruppe 31–35 sogar um rund 1/5 (Abb. 18). Wir schließen aus dieser Kurve, daß die Gestose vermehrt die ältern Patientinnen betrifft, mit einem Gipfel zwischen 31 und 35 Jahren. Nach dieser Kurve ist sie also nicht eine Erkrankung der jungen Frau.

Die reinen Gestosesymptome E, P und H belegen einen Anteil von rund 10 % der Totalzahl (Abb. 19) (*) – Der Prozentsatz der reinen Ödeme [21] zu der Gesamtzahl aller E- und E-Kombinationssymptome [385] beträgt 5,4 %. Bei der Proteinurie (36 reine Proteinurie zu 525 Totalzahl) ist der Anteil 7 %. Die Hypertonie (61 reine Hypertonie zu 555 Totalzahl) macht 11 % aus. Die reine Hypertonie ist also am häufigsten als Einzelsymptom nachzuweisen.

* Wir haben nur diejenigen Kolonnen der Schweregrade 1, 2, 3, EI und EC aufgeführt, die Fälle enthalten. So werden wir bei allen graphischen Darstellungen vorgehen.

	Sämtliche EPH-Erkrankungen ohne und mit EPH-Symptomen bei der Aufnahme			EPH-Erkrankungen ohne EPH-Symptome bei der Aufnahme				EPH-Erkrankungen mit EPH-Symptomen bei der Aufnahme			
		Auf-nahmen total 2 Jahre	Pro-zentuale Anteile		Auf-nahmen total 2 Jahre	Sämtliche EPH-Erkrankungen ohne und mit EPH-Symptomen bei der Aufnahme	Pro-zentuale Anteile		Auf-nahmen total 2 Jahre	Auf-nahmen mit EPH-Symp-tomen	Pro-zentuale Anteile
Grundzahlen	872	9050	872	192	9050	872	192	680	9050	5451	680
	872	9,6 %	100 %	192	2,1 %	22,0%	100 %	680	7,5 %	12,5 %	100 %
Gestosen	840	9,3 %	96,3%	174	1,9 %	20 %	90,6%	666	7,4 %	12,3 %	97,9%
1. oder leichten Grades l								396	4,4 %	7,4 %	58,3%
2. oder mittleren Grades m								252	2,8 %	4,6 %	37,0%
3. oder schweren Grades s								18	0,2 %	0,3 %	2,7%
Imminente Eklampsie EI	23	0,2 %	2,7%	12	0,1 %	1 %	6,2%	11	0,1 %	0,2 %	1,7%
Convulsive Eklampsie EC	9	0,03%	1 %	6	0,07%	0,7%	3,2%	3	0,03%	0,05%	0,4%

Die Häufigkeit der EPH-Erkrankungen

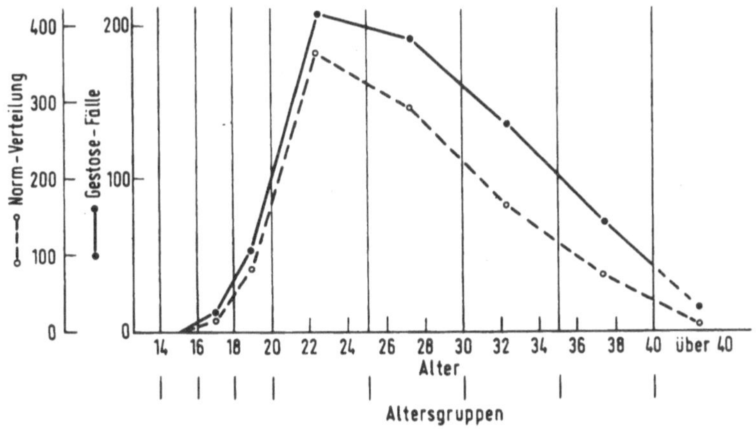

Abb. 18

Altersverteilung
●——● = Gestose-Fälle ○---○ = Norm-Verteilung

Die erste und die letzte Altersgruppe muß wegen zu geringer Fallzahl aus der Analyse ausgeschlossen werden.

E Die reinen Ödeme sind in der Gruppe 18–20 selten, bei den 21–25 Jährigen mit rund 10 % am höchsten, bei den folgenden Gruppen wieder abnehmend. Sie treten bei den jungen Frauen mehr bei den Gestosen 1°, bei den älteren Patientinnen häufiger bei den Gestosen 2° auf.

P Die isolierte Proteinurie fehlt bei den Frauen nach dem 35. Jahr, ist bei den jüngern Frauen vorhanden, und etwas öfter bei den Gestosen 2° anzutreffen.

H Die Hypertonie allein ist ein typisches Symptom der Gestose 1° und in allen Altersgruppen in ungefähr demselben Prozentsatz (zwischen 10–13 %) der Totalzahl aller mit Hypertonie kombinierten Fälle anzutreffen.

Die Aufteilung nach Schweregrade (Abb. 20) zeigt, daß die convulsive Eklampsie (nur 3!) in den jüngern Gruppen, die imminente Eklampsie und schweren Gestosen mehr in den Gruppen nach dem 30. Altersjahr auftreten. Das Verhältnis der Gestosen 1° und 2° zueinander verschiebt sich von ca. 1 : 1 in der Altersgruppe 18–20 zu 2 : 1 in den höhern Altersgruppen. Die Frequenz der Gestose 3° nimmt bei den 26- bis 35Jährigen etwas zu (kleine Zahlen).

Die vorsichtige Deutung dieser Befunde spricht für eine geringere Anfälligkeit der jüngern Patientinnen für eine Gestose, wobei eher eine convulsive Eklampsie auftritt, während bei den ältern Schwangern die schwereren Verläufe mit pathologischem Bild häufiger zu erwarten sind (Pfropfgestosen?).

	16–18			18–20					21–25						26–30					31–35					36–40				über 40			
	1	2	Summe	1	2	3	EC	Summe	1	2	3	EI	EC	Summe	1	2	3	EC	Summe	1	2	3	EI	Summe	2	3	EI	Summe	1	2	3	Summe
E rein	0	0	0	1	0	0	0	1	8	1	0	0	0	9	3	2	0	0	5	2	1	0	0	3	2	0	0	3	0	0	0	0
kombiniert	2	4	6	12	11	1	1	25	60	36	4	3	0	103	55	47	3	1	106	40	28	2	3	73	9	2	1	39	8	3	1	12
E TOTAL	2	4	6	13	11	1	1	26	68	37	4	3	0	112	58	49	3	1	111	42	29	2	3	76	11	2	1	42	8	3	1	12
P rein	0	0	0	2	3	0	0	5	6	4	0	0	0	10	6	5	1	0	12	4	4	0	0	8	0	0	0	0	1	0	0	1
kombiniert	3	2	5	18	14	1	1	34	83	57	5	3	0	148	78	59	4	1	142	52	38	3	4	97	15	3	3	53	6	3	1	10
P TOTAL	3	2	5	20	17	1	1	39	89	61	5	3	0	158	84	64	5	1	154	56	42	3	4	105	15	3	3	53	7	3	1	11
H rein	1	0	1	5	0	0	0	5	12	6	0	0	0	18	12	3	0	0	15	11	2	0	0	13	2	0	0	6	3	0	0	3
kombiniert	6	2	8	17	14	1	1	33	84	52	4	2	1	143	85	51	3	0	139	53	39	4	4	100	17	2	3	58	8	4	1	13
H TOTAL	7	2	9	22	14	1	1	38	96	58	4	2	1	161	97	54	3	0	154	64	41	4	4	113	19	2	3	64	11	4	1	16
Gestosefälle	9 = 1,2%			53 = 7,8%					204 = 30 %						190 = 28 %					136 = 20 %					73 = 11 %				15 = 2 %			
Norm-Verteilung	1,6%			8,1%					36,7%						29,3%					16,7%					7,9%				1,5%			

Abb. 19 Altersgruppen, Schweregrad und EPH-Symptomatik

Gesamtzahl:	9	53	204	190	137	73	15	681
1°	6	26	126	110	73	45	11	397
2°	3	24	71	74	55	21	4	252
3°	0	1	4	5	5	3	0	18
EI	0	1	2	0	4	4	0	11
EC	0	1	1	1	0	0	0	3

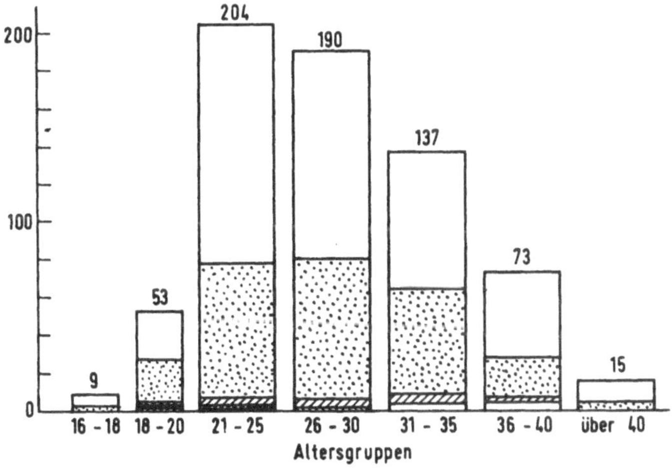

Abb. 20 Anteile der Schweregrade pro Altersgruppe

2. Parität (Abb. 21)

Die Primipara ist in 54 %, gegenüber 46, 3 % der Normverteilung, häufig betroffen. Die II.-Para liegt mit 26 % beträchtlich unter der Norm (31,2 %). Unerwarteterweise sind auch die Multiparae mit 20 % weniger von den Gestosen betroffen als der Norm mit 22,5 % entsprechen würde: hier kann eine Differenzierung in essentielle und Pfropfgestose weiteren Aufschluß bringen. Es ist doch anzunehmen, daß die Pfropfgestose häufiger bei Multiparae auftritt, die erwartungsgemäß eher eine belastende Anamnese haben.

Die monosymptomatische EPH-Erkrankung ist in unserer Analyse nie eine Gestose 3°, imminente oder convulsive Eklampsie.

E Die Ödeme (Abb. 22) (Durchschnittswert 5,4 %) sind in 4 % bei den Primiparae und Multiparae als Einzelsymptom nachzuweisen, bei den II.-Parae in 8 %. Die Verteilung nach Schweregraden zeigt die Gestose 1° bei den II.-Parae mit 13 % am häufigsten von monosymptomatischen Ödemen betroffen.

P Die Proteinurie allein ist durchschnittlich in 7 % vorhanden. Die Primiparae zeigen in 10 % aller Gestosen 1° und 3° eine reine Proteinurie, bei den Gestosen

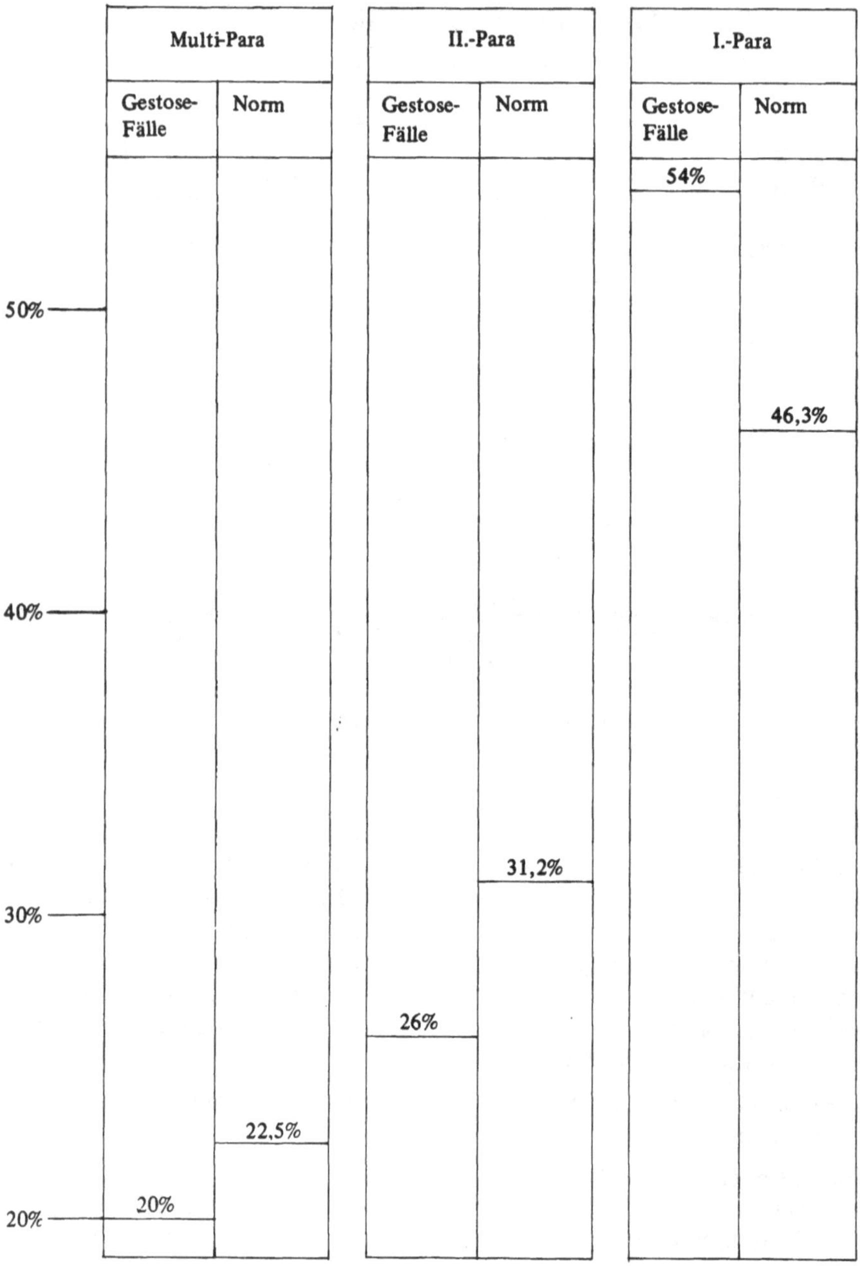

Abb. 21 Gestose-Fälle und Norm, bezogen auf Parität

	M.-P.					II.-P.						I.-P.					
	1	2	3	EI	Summe	1	2	3	EI	EC	Summe	1	2	3	EI	EC	Summe
E rein	2	1	0	0	3	7	0	0	0	0	7	6	4	0	0	0	10
kombiniert	53	25	0	1	79	47	34	6	2	1	90	119	78	9	3	2	211
E TOTAL	55	26	0	1	82	54	34	6	2	1	97	125	82	9	3	2	221
P rein	0	1	0	0	1	4	7	0	0	0	11	15	7	1	0	0	23
kombiniert	58	37	2	1	98	62	48	7	6	1	124	158	103	10	3	2	276
P TOTAL	58	38	2	1	99	66	55	7	6	1	135	173	110	11	3	2	299
H rein	14	2	0	0	16	14	3	0	0	0	17	20	7	0	0	0	27
kombiniert	68	36	3	1	108	69	48	4	4	1	126	158	97	9	3	2	269
H TOTAL	82	38	3	1	124	83	51	4	4	1	143	178	104	9	3	2	296
Gestosefälle	134 = 20 %					178 = 26 %						368 = 54 %					
Norm-Verteilung	22,5%					31,2%						46,3%					

Abb. 22 Parität, Schweregrad und EPH-Symptomatik

2° gehen sie auf den Durchschnittswert von 7 % zurück. Bei den II.-Parae sind bei der ersten Gruppe der Gestosen 7 % reine Proteinurie vorhanden, bei der zweiten Gruppe 13 %. Bei den Multiparae spielt die monosymptomatische Proteinurie in keinem der Gestoseschweregrade eine Rolle.

H Die einfache Hypertonie mit Durchschnittswert 11 % entspricht den Gestosen 1° bei den Primiparae. Die Gestosen 2° weisen in nur 6,7 % eine reine Hypertonie auf, schwerere Fälle zeigen nur Hypertonie kombiniert mit andern Symptomen. Die II.-Para läßt bei den Gestosen 1° in 17 % der Fälle eine isolierte Hypertonie diagnostizieren, währenddem nur 6 % der Gestosen 2° eine monosymptomatische Hypertonie aufweisen. Bei der Multipara sind die Verhältnisse praktisch identisch.

Wir sehen also, daß die monosymptomatische Gestose am häufigsten bei der II.-Para, bei der EPH-Erkrankung 2° auftritt. Mit andern Worten: eine II.-Para mit einer monosymptomatischen EPH-Erkrankung ist an einer mittelschweren Gestose erkrankt, welche die Gefahr eines mangelentwickelten Kindes in sich birgt und Organveränderungen hinterläßt, die bei den Funktionsprüfungen und Abklärungen im Wochenbett nachzuweisen sind.

Alle convulsiven Eklampsien treten bei unserm Krankengut bei Primiparae auf. Besonders imminente Eklampsien aber auch schwere Gestosen beobachten wir vermehrt bei Zweitgebärenden. Die Multiparae weisen mehr leichte und mittelschwere Fälle auf (Abb. 23). So zeigt sich, daß die Primiparae eher für convulsive

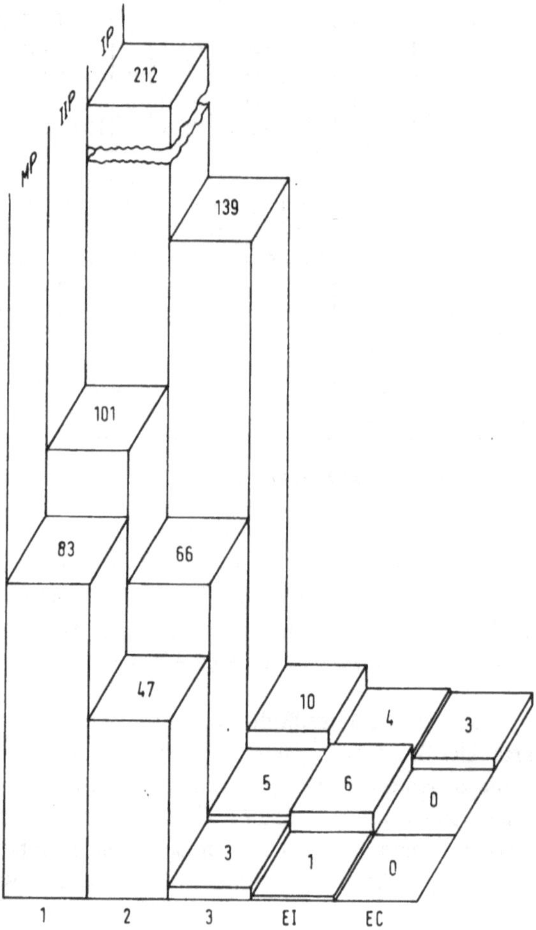

Abb. 23. Parität der Gestosefälle und ihre Schweregrade

Eklampsien prädestiniert sind, daß aber die Zweitparae punkto Häufigkeit und Schwere der Gestose (3°, EI) besonders gefährdet sind, während die Multiparae keiner besonders großen Gefahr ausgesetzt sind.

3. **Zivilstand** (Abb. 24)

	Geschieden			Ledig					Verheiratet					
	1	2	Summe	1	2	3	EI	Summe	1	2	3	EI	EC	Summe
E rein	0	0	0	2	0	0	0	2	12	5	0	0	0	17
kombiniert	1	3	4	8	8	1	2	19	205	132	12	4	1	354
E TOTAL	1	3	4	10	8	1	2	21	217	137	12	4	1	371
P rein	1	0	1	2	3	0	0	5	16	12	1	0	0	29
kombiniert	1	3	4	12	13	2	2	29	256	176	15	9	2	458
P TOTAL	2	3	5	14	16	2	2	34	272	188	16	9	2	487
H rein	0	0	0	0	2	0	0	2	50	8	0	0	0	58
kombiniert	1	4	5	11	12	1	1	25	277	102	15	7	2	403
H TOTAL	1	4	5	11	14	1	1	27	327	110	15	7	2	461
Gestosefälle	6 = 1 %			56 = 8%					618 = 91 %					
Norm-Verteilung	0,7%			6%					93,3%					

Abb. 24 Zivilstand, Schweregrad und EPH-Symptomatik

Unsere geringe Zahl an geschiedenen Frauen (6 Patientinnen) läßt keine Schlüsse zu. Es fällt allerdings auf, daß sie, unabhängig von den Symptomen, hauptsächlich unter mittelschweren Formen der Gestose leiden. Die ledigen Frauen sind um 2 % häufiger von Gestosen betroffen, die verheirateten Patientinnen um 2 % seltener als der Norm entsprechend.

E Verheiratete Patientinnen zeigen bei Gestosen 1° in 5,6 % reine Ödeme (Durchschnitt 5,4 %), bei Gestosen 2° sind es nur 3,8 %. Schwerere Fälle zeigen keine monosymptomatischen Gestosen mit Ödemen. Bei den Ledigen sind die entsprechenden Zahlen zu klein für eine Aussage.

P Die Proteinurie allein, im Durchschnitt bei 7 %, zeigt die Verheiratete bei der Gestose 1° in 6,2 %, bei der Gestose 2° in 6,8 %. Bei Ledigen sind die Zahlen 14 % resp. 19 %, wobei allerdings die geringe Anzahl der Fälle Aussagen nicht machen läßt.

H Betrachten wir die Hypertonie als Einzelsymptom (Durchschnitt 11 %), so zeigen die Verheirateten bei Gestosen des 1. Schweregrades sie in 15 %, des 2. Schweregrades in 7 %, bei den schweren Gestosen fehlt die monosymptomatische Form.

Die Symptome der ledigen Mutter sind nicht zu beurteilen.

Abb. 25 illustriert die höhere Gefährdung der unverheirateten Frauen durch die Gestose 2°.

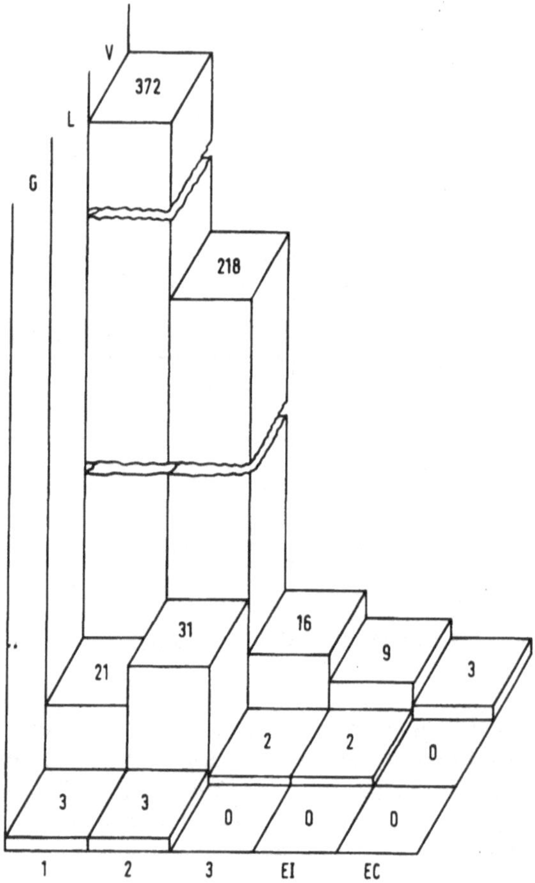

Abb. 25 Zivilstand der Gestosefälle und ihre Schweregrade

4. Monatliche Verteilung (Abb. 26)

Der Februar- und Herbstgipfel sind schon erwähnt worden (S. 20) (Abb. 27). Bei der Analyse der Einzelsymptome werden wir in der Aussage durch die geringe Fallzahl etwas behindert.

E Die reinen Ödeme fehlen praktisch völlig. Einzig im März/April/Mai sind sie bei EPH-Erkrankungen 1° anzutreffen, sowie im September und Oktober bei EPH-Erkrankungen 2°.

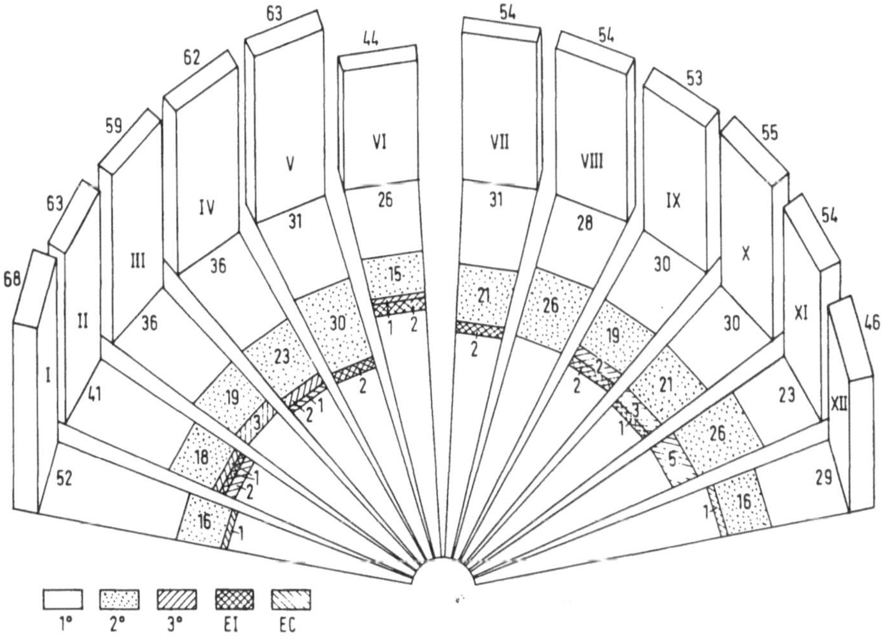

Abb. 26 Monatliche Verteilung der Gestosefälle und ihre Schweregrade

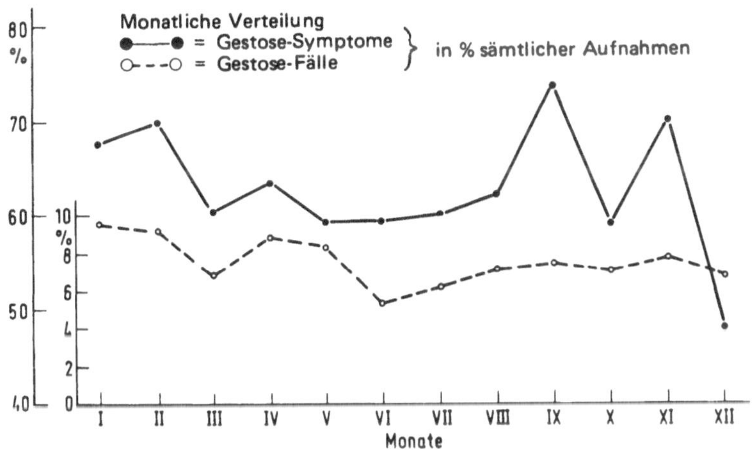

Abb. 27

P Die Proteinurie tritt als alleiniges Symptom hauptsächlich in der ersten Hälfte des Jahres auf und im November etwas häufiger bei den Gestosen 2°.

	Januar				Februar						März				April					Mai				Juni				
	1	2	3	Summe	1	2	3	EI	EC	Summe	1	2	3	Summe	1	2	3	EC	Summe	1	2	EI	Summe	1	2	3	EI	Summe
E rein	0	0	0	0	1	0	0	0	0	1	3	0	0	3	3	0	0	0	3	2	0	0	2	1	0	0	0	1
kombiniert	29	12	1	42	24	10	1	1	1	37	10	6	1	17	18	14	1	1	34	20	19	1	40	11	9	1	0	21
E TOTAL	29	12	1	42	25	10	1	1	1	38	13	6	1	20	21	14	1	1	37	22	19	1	42	12	9	1	0	22
P rein	4	0	0	4	1	2	0	0	0	3	1	3	1	5	3	1	0	0	4	3	3	0	6	1	0	0	0	1
kombiniert	35	15	1	51	37	14	1	1	1	54	17	17	2	36	25	20	2	1	48	19	21	2	42	16	13	1	1	31
P TOTAL	39	15	1	55	38	16	1	1	1	57	18	20	3	41	28	21	2	1	52	22	24	2	48	17	13	1	1	32
H rein	15	0	0	15	3	1	0	0	0	4	5	0	0	5	4	3	0	0	7	4	1	0	5	3	0	0	0	3
kombiniert	38	13	1	52	34	12	1	1	1	49	22	12	0	34	26	16	1	1	44	21	19	2	42	18	13	0	0	31
H TOTAL	53	13	1	67	37	13	1	1	1	53	27	12	0	39	30	19	1	1	51	25	20	2	47	21	13	0	0	34
Gestosefälle	68				63						59				62					63				44				

	Juli					August			September					Oktober					November				Dezember				
	1	2	3	EI	Summe	1	2	Summe	1	2	3	EI	Summe	1	2	3	EI	Summe	1	2	3	Summe	1	2	3	EI	Summe
E rein	1	1	0	0	2	1	0	1	0	2	0	0	2	0	1	0	0	1	1	0	0	1	1	0	0	0	1
kombiniert	19	16	1	2	38	15	22	37	19	10	1	2	32	16	9	2	0	27	6	15	2	23	21	5	1	0	27
E TOTAL	20	17	1	2	40	16	22	38	19	12	1	2	34	16	10	2	0	28	7	15	2	24	22	5	1	0	28
P rein	2	0	0	0	2	1	1	2	1	2	0	0	3	0	0	0	0	0	2	3	0	5	0	1	0	0	1
kombiniert	19	14	1	2	36	15	23	38	23	12	1	2	38	18	18	2	1	39	13	15	5	33	20	13	1	1	35
P TOTAL	21	14	1	2	38	16	24	40	24	14	1	2	41	18	18	2	1	39	15	18	5	38	20	14	1	1	36
H rein	5	2	0	0	7	5	1	6	4	1	0	0	5	4	2	0	0	6	6	0	0	6	3	0	0	0	3
kombiniert	22	16	1	2	41	16	21	37	27	12	2	1	42	23	18	2	1	44	13	20	4	37	19	13	1	0	33
H TOTAL	27	18	1	2	48	21	22	43	31	13	2	1	47	27	20	2	1	50	19	20	4	43	22	13	1	0	36
Gestosefälle	54					54			53					55					54				46				

Abb. 28 Monat des Auftretens, Schwere der EPH-Gestosefälle und ihre Symptomatik

H Die isolierte Hypertonie ist das konstanteste Symptom durch das ganze Jahr hindurch, häufiger bei den Gestosen 1°, weniger häufig bei den mittelschweren Gestosen. Besonders der Januar und der November zeigen einen hohen Anteil an monosymptomatischer Hypertonie (30%). Schwere Gestosen zeigen sich nie monosymptomatisch an.

Die imminenten Eklampsien sind ziemlich gleichmäßig über das ganze Jahr verteilt. Die wenigen convulsiven Eklampsien treten nur in den ersten vier Monaten auf (Abb. 28).

Auch bei den Gestoseerkrankungen sind die Ödeme nicht mit der warmen Jahreszeit gekoppelt. Die Proteinurie, die wir als diätabhängig angenommen haben bei der Analyse der Symptome, zeigt bei den Erkrankungen des EPH-Komplexes eine Vorliebe für die kältere Jahreszeit und die schwereren Fälle. Die Hypertonie ist nur wenig von saisonbedingten Schwankungen beeinflußt und deutet meistens auf eine leichte Gestose hin.

5. Dauer der Schwangerschaft in Wochen (Abb. 29)

Mit der größten Anzahl der Aufnahmen (40. SS-Woche) erreichen auch die Gestoseerkrankungen ihre höchste Ziffer. Unsere früheste Gestose trat in der 18. SS-Woche auf, die früheste convulsive Eklampsie mit 29 Wochen. Die meisten Aufnahmen erfolgen aber erst nach der 32. Woche. Dann aber sind sie gegenüber der Normkurve der Aufnahmen deutlich vermehrt. Von der 38. Woche an laufen die beiden Kurven parallel, während bei Übertragungen die Anzahl der Gestosefälle rascher abnimmt als diejenige der Aufnahmen. Besonders die mittelschweren und schweren Gestosen sind von der 33. bis 38. Woche unverhältnismäßig häufig. In der 39. und 40. Woche sind die leichten Gestosen rund doppelt so häufig wie die mittelschweren Fälle. Die beiden übrigen convulsiven Eklampsien treten am Termin auf, die imminenten Eklampsien verteilen sich über die Schwangerschaftsdauer von der 26. Woche an; eine Häufung ist, wie aus der größeren Frequenz zu erwarten, in der 40. SS-Woche vorhanden.

In den früheren Wochen der späten Schwangerschaft haben wir also relativ häufig eine schwere Gestose, eine drohende oder gar convulsive Eklampsie zu erwarten. Der Hauptgipfel ist natürlich am Termin; die Übertragungen wiederum zeigen eher seltener eine Gestose.

6. Stand der Schwangerschaft (Abb. 30)

Die Verteilung der Gestosefälle bei Gravidität (SS), unter der Geburt (SP) und nach Hausgeburten (PP) aufgenommen, variiert kaum von der Norm. Die wenigen Fälle PP sind nicht für Aussagen zu verwerten. Es ist eine hohe Anzahl von

1°	0	0	0	0	1	0	0	0	0	1	0	0	2	1	1	6	2	5	17	22	27	82	163	45	20	1
2°	1	0	0	0	0	0	0	0	2	2	0	0	1	0	1	6	7	5	18	17	32	42	76	30	12	0
3°	0	0	0	0	0	0	0	1	0	0	0	1	0	0	3	1	3	0	2	3	1	1	2	0	0	0
EI	0	0	0	0	0	0	0	0	1	0	1	0	0	0	0	2	0	0	1	0	1	0	4	1	0	0
EC	0	0	0	0	0	0	0	0	0	0	0	1	0	0	0	0	0	0	0	0	0	1	1	0	0	0

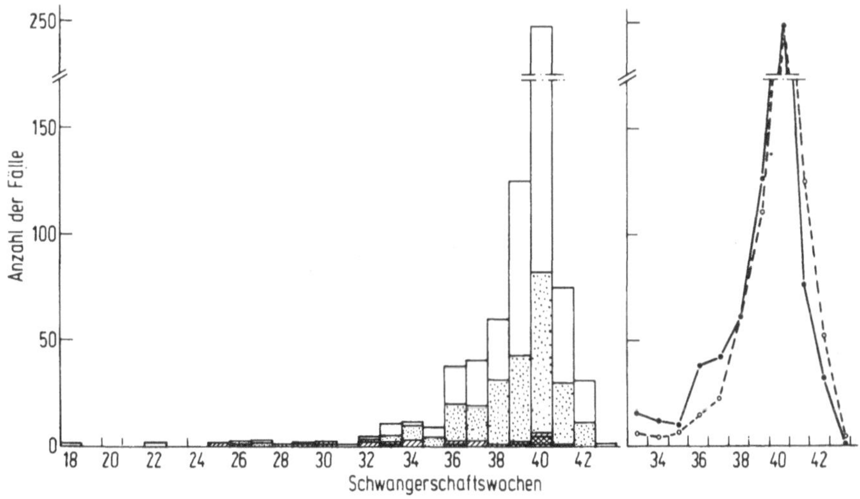

Abb. 29

Gestose-Fälle
Geordnet nach Schwangerschaftswochen und nach Schweregraden mit Normalverteilung (1000 aufeinanderfolgende geburtshilfliche Aufnahmen)

1. Schweregrad
2. Schweregrad
3. Schweregrad
EI imminente Eklampsie
EC convulsive Eklampsie
●——● Gestose-Fälle
○- - -○ Norm-Verteilung

} absolute Zahlen

reinen Ödemen zu sehen. Post partal sind auch schwere Gestosen und drohende Eklampsien aufgetreten.

E In der Schwangerschaft sind reine Ödeme nur bei den leichten Gestosen zu sehen (10 %). Sie treten bei den Gestosen 1° sub partu häufig auf (14 %), bei den Gestosen 2° in 4 %, entsprechend dem Durchschnittswert. Die Gruppen 3°, EI und EC sind nie betroffen von Ödemen allein.

P Die Proteinurie allein ist in der Schwangerschaft in 8 % vorhanden. Dieser Prozentsatz entspricht den Verhältnissen bei leichter Gestose, bei den mittelschweren Gestosen sind es 11 %. Kombiniert ist die Proteinurie bei allen Schweregraden der EPH-Gestose nachzuweisen.

	PP					SP						SS					
	1	2	3	EI	Summe	1	2	3	EI	EC	Summe	1	2	3	EI	EC	Summe
E rein	5	1	0	0	6	6	4	0	0	0	10	8	0	0	0	0	8
kombiniert	0	0	1	0	1	37	88	5	2	1	233	77	54	5	5	2	143
E TOTAL	5	1	1	0	7	43	92	5	2	1	243	85	54	5	5	2	151
P rein	2	1	0	0	3	9	7	0	0	0	16	9	8	1	0	0	18
kombiniert	1	1	1	1	4	154	114	7	2	1	278	121	75	7	8	2	213
P TOTAL	3	2	1	1	7	163	121	7	2	1	294	130	83	8	8	2	231
H rein	2	0	0	0	2	22	6	0	0	0	28	28	8	0	0	0	36
kombiniert	0	2	1	1	4	164	111	6	2	1	284	125	72	6	7	2	212
H TOTAL	2	2	1	1	6	186	117	6	2	1	213	153	80	6	7	2	248
Gestosefälle	7 = 1 %					295 = 43,5%						378 = 55,5%					
Norm-Verteilung	0,5%					42 %						57,5%					

Abb. 30 Stand der Schwangerschaft, Schweregrad und EPH-Symptomatik

Sub partu ist die Eiweißausscheidung als Einzelsymptom in rund 5 % vorhanden. EPH-Erkrankungen 1° zeigen dieses Symptom in 5 %, bei mittelschweren Erkrankungen in 6 %.

H Hochdruck allein ist im Durchschnitt in 14 % aller H-Symptome in der Schwangerschaft vorhanden. Bei leichten EPH-Erkrankungen zeigt sich der erhöhte Blutdruck allein in 18 %, bei den mittelschweren EPH-Erkrankungen in 10 %.

Sub partu bleibt der Prozentsatz mit 13 % im gleichen Rahmen. Bei den Gestosen 1° sind es 12 %, bei Gestosen 2° jedoch nur 5 %. Die Hypertonie nimmt also sub partu nicht zu, wie man dies, als Folge der Anstrengung, erwarten könnte.

Der Zustand der Frau bei der Aufnahme wechselt sehr stark, je nachdem, ob sie schwanger, ohne in körperlicher Beanspruchung zu sein, aufgenommen wird, ob sie unter den Wehen steht oder ob schon alles vorbei ist. Die Gruppe der Aufnahmen post partum ist belanglos. Die andern zwei Gruppen (SS, SP) zeigen einheitlich, daß monosymptomatische EPH-Erkrankungen nur bei leichten und mittelschweren Fällen vorkommen, und daß die leichten Gestosen häufiger isolierte EPH-Symptome aufweisen. Dies bedeutet, daß die monosymptomatischen Gestosen eine leichte Form der Gestose darstellen, ungeachtet des Standes der Geburt, Schwangerschaft oder sub partu (Abb. 31).

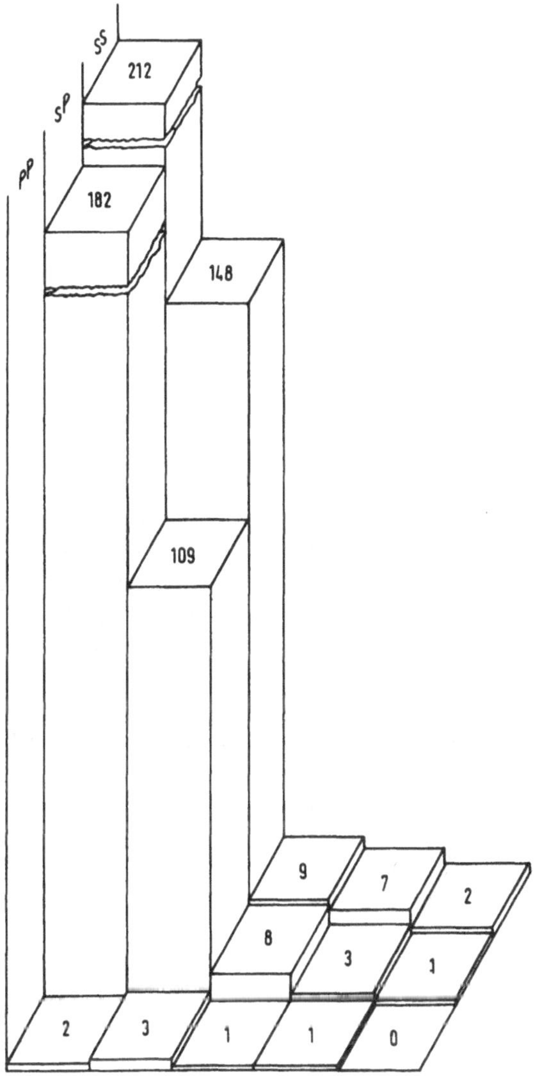

Abb. 31 Stand der Schwangerschaft, der Gestose-Fälle und ihre Schweregrade

7. Meteorologische Gegebenheiten

Die Beeinflussung von Häufigkeit und Verlauf der Gestoseerkrankungen in Abhängigkeit vom Wetter wird immer wieder diskutiert.* Wir haben unsere EPH-Erkrankungen mit den monatlichen Durchschnittswerten von Temperatur, Sonnenscheindauer, Niederschlagsmenge und Luftdruck der Jahre 1965 und 1966 korrelliert [13] und, erwartungsgemäß, keine Zusammenhänge gefunden. Die Zahlen sind zu wenig genau und fassen den ganzen Zeitpunkt von einem Monat zusammen. Es müßten, für eine genaue Analyse, die einzelnen Tage, mit Wechsel von Wetterfronten, und die Gestosen zu diesem Zeitpunkt und in ihrem Verlauf, verglichen werden. Außerdem ist unser EPH-Krankengut nur eine Auswahl derjenigen Patientinnen, die schon beim Eintritt in die Klinik Symptome aufweisen.

Epikrise:

Wir kommen auf Grund unserer Untersuchungen zu dem Schluß, daß die Gestoseerkrankung die Altersgruppe nach dem 25. Altersjahr bevorzugt, wobei die schwereren Fälle die jüngeren Frauen betreffen. Die Primipara ist vor allem gefährdet, da bei ihr am häufigsten Gestosen auftreten und, zusammen mit den Zweitgebärenden, auch die schwersten Formen. Ledige Mütter weisen mehr mittelschwere Gestosen auf als zu erwarten wäre. Die Monate Februar und November zeigen eine deutliche Häufung der Gestosefälle, besonders der höheren Schweregrade. Sonst aber ist die zweite Jahreshälfte geringer mit Gestosen belastet als die erste. Die Erkrankung befällt in schwererem Grade eher die Schwangerschaften vor der 33. Woche, hat am Termin einen Höhepunkt und fällt nach der 40. Woche rascher ab als der Norm entsprechend. Sub partu tritt einzig die reine Hypertonie bei den leichten EPH-Erkrankungen in den Vordergrund, alle übrigen Unterschiede sind unbedeutend. Die Beziehungen zwischen meteorologischen Daten und EPH-Gestose bedürfen einer genaueren Untersuchung.

* [72]

V. Die Zwillingsschwangerschaft und die EPH-Gestose

Entsprechend der vorhergehenden Analysen haben wir auch die im Krankengut vorhandenen Zwillingsmütter und -Schwangerschaften geprüft.

9050 Aufnahmen erfolgten in den zwei bearbeiteten Jahren, 8485 Geburten waren zu verzeichnen. Im gleichen Zeitraum wurden 92 Mehrlings-Schwangerschaften aufgenommen, eine davon eine Drillingsmutter, die wir in der Bezeichnung „Zwillinge“ einbeziehen. Es ist dies ein Prozentsatz von ca. 1% aller Aufnahmen. 77 Mütter mit Zwillingsschwangerschaften zeigten EPH-Symptome beim Eintritt, d. h. rund 85% (Abb. 32).

	2 Jahre Total	% der Auf-nahmen	% aller Gemelli	% der Gemelli mit EPH-Symptomen
Anzahl der Aufnahmen	9050			
Anzahl der Aufnahmen mit EPH-Symptomen	5451	60%		
Anzahl der Aufnahmen mit EPH-Erkrankungen	680	12%		
Anzahl der Gemelli	92	1%		
Anzahl der Gemelli mit EPH-Symptomen	77	0,85%	85%	
Anzahl der Gemelli mit EPH-Erkrankungen	52	0,6%	57%	67%

Abb. 32 Verhältniszahlen der Gemelli-Schwangerschaften

Mehr als die Hälfte aller dieser Gemelli Mütter sind an einer Gestose erkrankt. Bezogen auf die Frauen mit Gemelli und EPH-Symptomen beim Eintritt erreicht der Prozentsatz 67%. Bei weiterer Unterteilung werden die Zahlen in den einzelnen Gruppen sehr klein, so daß Schlüsse daraus mit größter Vorsicht gezogen werden müssen. Die Gesamtzahl der Zwillingsschwangerschaften nach EPH-Symptomen differenziert ergibt folgendes Bild (Abb. 33).

E Die Ödeme allein sind zu 30% an dem Total der E-Gruppe beteiligt,
P die entsprechenden Zahlen betragen 20 für P,
H respektive 10% für H.

		monosymptomatische auf Totalzahlen in %
E rein kombiniert	14 31	
TOTAL	45	30%
P rein kombiniert	10 37	
TOTAL	47	20%
H rein kombiniert	3 32	
TOTAL	35	8%

Abb. 33 Die Zwillingsschwangerschaften mit EPH-Symptomen, nach reinen, kombinierten und totalen Symptomzahlen.geordnet

Abb. 34 zeigt die entsprechende Differenzierung für die Frauen mit Mehrlingen, auch nach Schweregrad geordnet. Hier spielen die monosymptomatischen Gestosen keine Rolle mehr. Praktisch ausschließlich kommen kombinierte Symptome vor.

	Gestose		Gesamtzahl
	1°	2°	
E rein kombiniert	1 8	0 6	1 14
TOTAL	9	6	15
P rein kombiniert	1 7	0 7	1 14
TOTAL	8	7	15
H rein kombiniert	0 10	0 10	0 20
TOTAL	10	10	20

Abb. 34 Zwillingsmütter mit EPH-Erkrankung, nach Symptomen und Schweregrad geordnet

Wir können daraus schließen, daß eine Zwillingsschwangerschaft mit E, P oder H bei der Aufnahme nur in seltenen Fällen sich zu einer richtigen Gestose entwikkelt. Anderseits sind EPH-Erkrankungen bei der Mehrlingsgravidität fast immer polysymptomatisch zu erkennen. Eine weitere Unterscheidung in Schweregrade kann entfallen, da nur kleine Fallzahlen und nur Gestosen 1° und 2° beobachtet wurden.

1. Alter

Nach den früher erwähnten Altersgruppen zusammengestellt zeigt sich eine Abweichung von der Normkurve sowohl bei EPH-Symptomen wie auch EPH-Erkrankungen (Abb. 35). Die Zwillingsschwangerschaften zeigen eine deutliche Tendenz zur älteren Frau, mit einem Gipfel in der Gruppe der 20–25Jährigen. Auch fällt die Kurve bei den EPH-Symptomen und -Erkrankungen eindeutig flacher ab.

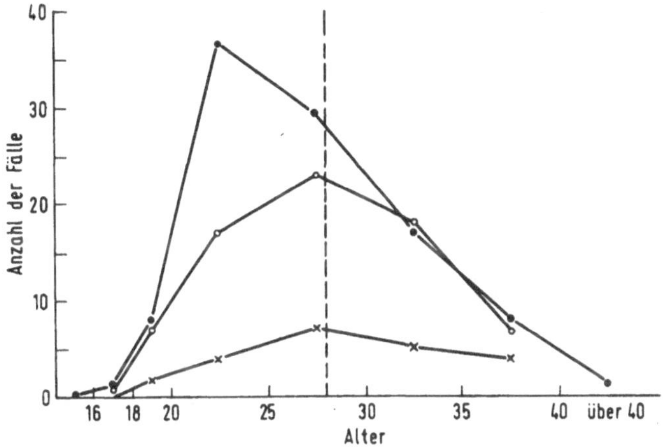

Abb. 35

Gemelli-Schwangerschaften
●——● = Norm
○——○ = Gemelli-Schwangerschaften mit EPH-Symptomen
x——x = Gemelli-Schwangerschaften mit EPH-Erkrankungen
– – – – = Häufigste Frequenz von Gemelli-Schwangerschaften: 28-jährige 3.-Para

Gruppieren wir die Zwillingsfrauen mit Symptomen nach den einzelnen Erscheinungsformen, so zeigt sich folgendes Bild (Abb. 36).

E Die Symptomaufteilung zeigt ein Überwiegen der reinen Ödeme über den durchschnittlichen Anteil, besonders bei den 21–25 und den 26–30jährigen Frauen.

P Die Proteinurie allein ist besonders bei den 26–30jährigen deutlich vorhanden.

H Die Hypertonie als Einzelsymptom spielt keine Rolle.

	16–18	18–20	21–25	26–30	31–35	36–40	über 40
E rein	0	1	3	9	1	1	
kombiniert	1	3	5	8	10	2	
TOTAL	1	4	8	17	11	3	
P rein	0	2	0	7	1	1	
kombiniert	1	2	11	10	11	4	
TOTAL	1	4	11	17	12	5	
H rein	0	0	3	0	0	0	
kombiniert	0	3	5	8	10	3	
TOTAL	0	3	8	8	10	3	

Abb. 36 Zwillings-Schwangerschaften mit EPH-Erkrankungen, in Altersgruppen eingeteilt und nach EPH-Symptomen differenziert.

2. Parität

Die Primipara mit EPH-Symptomen ist im Verhältnis zur Norm (46,3%) viel seltener anzutreffen, nämlich in 34 %, die Zweitpara mit 40% viel häufiger als der Norm entsprechend (31,2 %) und auch die Mulipara übersteigt mit 26 % die Normzahl von 22,5 %.

Die Zwillingsmutter ist als Zweitpara am meisten zu EPH-Symptomen disponiert, dann folgt die Multipara, die ebenfalls häufiger diese Symptome aufweist, während die Primipara am wenigsten gefährdet ist.

E Bei der Differenzierung nach Symptomen und ihren Kombinationen (Abb. 37)
P zeigen sich jeweils mittlere Anteile der Ödeme. Die Proteinurie, am seltensten bei der Primipara, schießt über die Norm und den Durchschnitt bei der Zweitpara weit hinaus, während sie bei der Multipara den gerechten Anteil einnimmt. Die
H Hypertonie ist bei der Primipara und der Multipara am häufigsten vorhanden, bei der Zweitpara steht sie an letzter Stelle.

Die Gruppierung: Einzelsymptom – kombiniertes Symptom und totale Anzahl (Abb. 38) illustriert die geringe Schwankung der reinen Ödeme, die wechselnden Anteile der Proteinurie und das Einzelsymptom der Hypertonie, das kaum ins Gewicht fällt.

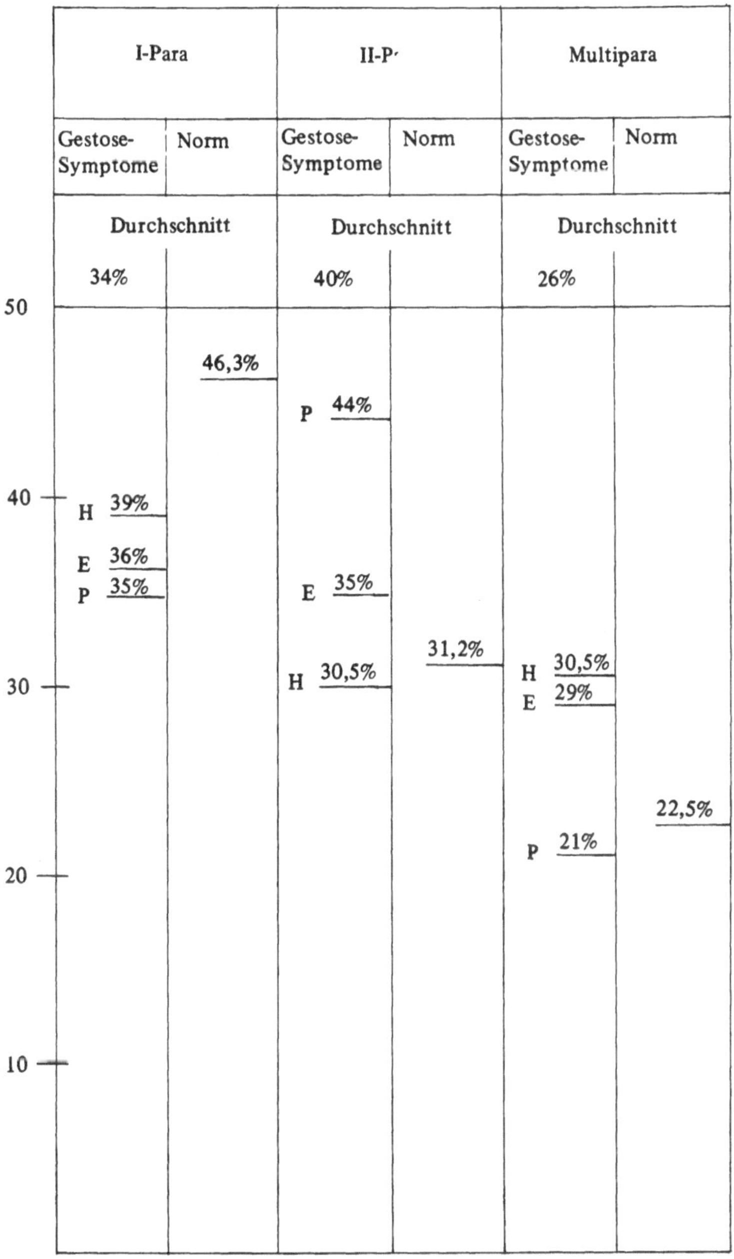

Abb. 37 EPH-Symptome (Totalzahlen) und Parität

	I.	II.	MP
E rein	5	4	5
kombiniert	11	11	8
TOTAL	16	15	13
P rein	4	5	1
kombiniert	13	16	9
TOTAL	17	21	10
H rein	1	1	1
kombiniert	12	9	9
TOTAL	13	10	10

Abb. 38 EPH-Symptome und Parität

Aus Abb. 39 wagen wir der kleinen Zahlen wegen kaum etwas zu entnehmen.
E Die monosymptomatischen Ödeme sind in allen drei Gruppen häufig, die
P Proteinurie als Einzelsymptom erscheint in der Gruppe I.- und II. Parae, und
H die reine Hypertonie ist bedeutungslos.

	I.	II.	MP
E rein	5	3	5
kombiniert	3	7	5
TOTAL	8	10	10
P rein	3	5	1
kombiniert	6	11	5
TOTAL	9	16	6
H rein	1	1	1
kombiniert	3	5	5
TOTAL	4	6	6

Abb. 39 EPH-Erkrankungen und Parität

3. Zivilstand

Nur eine Zwillingsmutter war geschieden. Deren 7 (9 %) waren ledig. Die übrigen Patientinnen gehörten dem Ehestand an (90 %). Eine Verschiebung gegenüber der Norm (6 : 93 : 1) ist kaum vorhanden (Abb. 40).

	ledig	verh.	gesch.
Norm	6%	93,3%	0,7%
EPH-Symptome Gemelli	7 = 9%	69 = 90%	1 = 1%
E rein	3	11	0
kombiniert	4	27	1
TOTAL	7	38	1
P rein	0	10	0
kombiniert	2	38	1
TOTAL	2	48	1
H rein	0	3	0
kombiniert	3	27	1
TOTAL	3	30	1

Abb. 40 Zwillingsschwangerschaften mit EPH-Symptomen, nach Zivilstand geordnet

E Bei Verheirateten sind die Ödeme in rund 1/3 der Fälle mit E-Symptomen als
P einziges Symptom vorhanden. Die Proteinurie isoliert macht nur noch 20 % aller
H P-Symptome aus. Nur in 10 % steht die Hypertonie als Einzelsymptom im Vordergrund.

Bei den Ledigen sind die Zahlen zu klein für eine Aussage.

Bei den Gemelli-Schwangerschaften mit EPH-Erkrankungen sind punkto Verteilung ledig-verheiratet-geschieden der Norm beinahe identische Gruppierungen zu sehen. Die unverheirateten Frauen sind nur viermal erwähnt worden. Zwillings-
E mütter im Ehestand haben in 2/5 aller E-Fälle reine Ödeme, in 1/3 der Fälle eine
P monosymptomatische Proteinurie. Die Hypertonie kommt, allein, in 1/5 aller
H Patientinnen mit H-Symptomen vor.

Vergleichen wir die beiden Gruppen der verehelichten Patientinnen (Abb. 40 + 41) miteinander, so sehen wir eine starke Abnahme der Einzelsymptome von

E	zu	P	zu	H	
33%		20%		10%	EPH-Symptome
40%		33%		20%	EPH-Erkrankungen.

	ledig	verh.	gesch.
Norm	6%	93%	1%
EPH-Erkrankungen Gemelli	4 = 8%	48 = 92%	0
E rein	3	10	0
kombiniert	1	15	0
TOTAL	4	25	0
P rein	0	9	0
kombiniert	0	23	0
TOTAL	0	32	0
H rein	0	3	0
kombiniert	1	11	0
TOTAL	1	14	0

Abb. 41 Zwillingsschwangerschaften mit EPH-Erkrankungen, nach Zivilstand geordnet

Bei allen Frauen mit EPH-Symptomen sind die monosymptomatischen Gestosen mit bedeutenden Anteilen vertreten, bei den EPH-Erkrankungen ist die Tendenz noch deutlicher ausgeprägt.

4. Die monatliche Verteilung

Die beiden Kurven (Abb. 42), welche die EPH-Symptome und die EPH-Erkrankungen pro Monat aufzeichnen, sind annähernd parallel. Übereinstimmend ist ein Gipfel im Frühling (März), Frühsommer (Mai) und im Winter (Dezember) zu erkennen. Die Unterteilung nach EPH-Symptomen, EPH-Erkrankungen und Monaten (Abb. 43) zeigt deutlich das Überwiegen der monosymptomatischen
E, P Ödeme in den ersten 8 Monaten, nachher fehlen sie völlig. Die reine Proteinurie
H ist besonders vom Mai bis September zu sehen, die reine Hypertonie fehlt fast
völlig.
E Die kombinierten Symptome sind bei den Ödemen besonders im ersten Viertel-
P jahr vorhanden, sowie im Dezember. Bei der Eiweißausscheidung glaubt man

eher eine Häufung in der zweiten Jahreshälfte zu erkennen, während die
H Hypertonie während aller 12 Monate in kaum bedeutendem Maße auftritt.

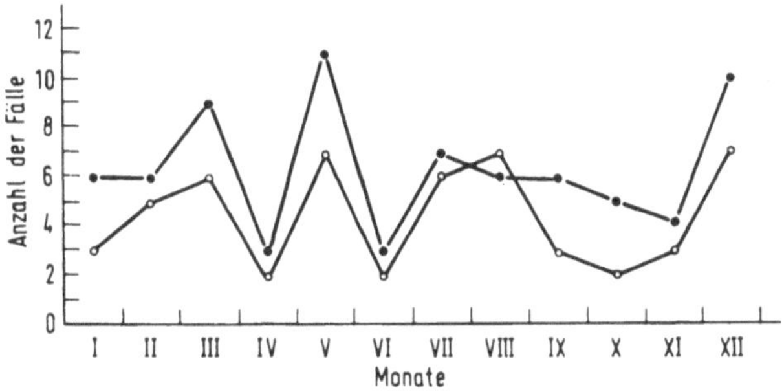

Abb. 42

Zwillingsschwangerschaft
●——● = Mit EPH-Symptomen
○——○ = und EPH-Erkrankungen nach Monaten geordnet

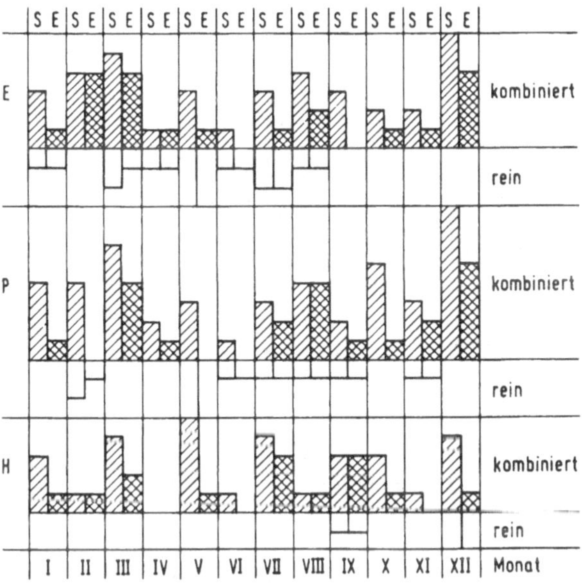

Abb. 43

□ reine und ▨▩ kombinierte Symptome
der EPH-Symptome (S) ▨ und der EPH-Erkrankung (E) ▩
bei Zwillingsschwangerschaften, nach Monaten geordnet

Der Dezember ist ein mit EPH-Symptomen wie auch EPH-Erkrankungen besonders belasteter Monat. Sonst sind keine bedeutenden Unterschiede zu erkennen. Einschränkend sei nochmals auf die kleinen Zahlen hingewiesen.

5. Dauer der Schwangerschaft in Wochen

Abb. 44: Die EPH-Symptome treten bei Aufnahmen von der 33. Woche an auf.

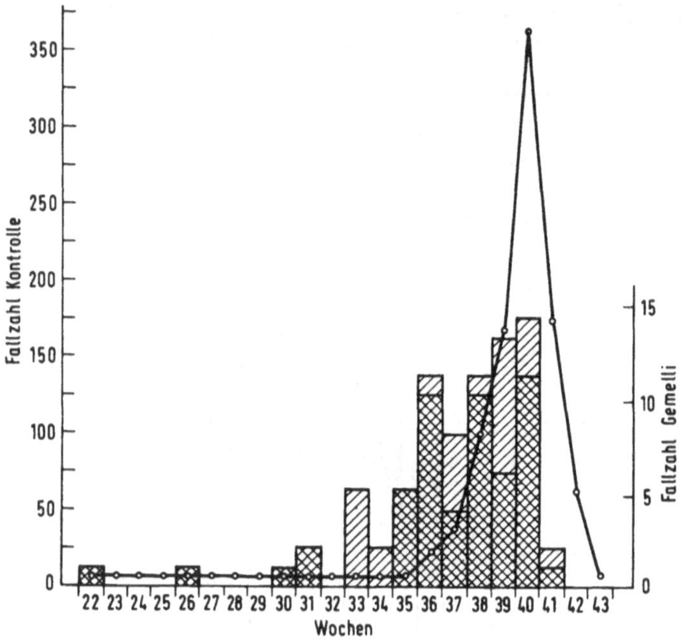

Abb. 44

▨ EPH-Symptome und ▩ EPH-Erkrankungen bei Zwillingsschwangerschaften, bezogen auf Schwangerschaftsdauer in Wochen und verglichen mit der entsprechenden Normkurve

Die Fälle von EPH-Erkrankungen sind schon früher (22., 26., 30. und 31. Woche) zu sehen. Es folgt ein flacher Gipfel, der die 36. bis 40. Woche umfaßt und die Symptome wie auch die Erkrankungen betrifft. In der 41. Woche ist nur noch je 1 Fall vorhanden. Die Normverteilung zeigt einen spätern und steilern Anstieg (ab 37. Woche), einen spitzen Gipfel am Termin und einen flacheren Abfall gegen die 43. Woche. Da die Kurve die Gesamtzahl der Aufnahmen betrifft, ist der Unterschied klar. Gemelli werden ja schon nach 260 Tagen p. m. geboren.

Die frühen Fälle mit EPH-Symptomen sind also Gestosen, während die Zahl der Frauen, welche nur Symptome zeigen, gegen den Termin rasch zunimmt.

Nach reinen und kombinierten Symptomen geordnet (Abb. 45), zeigt sich, daß
E die reinen Ödeme sowohl bei den EPH-Symptomen wie EPH-Erkrankungen in

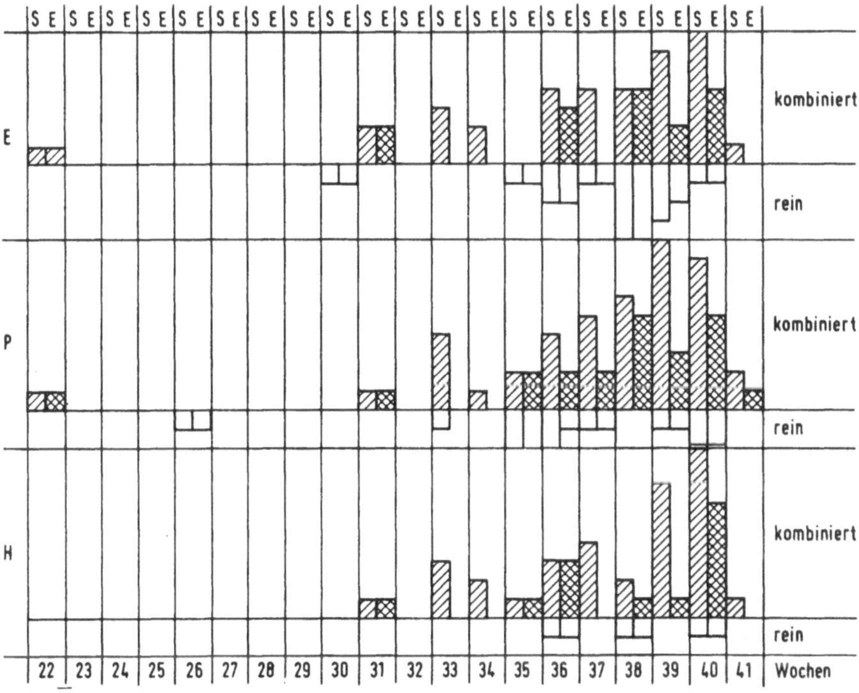

Abb. 45

▨ EPH-Symptome (S) und ▩ EPH-Erkrankungen (E) bei Zwillingsschwangerschaften, geordnet nach ▨ reinen und ▨▩ kombinierten Symptomen in Schwangerschaftswochen

der 38. Woche ein Maximum erreichten, und dann wieder abnahmen. Die Erkrankungen sind ebenfalls in der 38. Woche relativ und absolut am häufigsten und nehmen gegen die 41. Woche hin wieder ab.

P Die reine Proteinurie ist in der 35. und 40. Woche am häufigsten. Die kombinierten Symptome steigen bis zum Termin stetig an.

H Die Hypertonie spielt als reines Symptom kaum eine Rolle. Kombiniert ist sie besonders bei den EPH-Symptomen wichtig und bei den EPH-Erkrankungen in der 40. Woche.

Aus diesen Darstellungen leiten wir ab, daß die Gestose bei den Zwillingsschwangerschaften früh auftritt, daß sie gegen den Termin seltener wird und nach dem Termin nur ausnahmsweise zu diagnostizieren ist. Die EPH-Symptome treten später auf und erreichen ihre höchste Frequenz am Termin. Die Hypertonie, sowohl rein als auch kombiniert, spielt erst von der 39. Woche an eine wichtigere Rolle.

6. Stand der Schwangerschaft

Die EPH-Symptome (Abb. 46) treten häufiger sub partu auf (48 %), als der Normverteilung (42 %) entspricht. Die EPH-Symptome in der Schwangerschaft (51 %) sind unter der Norm (57,5 %). Die Fälle post partum sind unwichtig.

	SS	SP	PP
Norm	57,5%	42%	0,5%
EPH-Symptome Gemelli	39 = 51%	37 = 48%	1 = 1%
E rein	6	8	0
kombiniert	21	13	0
TOTAL	27	21	0
P rein	6	4	0
kombiniert	22	21	1
TOTAL	28	25	1
H rein	1	2	0
kombiniert	23	9	1
TOTAL	24	11	1

Abb. 46 Zwillingsschwangerschaften mit EPH-Symptomen, nach Stand der Schwangerschaft geordnet

E Die monosymptomatischen E-Fälle sind besonders sub partu häufig anzutreffen.
P Bei der reinen Proteinurie ist das Verhältnis umgekehrt; sie tritt vor allem in
H der Schwangerschaft auf, während bei der isoliert vorkommenden Hypertonie kaum etwas ausgesagt werden kann.

Bei der Betrachtung der EPH-Erkrankungen (Abb. 47) bemerken wir deutlich eine Verschiebung der Frequenz zu Gunsten der Frauen unter der Geburt (54 % statt 42 %), während die Zwillingsmütter in Graviditate seltener (44 % statt 57 %) an Gestose erkranken.

E Die ausschließlich Ödem-bedingten Gestosen sind häufig, gleichmäßig in der Schwangerschaft und sub partu, anzutreffen.

P Die reine Proteinurie kommt gehäuft in der Schwangerschaft vor, während die
H Zahlen bei der Gruppe Hypertonien keine Schlüsse zulassen.

	SS	SP	PP
Norm	57,5%	42%	0,5%
EPH-Erkrankungen Gemelli	23 = 44%	28 = 54%	1 = 2%
E rein kombiniert	6 6	7 9	0 0
TOTAL	12	16	0
P rein kombiniert	6 7	3 15	0 1
TOTAL	13	18	1
H rein kombiniert	1 7	2 4	0 1
TOTAL	8	6	1

Abb. 47 Zwillingsschwangerschaften mit EPH-Erkrankungen, nach Stand der Schwangerschaft geordnet

Wir sehen also eine deutliche Bevorzugung der monosymptomatischen Gestosen bei den Zwillingsschwangerschaften in Graviditate und sub partu, wobei die Ödeme sub partu, die Proteinurie in Graviditate überwiegen und die Hypertonie ohne Bedeutung ist.

VI. Epikrise der Gestosebeurteilung

Wir haben den EPH-Komplex als Einheit aufgefaßt und ihn entsprechend beurteilt. Dabei stützten wir uns auf unser Gestose-Beurteilungsblatt. [375, 379]

Aus dem ganzen Symptomenkreis haben wir sodann die EPH-Erkrankung (EPH-Gestose) als neue Einheit herausgegriffen und einer erneuten Analyse unterworfen.

Schließlich sind die Zwillingsschwangerschaften separat nach den gleichen Gesichtspunkten untersucht worden.

Diese Art der Betrachtung des ganzen Komplexes birgt *schwerwiegende Nachteile* in sich. Sie ist zu summarisch, um genau zu sein. Sie ergibt viele widersprüchliche Resultate, die nicht koordiniert werden können. Zwei Gründe sind dafür verantwortlich:

1. Wir versuchen, verschiedenste Erkrankungen ähnlicher Symptomatik, bei gleichzeitig bestehender Schwangerschaft, d. h. einer eingreifenden Belastung des Körpers, zu erfassen und unter einen Hut zu bringen.

2. Wir beurteilen nur einen Ausschnitt des ganzen Geschehens, nämlich diejenige Zeit, während welcher die Patientin sich in unserer Betreuung befindet. Und aus dieser Zeitspanne greifen wir vielleicht *einen* bestimmten Zeitpunkt heraus, vielleicht auch nur einzelne Symptome zu verschiedenen Zeitpunkten. Damit sind wir an einem Endpunkt angekommen, in einer Sackgasse angelangt. Wir müssen erkennen, daß wir eine neue Arbeitshypothese benötigen, um die Gestoseforschung weiter vorantreiben zu können.

ad 1: Wir müssen den EPH-Komplex in verschiedene genetische Gruppen aufteilen und die EPH-Symptome nur als Leitfaden benutzen. Unter der Schwangerschaft und im Wochenbett lassen sich nur gewisse Gruppen differenzieren, wie z. B. diejenige der diätetisch bedingten Gestosen, möglicherweise die „Psycho-" Gruppe, vielleicht auch die endokrinbedingten EPH-Erkrankungen. In einigen Fällen können wir auch urogenitale Mißbildungen erkennen. Genauer und zuverlässiger aber ist die gründliche Untersuchung entweder vor Beginn der Schwangerschaft (nur sehr selten verwirklicht) oder nach dem Wochenbett.

ad 2: Wir dürfen nicht nur einen Ausschnitt des Krankheitsbildes untersuchen, das ja in der Regel in der relativ kurzen Zeitspanne von einem Jahr abläuft. Wir müssen die ganze Episode gesamthaft betrachten und neben der Anamnese folgende Punkte beachten:

1. Wann wurden die ersten, auch sehr geringen Symptome festgestellt, d. h. wie lange dauert die EPH-Erkrankung (z. B. anzugeben in Schwangerschafts-Wochen).
2. Wie reagiert die Patientin auf die prophylaktischen und therapeutischen Bemühungen?
3. Die häufigen und speziellen Untersuchungsbefunde müssen laufend verglichen und interpretiert werden.
4. Reaktion der Frau sub partu, d. h. unter der größten körperlichen Belastung, im Gegensatz zur ganzen Schwangerschaft.
5. Zustand von Kind und Plazenta.
6. Verlauf in den ersten Stunden unmittelbar post partum.
7. Verlauf im Wochenbett.
8. Interpretierung der Abklärungsresultate im Wochenbett.
9. Untersuchungen bei Spätkontrollen, im Interval bis zur nächsten Schwangerschaft.

Mit andern Worten: wir beurteilen die EPH-Erkrankung nach ihren Auswirkungen (s. S. 13: Definition der Gestosen 1°, 2°, und 3°). Nur aus einer solchen vollständigen Krankengeschichte läßt sich der EPH-Komplex richtig beurteilen.

Es hat sich deshalb von Vorteil und auch als notwendig erwiesen, eine spezielle Sprechstunde einzurichten.

VII. Die Gestosesprechstunde

Durch die Gestosesprechstunde hat sich ein weites Arbeitsfeld eröffnet. Eine ganze Reihe von Fragen können wohl aus dieser Sicht beantwortet werden, wie z. B.:

1. Läßt sich der EPH-Komplex in genetisch einheitliche Gruppen aufteilen?
   a) Wie sind sie zu erkennen und voneinander abzugrenzen?
   b) Wie ist die Auswirkung der verschiedenen Gestoseformen auf Mutter und Kind während der Schwangerschaft, sub partu und in der anschließenden Zeit?
   c) Wie wirken sich die einzelnen EPH-Symptome auf Mutter und Kind aus?
   d) Welches sind die Maßnahmen, die allgemeine Gültigkeit bei der Betreuung der EPH-Erkrankung haben, welches ist die für die entsprechende Gruppe spezifische Therapie?
2. Welches sind Pfropfgestosen?
   a) Welches ist das zu Grunde liegende Leiden?
   b) Welches sind die spezialärztlichen Betreuungen, die notwendig sind vor Eintreten einer neuen Schwangerschaft?
   c) Wann darf eine neue Schwangerschaft zugemutet werden?
   d) Wie muß die Frau dann durch die Gravidität geführt werden?
3. Gibt es rezidivierende Gestosen?
   a) Sind unsere Abklärungsmethoden gründlich genug?
   b) Sind rezidivierende Gestosen verkappte Pfropfgestosen, deren zugrundeliegende Krankheit wir nicht erfassen können?
   c) Gibt es Untersuchungen, die wir zusätzlich anwenden müssen, um solche Krankheiten zu erkennen?
4. Welche antikonzeptiven Maßnahmen sind für die Patientinnen der einzelnen Gruppen geeignet?
5. Wie wirken die Ovulationshemmer auf die verschiedenen Gruppen der EPH-Erkrankungen?

Die EPH-Erkrankungen mit ihrem rund 10% aller Geburten betragenden Anteil stellt ein großes Krankengut zur Verfügung, sodaß ein großer Teil dieser Fragen an beträchtlichen Fallzahlen beantwortet werden kann. Wir führen seit Dezember 1966 eine Gestosesprechstunde, deren Konsultationen über 1000 pro Jahr betragen und die die Beantwortung einiger Fragen schon jetzt zuläßt.

Die Organisation der Gestose-Sprechstunde

Die Sprechstunde wird dreimal wöchentlich morgens in der Poliklinik der Universitäts-Frauenklinik Basel abgehalten. Pro Vormittag werden 10–15 Patientinnen betreut.

1. Krankengut

a) Ausgehend von der symptomatischen Einteilung, in welcher wir auch die monosymptomatischen Fälle berücksichtigen, untersuchen wir in unserer Sprechstunde alle Frauen, bei denen sich während der Schwangerschaft folgende Befunde erheben ließen:

   – Ödeme
   – Proteinurie, mindestens als „positiv" bezeichnet
   – granulierte – Erythrozyten – Leukozyten – und Wachszylinder im Urin
   – Hypertonie von 140/90 und mehr,

   sowohl als Einzelsymptome wie auch kombiniert.

b) Ferner werden durch uns betreut: Patientinnen, bei denen vorbestehende Nierenschäden vermutet werden, auch wenn symptomlos; Frauen mit akuten und chronischen Pyelonephritiden während der Schwangerschaft; Mütter, die bei einer früheren Schwangerschaft ein Kind wegen einer EPH-Erkrankung verloren haben, auch wenn die neue Gravidität ungestört verläuft; mangelentwickelte, untermassige Kinder sind ein weiterer Grund, die Mutter zur Nachkontrolle und Betreuung zu bestellen.

2. Herkunft der Patientinnen (Abb. 48)

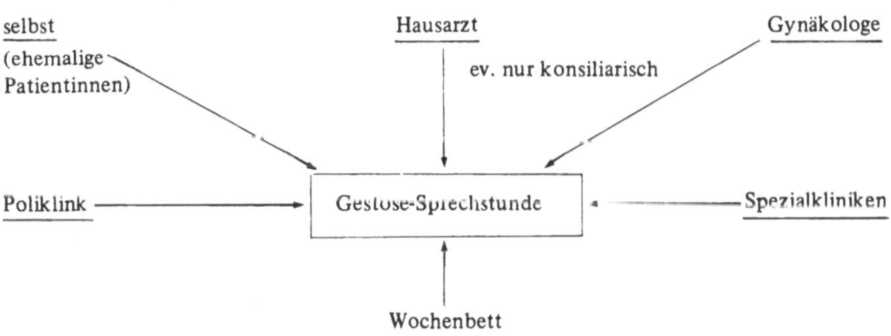

Abb. 48 Herkunft der Patientinnen

a) Nicht-Schwangere

Es sind die Wöchnerinnen, die eine EPH-Erkrankung durchgemacht und zur weiteren Abklärung bei Austritt, unter Angabe von Datum und Zeit, in die Gestose-Sprechstunde bestellt werden. Etwa neun von zehn Frauen leisten der Aufforderung Folge.

b) Gravide Patientinnen

Die geburtshilfliche Poliklinik überweist uns die Fälle von EPH-Erkrankungen.

Vereinzelte Zuweisungen erfolgen zur konsiliarischen Beurteilung und für Therapievorschläge von Hausärzten, Gynäkologen und Spezialkliniken.

Weitere Zuweisungen kommen mit der Frage der Schwangerschafts-Gestehungsfähigkeit im Rahmen des EPH-Komplexes, wenn sich die Frage einer Interruptio graviditatis stellt.

Häufig kommen entlassene Patientinnen zurück, um von Anfang an durch uns betreut zu werden.

3. Betreuung (Abb. 49)

a) Nicht-Schwangere

Die Wöchnerinnen werden 4–6 Wochen nach dem Austritt aus unserer Klinik zur ersten Konsultation gebeten. Die übliche Genital- und Brustkontrolle am Ende des Wochenbetts führen wir bei allen Frauen durch, die in unserer Poliklinik betreut wurden. Sind es Patientinnen von praktizierenden Ärzten, so weisen wir sie wieder an dieselben zurück. Nur auf ausdrücklichen Wunsch übernehmen wir die Abschlußkontrolle. Damit möchten wir eine Konkurrenzierung der auswärtigen Kollegen vermeiden. Die Sprechstunde soll ja auch für sie eine Hilfe, eine Auskunftsstelle sein.

Zur Beurteilung jedes Falles steht uns die klinische, und in vielen Fällen auch die poliklinische Krankengeschichte zur Verfügung. Die wichtigsten Befunde übertragen wir auf eine Spezial-Krankengeschichte (Abb. 50), wenn möglich vor der ersten Kontrolle, sodaß wir über die Patientin orientiert sind.

Zuerst werden die Frauen über die Funktion der Gestose-Sprechstunde orientiert und ihre Fragen beantwortet. Wir komplettieren dann die oft ungenügende persönliche und genitale Anamnese. Natürlich sind Gesundenuntersuchungen, vorbestehende Leiden, Hospitalisationen, Behandlungen und Kontrollen von besonderem Interesse. Berichte von den vorbehandelnden Stellen werden eingeholt. Wir erkundigen uns über subjektives Ergehen, über die Mensesverhältnisse seit der Geburt, über Stillprobleme, Familienleben, Herkunft, sozialen Status, Eßgewohnheiten.

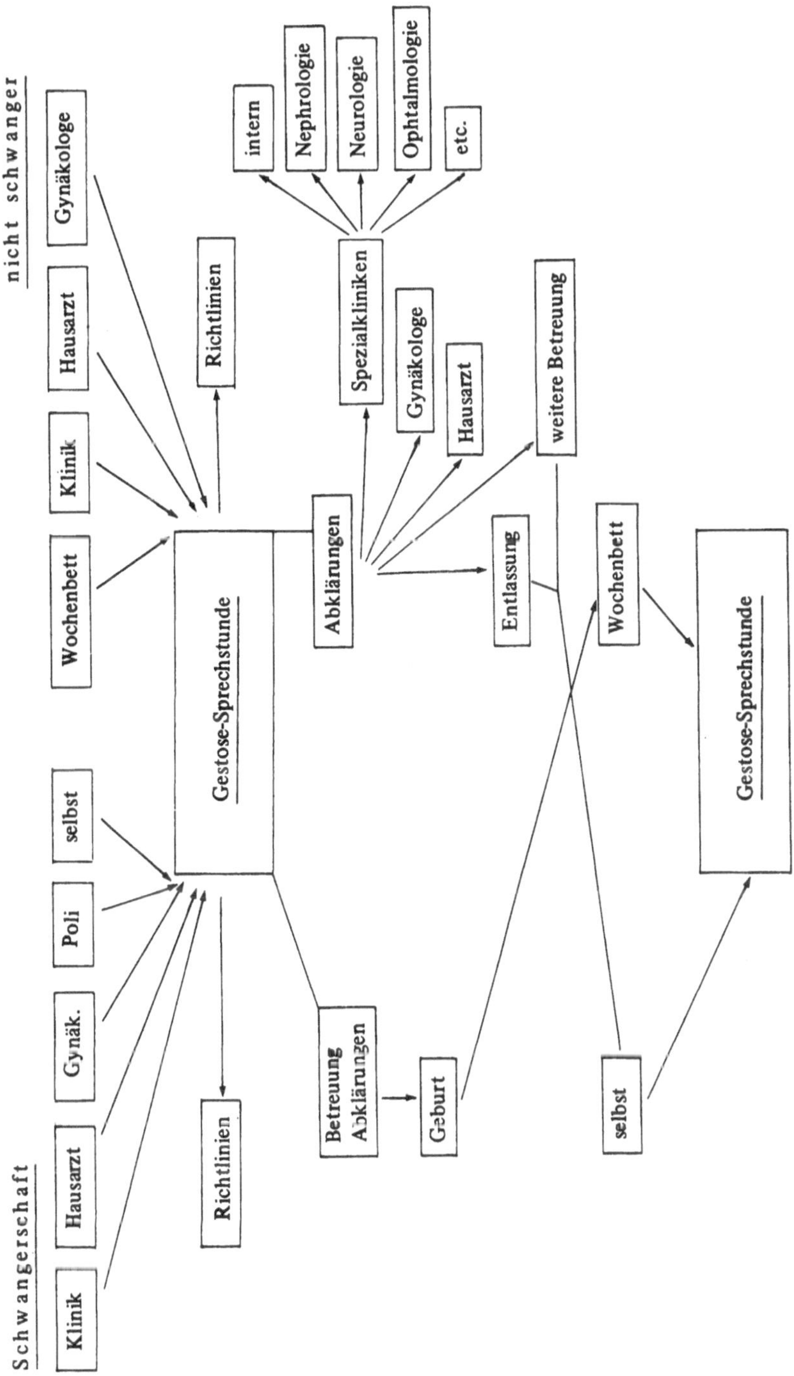

Abb. 49 Die Betreuung von schwangeren und nichtschwangeren Patientinnen

Name: .... Jahr ....

geb. .... j. .... - Para. ...... Adresse: .... No. ....

Bürgerort: .... J. N. ....

Beruf: ♀ .... Tel.: ....

Beruf: ♂ .... Zivilstand: .... KK: ....

Anamnese:

....

....

....

....

....

Jetzige Gravität: Letzte Periode: .... Termin: ....

Geburt: .... / ...., ... SS.-Wochen ....

Eintritt: .... Geschlecht: .... cm .... g

Eintritt: .... Diagnose: ....

Allg. Bef.: ....

BD.: .... Grösse / Gewicht: .... cm / .... kg

Urin: E.: .... Z.: .... Spez. Gew.: ....

Sed.: Zyl.: .... Epith.: ....

Ery.: .... Bact.: ....

Leuc.: .... Anderes: ....

Ausscheidung: .... Diät: .... Hb.: ....

Fundus oculi: ....

Medikamente: ....

....

....

....

....

....

....

Histologie:

Placenta: ....

Nr.: ....

Kind: ....

Nr.: ....

Abb. 50 Krankenblatt der Gestosesprechstunde

Datum																
Puls/Temp.																
Esbach																
Spez. Gew.																
Ausscheid.																
BD																
Hb.																
Medikamente																
Diät																

Datum			
Rest N.			
Harnstoff			
Bilirubin			
Thymol			
γ - Glob.			
Ges. Eiw.			
Alk. Phosph.			

Datum					
Eiw.:					
Zucker					
Sed.: Zyl.					
Ery.					
Leuc.					
Epith.					
Bact.					
Anderes					

Datum				
Phenolrot:				
Creatinin	Serum			
	Urin			
Clearance	Urin			
	Glom. Filtr.			

Datum			
Fundus oculi			

Gewichts- und Blutdruckkontrolle, Ödemnachweis und Urinuntersuchung, das erste Mal vom Kathederurin (Spezifisches Gewicht, Eiweiß, Zucker, Sediment) gehören zu den Routineuntersuchungen anläßlich jeder Konsultation (Abb. 51). Wir melden die Patientinnen

Routine	**Zusätzlich** (ohne Schwangerschaft)
Ödeme	ING in Diurese und Antidiurese (bei fraglichen Durchblutungs störungen)
Blutdruck	ING unter PAH-Belastung (bei tubulärer Sekretionsstörung)
Urin: Eiweiß	ING mit 56 Co. Vit. B 12 (bei glomerulärer Störung)
Zucker	Intravenöses Pyelogramm
Sediment	Retrogrades Pyelogramm
Spezifisches Gewicht	Cystogramm
24h Urin: Gesamteiweiß	etc.
Blut: Gesamteiweiß	
Electrophorese	
Creatininclearance	
SS-Hormone (in der Schwangerschaft)	
Isotopennephrogramme (ohne SS)	

Abb. 51

zum Isotopennephrogramm in der Nuklearmedizinischen Abteilung des Bürgerspitals Basel an (Leiter PD Dr. R. Fridrich). Sie werden von dort vor unserer nächsten Konsultation zur Untersuchung aufgeboten. Bei unserer zweiten Kontrolle liegt dann das Resultat schon vor. (Kopie der Kurve und Befunde).

Mit einem Instruktionsblatt (deutsch und italienisch) (Abb. 52 und 53) zum Sammeln von 24h-Urin sowie zur Gewinnung von konzentriertem Morgenurin, und mit einem Bestellkärtchen (Datum und Zeit der nächsten Konsultation) wird die Patientin entlassen. Plastikflaschen von min. 2L. Inhalt werden in unauffälligen Tragsäcken mitgegeben.

Gestose-Sprechstunde

Poliklinik des Frauenspitals Basel

Anleitung zum Sammeln von Urin zur Nierenabklärung

Frau . . . .

1. Konzentrierter Morgenurin – Flasche I (kleine)

   Am Abend des . . . . ab 16 Uhr nicht mehr trinken, keine Früchte essen.
   Nachtessen wie üblich, aber ohne Getränke. Wasserlösen wie üblich.
   Am nächsten Morgen, dem . . . . , den ersten Morgenurin in kleinem Fläschchen separat aufbewahren und zur nächsten Kontrolle mitbringen.
   Dann wieder essen und trinken wie gewöhnlich. Beginn zu sammeln für den

2. 24-Stunden-Urin – Flasche II (große)

Dafür ist ein gewissenhaftes Sammeln des Urins (bis auf den letzten Tropfen) sehr wichtig, andernfalls ist die kostspielige Untersuchung wertlos. Es wird der gesamte, innerhalb 24 Stunden gelöste Urin, zur Untersuchung benötigt.
Nachdem der erste Morgenurin vom . . . . ins kleine Fläschchen gegossen wurde, wird aller weitere Urin des Tages und der folgenden Nacht gesammelt und in die mitgegebene, große Flasche gefüllt. Bei der Darmentleerung muß darauf geachtet werden, daß gar kein Urin verloren geht (zuerst Blase entleeren).
Am . . . . wird nach dem Aufstehen, zur gleichen Zeit wie am Tage vorher, wieder die Blase entleert. Dieser Urin kommt ebenfalls zum Sammelurin. Das Abfüllen des Urins in die Flaschen soll sehr vorsichtig geschehen, damit kein Urin verloren geht, am besten mit einem Trichter.
Die kleine Flasche I und die große Flasche II sind bei der Kontrolle am . . . . in die Gestosesprechstunde mitzubringen.

Dr. E. T. Rippmann

Matr. No. 397

Abb. 52

4–6 Wochen später erfolgt die zweite Konsultation: Blut für Gesamteiweiß, Creatininbestimmung und Elektrophorese im Serum entnimmt die Schwester. Im 24h-Urin lassen wir das Creatinin und das Gesamteiweiß messen. Im konzentrierten Morgenurin kontrollieren wir das spezifische Gewicht als Ausdruck der tubulären Resorptionsfähigkeit. Die endogene Creatininclearance gibt über die Glomerulus-Funktion Aufschluß. Daneben führen wir die obenerwähnten Routineuntersuchungen aus.

Das Resultat des Isotopennephrogramms liegt vor. Es wird mit der Patientin besprochen und die weiter erforderlichen abklärenden Maßnahmen eingeleitet. Darunter verstehen wir das Nephrogramm in Diurese und Antidiurese, unter Para-Amino-Hippursäure-Belastung, ev. auch mit 56-Co. markiertem Vit.B 12 zur weiteren Untersuchung der Glomerulus-Funktion. Schon

Ambulatorio per le gestosi

Policlinico Frauenspital – Basel

Guida per la raccolta delle urine per la diagnosi di malttie renali

Sig.ra . . . .

1) Urina concentrata del mattino – Bottiglia 1 (piccola)

La sera del . . . . a partire dalle ore 16 non bere piu e non mangiare frutta Cena come al solito, ma senza bere. Urinare come d'abitudine. Il mattino sequente, il . . . . , conservare l'urina del mattino nella bottiglia piccolo, e portarla per il successivo controllo. Quindi mangiare e bere come d'abitudine. Comincia la raccolta delle

2) Urine delle 24 ore – Bottiglia II (grande)

Per questo esame è importantissimo che tutta l'urina venga raccolta, fino all'ultima goccia, altrimenti tutto il costoso esame sarebbe inutile. Deve essere utilizzata tutta la quantità die urina emessa nelle 24 ore.
Dopo che la prima urina del mattino del giorno . . . . è stata versata nella bottiglia piccola (come detto sopra) tutto il resto dell'urina del giorno e della notte successiva deve essere conservata nella bottiglia grande. Attenzione che durante la defecazione non vada perduta una certa quantità di urina (urinare prima!). Il giorno . . . . allo stesso orario del giorno precedenta urinare per l'ultima volta per completare la raccolta nella bottinglia grande. Fare molta attenzione nel riempire la bottiglia in modo da non perderne neanche una goccia, eventualmente usare un imbuto. Portare le due bottiglie I e II il giorno . . . . per il controllo.

Dr. E. T. Rippmann

No. 399

Abb. 53

Gestose-Sprechstunde

Vorbereitung zum Pyelogramm

(Röntgenuntersuchung im Frauenspital Basel)

Am Abend vor der Untersuchung, d. h.

am . . . .

sollen Sie vor dem Nachtessen das beiliegende Abführmittel zur Reinigung des Darmes einnehmen. Nach dem Nachtessen, d. h. ca. ab 19 Uhr, sollen Sie bis zur Untersuchung weder essen noch trinken. Am Morgen der Untersuchung, d. h.

am . . . .

erwarten wir Sie nüchtern um . . . . Uhr in der Poliklinik des Frauenspitals, Spitalstraße 37. Wollen Sie bitte den beiliegenden Anmeldezettel mitbringen. Sie werden in der Röntgenabteilung erwartet.

Wir bitten Sie, pünktlich zur angegebenen Zeit zu erscheinen, da vor und nach Ihnen andere Untersuchungen ausgeführt werden müssen. Die Untersuchung ist völlig schmerzlos und dauert ca. 60 Minuten. Sollten Sie verhindert sein, zu kommen, so bitten wir um frühzeitige Abmeldung, Tel. 44 00 21, intern 2162.

Dr. E. T. Rippmann

Matr. No. 117a

Abb. 54

jetzt drängt sich manchmal die Röntgenuntersuchung auf. Für die Vorbereitung zum intravenösen und retrograden Pyelogramm werden die Frauen mit Instruktionsblättern orientiert; die notwendigen Laxantien erhalten die Frauen von uns (Abb. 54 und 55). Cystogramm und Angiogramm sind seltener ausgeführte Untersuchungen.

Die im Wochenbett für später vorgeschlagenen konsiliarischen Untersuchungen, wie z. B. Kontrolle des Fundus oculi, EEG nach Eklampsien, Thyreoidea-Abklärungen, Praediabetes-Überwachung, psychiatrische Betreuung, werden nun in die Wege geleitet, d. h. wir überweisen die Patientinnen den entsprechenden Spezialkliniken.

Gestose-Sprechstunde

Ambulatorio per le gestosi

Preparazione per il pielogramma

(Esame radiologico al Frauenspital, Basel)

La sera prima dell'esame e cioè

il . . . .

Lei deve prendere, prima di cena, il purgante que accluso. Dopo la cena, non dovrà piu nè mangiare nè bere. Il mattino dell'esame e cioè

il . . . .

l'aspettiamo digiuna alle ore . . . . nel Policlinico del Frauenspital, Spitalstraße 37.

Voglia, per piacere, portare con sè, l'acclusa scheda. Lei dovrà recarsi nel reparto radiologico.

La preghiamo di essere puntuale all'orario indicato, per non intralciare il lavoro del reparto stesso. L'esame non è doloroso e dura circa un'ora.

Se non potesse, per una qualsiasi ragione, venire per il giorno e l'ora indicati, le preghiamo di comunicarcelo per tempo telefonando al numero 44 00 21, interno 2162.

Distinti saluti, Dott. E. T. Rippmann

Matr. No. 117

Abb. 55

Die dritte Kontrolle, wiederum 4 6 Wochen später, ist die letzte, wenn alle Befunde im Bereiche der Norm sind. Die Patientin wird mit einem Brief (Abb. 56 und 57) entlassen. Darin wird ihr gesagt, alle Resultate seien unauffällig, bei einer erneuten Schwangerschaft sei aber eine frühzeitige, regelmäßige und häufige Kontrolle notwendig, um den Gefahren einer rezidivierenden Gestose vorzubeugen.

Gestose-Sprechstunde

Poliklinik des Frauenspitals Basel

ENTLASSUNG

Frau . . . .

Wegen Schwangerschaftskomplikationen (Wasser in den Beinen, Eiweiß im Urin und hohem Blutdruck) waren Sie in der Kontrolle der Gestosesprechstunde. Die Resultate der Untersuchungen sind nun alle wieder normal. Sie werden deshalb als gesund aus der Kontrolle entlassen.

Bei einer erneuten Schwangerschaft können dieselben Veränderungen auftreten. Sie bedeuten eine Gefahr für Ihre Gesundheit und für das Leben Ihres ungeborenen Kindes, besonders bei mangelnder körperlicher Schonung und falscher Diät (richtige Schwangerschaftsdiät: salzlos – vegetarisch).

Wenn Sie wieder in Erwartung sind, sollten Sie sich, unter Hinweis auf die früheren Schwangerschaftskomplikationen, bei Ihrem Hausarzt, oder bei einem Gynäkologen in der Stadt, frühzeitig in Kontrolle begeben. Auch die Poliklinik des Frauenspitals (Tel. 44 00 21, intern 2341) steht Ihnen zur Verfügung.

Dr. E. T. Rippmann

Matr. Nr. 393

Abb. 56

Ambulatorio per le gestosi

Frauenspital – Basel

Congedo

Sig.ra . . . .

Lei era in controllo in questo policlinico per complicazioni della gravidanza (gonfiore alle gambe, albumina nelle urine, pressione alta) ma ora gli ultimi risultati delle analisi sono di nuovo normali. Pertanto lei è da considerarsi di nuovo in buona salute e viene congedata da ulteriori controlli.

In una nuova gravidanza possono pero presentarsi gli stessi disturbi. Questi costituiscono un pericolo per la sua salute e per la vita stesso del bambino, specialmente se fa un lavoro pesante o se osserva una dieta sbagliata (una dieta esatta per la gravidanza dev'essere con poco sale e vegetariana).

Se lei è nuovamente in attesa di un bambino, deve andare subito dal suo medico di famiglia, oppure da un ginecologo in città, per un controllo quanto più possibile precoce. Anche il policlinico del Frauenspital (Tel. 44 00 21, int. 2341) è sempre a sua disposizione.

Dr. E. T. Rippmann

Matr. No. 398

Abb. 57

Gestose-Sprechstunde

Poliklinik des Frauenspitals, Basel

Stationäre Gestoseabklärung

von Dienstag 08.00h bis Mittwoch ca. 17.00h

Frau . . . .

Patientin zu Hause:

Samstag abends vor dem Essen 2 Äpfel, nach dem Essen 2 Orangen.

Sonntag und Montag kein Obst, keine Süßigkeiten.

Montag: 07.00h Wasser lösen. Wegwerfen. Von diesem Zeitpunkt an allen Urin sammeln und aufbewahren, in die große mitgegebene Flasche leeren. Stuhlgang soll getrennt vom Urinlösen erfolgen. Jeder Tropfen Urin ab 07.00 bis Dienstag 07.00h muß gesammelt und aufbewahrt werden, sonst ist die wichtige Untersuchung wertlos.

Dienstag: 07.00h zum letzten Mal Wasser lösen und zum Sammelurin gießen. Sammelurin mitbringen.

Schwester
Allgemeine Richtlinien:

Mobilisierung VII a.
Blutdruck 3 x tgl. kontrollieren.
Diät SV, wenig trinken lassen!!!
Trinkmenge messen
Wenn notwendig zur Beruhigung:

3 x 2 bis 3 x 5 mg Valium
ev. 10 mg Valium z. Schlafen.

Augenärztliche Untersuchung beim Eintritt melden an die Abteilungsschwester Geburt Parterre, Sr. Edith, PS 8039.

Die Patientin soll während des Spitalaufenthaltes viel ruhen, im Bett bleiben, darf aber aufstehen.

Gesamtmenge des mitgebrachten Urins notieren. Davon 10 cc in ein Reagenzglas gießen.

In der Klinik:	
Dienstag 08.00h Eintritt nach dem Frühstück in das Frauenspital, Schanzenstraße 46. Bitte sich an der Porte melden. Sie werden im Zimmer 28 liegen. Sammelurin der Zimmerschwester geben.	Untersuchungen: Gesamteiweiß: in den 10 cc vom mitgebrachten Sammelurin. Hormone: Im mitgebrachten Sammelurin, wobei vermerkt werden muß auf dem Laborzettel, daß 10 cc fehlen (für die Gesamteiweißuntersuchung).
Urinlösen getrennt vom Stuhlgang. Aller Urin muß gesammelt werden. Wenig trinken, damit er konzentrierter wird. Urin lösen um: 09.00 11.00 15.00 19.00 22.00 Mittwoch: 02.00 07.00	Konzentrationsversuch: vereinfacht wegen Schwangerschaft: ab Eintritt werden die Einzelportionen des gelösten Urins (ev. auch nachts 2 x) auf Menge, spez. Gewicht und Eiweiß geprüft. Aller Urin wird gesammelt bis Mittwoch 07.00h.
Mittwoch:	Mittwoch: Kreatininclearance Phenolrot-Test
nüchtern, keine Medikamente	Blutentnahmen: Gesamteiweiß im Serum Rest-N. Harnstoff Bilirubin Leberteste Electrophorese
dann Frühstück und ev. Valium	Weißes Blutbild Mobilisierung VII b
Nachmittags: Augenärztliche Untersuchung	Augenarzt untersucht Fundus oculi
Urin lösen vor dem Austritt	Untersuchen: auf Zucker, Eiweiß, spezifisches Gewicht Sediment

Entlassung ca. 17.00h nach Visite des Augenarztes.

Nächste Kontrolle am darauffolgenden Dienstag um 09.00h in der Gestose-Sprechstunde.

Alle Befunde sollen auf dem mitgegebenen Blatt eingetragen werden:
Blutdruck, Eiweiß, Urinmenge, Trinkmenge, Konzentration.

Dr. E. T. Rippmann

Abb. 58

Zeigen Creatininclearance und Eiweißuntersuchungen pathologische Werte, so erfolgen weitere Abklärungen. Konsiliarische Befunde liegen ebenfalls vor. Die Spezialkliniken werden um weitere Betreuung der Patientinnen gebeten. Nach Ausbehandlung werden auch diese Frauen mit dem obenerwähnten Brief (Abb. 58 und 59) entlassen.

Ambulatorio per le gestosi

Poliklinik Frauenspital – Basel

Istruzioni per l'accertamento di una gestosi

Dall martedi alle ore 8 fino a mercoledi ca. alle ore 1700

Signora . . . .

A casa:

Sabato sera: 2 mele prima di mangiare e 2 arance dopo mangiato.

Domenica e lunedi: niente frutta e niente dolci.

Lunedi: Alle ore 7.00 urinare e gettare l'urina. Da questo momento in poi tutta l'urina successiva deve essere conservata nella grande bottiglia che Vi è stata data. E molto importante che tutta l'urina emessa fino alle ore 7.00 di martedi venga raccolta, altrimenti l'analisi può non essere esatta. Le feci devono essere separate dall'urina.

Martedi: Alle ore 7.00 urinare per l'ultima volte e completare la raccolta. Portare l'urina in Ospedale.

Ingresso all'Ospedale alle ore 8.00.

Presentarsi alla porta principale dell'Ospedale in Schanzenstraße 46. Sarete ricoverate nella stanza no. 28. Consegnare l'urina all'infermiere della stanza. In clinica bere il meno possibile in modo che l'urina sia concentrata e raccogliere tutta l'urina emessa, sempre separata dalle feci. Urinare alle ore 9.00, 11.00, 15.00, 19.00, 22.00, e mercoledi alle ore 2.00, 7.00.

Mercoledi mattina restare completamente digiuna e senza prendere medicinali per l'analisi del sangue. Dopo il prelievo del sangue potete fare colazione.

Nel pomeriggio verrà eseguita la visita da parte dell'oculista. Dopo tale visita, ca. ore 17.00, sarete dimessa dall'Ospedale. Urinare un ultima volta prima di uscire.

La visita successiva è per il martedi seguente alle ore 9.00. Tutti i resultati devono essere segnati sulla tabella acclusa: Pressione del sangue, albumina, quantità dell'urina, quantità dei liquidi bevuti, concentrazione

Dr. E. T. Rippmann

Abb. 59

Es bleibt jedoch immer noch eine Anzahl Frauen, die wir weiter betreuen. Es sind solche, die gerne in regelmäßiger Kontrolle bleiben möchten. Es sind Frauen, welche um Ovulationshemmer bitten und die wir deshalb in regelmäßigen Abständen bestellen. Anderseits kommen Patientinnen, die unter einer sekundären Sterilität leiden und sich beraten und führen lassen möchten. Und schließlich kommen diejenigen Patientinnen, die ohne Periode, teilweise vor Beginn der Untersuchungen, wiederum schwanger geworden sind und deshalb besonderer Aufmerksamkeit bedürfen.

b) Gravide Patientinnen

Die letztgenannte Gruppe vergrößert sich durch die ehemaligen Patientinnen, die wiederum in die Sprechstunde kommen. Zuweisungen von der Poliklinik, von andern Kliniken und von auswärtigen Ärzten betonen das Bedürfnis nach dieser Spezialsprechstunde.

Die normalen und regelmäßigen Schwangerschaftskontrollen werden häufiger ausgeführt. Zusätzlich kontrollieren wir zwei- bis dreimal während der Schwangerschaft die Hormonausscheidungen und die Creatininclearance.

In der 28. – 32. Woche nehmen wir die Patientin einmal für 36 Stunden in die Klinik auf. Sie wird vor dem Eintritt durch ein entsprechendes Anleitungsblatt (Abb. 58 und 59) vorbereitet und instruiert. So tritt sie am Dienstag morgen um 08.00 Uhr mit dem gesammelten Urin der letzten 24 Stunden in die Klinik ein. Und gleich wird mit dem erneuten Sammeln des Urins während der nächsten 24 Stunden begonnen. Phenolrotausscheidung, Creatininclearance, Hormonbestimmungen, Konzentrationsversuch (nach Volhard), Eiweißuntersuchungen im Serum und im Urin, und die Kontrolle des Fundus oculi erfolgen nun stationär. Eine genaue Kontrolle der Resultate der ambulant ausgeführten Untersuchungen ist auf diese Weise möglich, da gelegentlich, je nach Zuverlässigkeit der Patientin, gewisse Zweifel an der Genauigkeit der zu Hause ausgeführten Manipulationen (Urinsammeln, Diät, Tabletteneinnahme) berechtigt sind.* Auch ist dies eine Gelegenheit, die Patientin in ihrer Persönlichkeit und mit ihren Problemen etwas näher kennen zu lernen.

Die weitern Konsultationen und ev. Hospitalisationen richten sich nach den Befunden und nach dem Verlauf der Schwangerschaft. Sie werden zweiwöchentlich, wöchentlich oder noch häufiger anberaumt. 7–10 Tage vor dem errechneten Termin nehmen wir die Patientin prophylaktisch zur stationären Betreuung auf.

Die Gestose-Sprechstunde übernimmt die Frauen wiederum nach Abschluß des Wochenbettes.

4. Kontrollsystem

Am Ende der Sprechstunde wird kontrolliert, wer von den bestellten Patientinnen erschienen ist. In der Regel sind es 12 von 14 Frauen, wobei die Neubestellten häufiger fernbleiben.

* (Lit. 212)

Kommt eine erstbestellte Frau nicht, so wird sie mit einem persönlichen Brief auf ein neues Datum bestellt. Reagiert sie nicht, so wird sie von der Liste gestrichen. Ausnahmen machen wir in schweren Fällen. Wir schreiben erneut, orientieren die Frau ausführlicher über den Sinn der Kontrolle. Wir benachrichtigen auch denjenigen Arzt, der die Frau zur Geburt, resp. in die Gestosesprechstunde überwiesen hat, und machen ihn aufmerksam auf die notwendigen Untersuchungen, die ja nicht ausschließlich durch die Gestosesprechstunde ausgeführt werden müssen.

Ist eine schon bekannte Patientin nicht in die Sprechstunde gekommen, so wird sie nocheinmal aufgefordert, zu erscheinen. Therapeutische Vorschläge und Rezepte mit Anleitung werden dem Brief beigegeben. Zeigen die bisherigen Resultate geringfügige Abweichungen von der Norm, so erhält die Patientin einen Entlassungsbrief (s. Abb. 56 und 57), mit der Aufforderung, bei einer erneuten Schwangerschaft sich frühzeitig in ärztliche Kontrolle zu begeben.

5. **Aufwand** (Abb. 60)

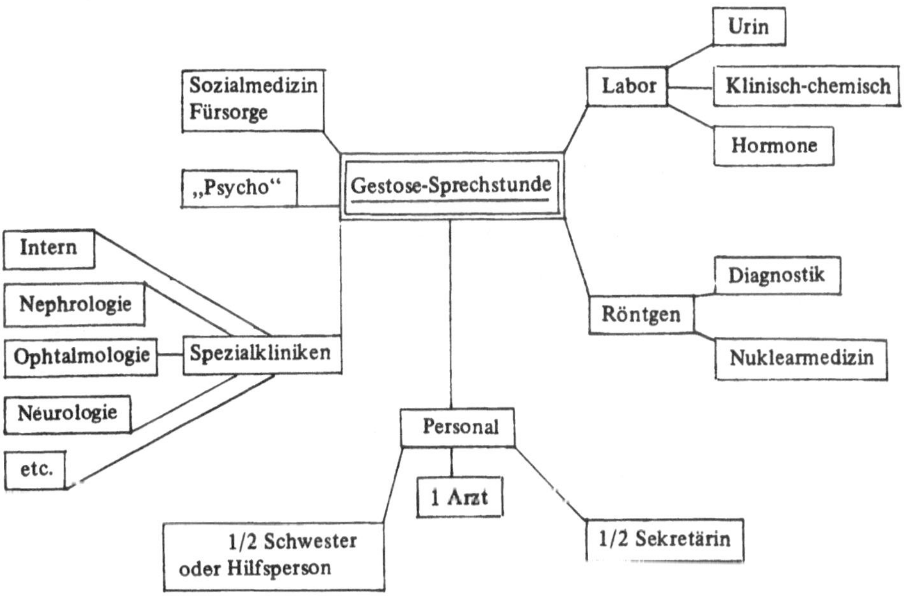

Abb. 60 Aufwand

Die Morbiditäts- und Mortalitätsziffer zu senken, bedarf es eines immer größeren Aufwandes. So stützt sich auch die Gestosesprechstunde auf die Hilfe verschiedenster Abteilungen:

Personal: Wir erachten es als sehr wichtig, daß immer derselbe Arzt die Patientinnen, insbesondere die graviden, betreut. Damit wird eine Athmospäre des Vertrauens und das Gefühl der Sicherheit geschaffen, die einen Teil der psychisch-vegetativ bedingten Gestosen verhindern kann.

Die Schwester oder Hilfsperson übernimmt die üblichen Handreichungen, die Vorbereitung der Patientin, die Bestimmung ihres Gewichtes, die Blutentnahme, die Katheterisierung. Gewisse Fragen, Probleme und Schwierigkeiten vertrauen die Frauen lieber der Schwester als dem Arzt an, ein weiterer Weg, die emotionelle Seite der Sprechstundenbesucher kennen zu lernen. Die Sekretärin besorgt die Organisation der Konsultationen, fixiert die verschiedenen Untersuchungen mit Labor, Röntgenabteilung und Spezialkliniken und bestellt die Frauen telephonisch oder schriftlich. Sie beantwortet telephonische Anfragen nicht-medizinischer Art.

Labor: Ein genau und rasch arbeitendes Labor ist unerläßlich. Wir sind zur Prüfung der Nierenfunktion auf die Resultate des klinisch-chemischen und des Urinlabors angewiesen. Die Hormonbestimmungen als Auskunft über die Placentarfunktion müssen innerhalb nützlicher Frist und nach zuverlässiger Methode bestimmt in unserm Besitze sein. Die Gesamtheit dieser Befunde läßt uns über ambulante oder stationäre Betreuung entscheiden.

Röntgen und Nuklearmedizin: Wir verlangen diese Untersuchungen zurückhaltend in der Spätschwangerschaft, häufig im Wochenbett und nicht bei graviden Frauen in der Frühschwangerschaft.

Sozialmedizin, Fürsorge: Diesem Zweig kommt eine große Bedeutung zu. Seine Aufgabe umfaßt: Entlastung der Patientin von zusätzlichen Aufgaben zum Haushalt (Beruf), Empfehlungen und Überwachung einer vernünftigen Lebensweise, Betreuung der Familie, wenn Mutter hospitalisiert werden muß, sodaß sie *ruhig* und entspannt in der Klinik liegen kann. Auf diese Weise können wir die Komponente der psychisch-körperlichen Überbelastung als wichtigen genetischen Faktor des EPH-Komplexes günstig beeinflussen.

„Psycho": Ein eigentlicher Psychiater ist nicht erforderlich. Wohl aber kann ein psychiatrisch-psychotherapeutisch interessierter Arzt durch Besprechungen mit Patientinnen Befürchtungen und Probleme aufdecken. Sie liegen meistens sehr oberflächlich. Eine bis zwei Aussprachen genügen, um sich zu orientieren. Oft kann eine Patientin durch solche Aussprachen von ihren Ängsten befreit werden. Damit ist der Zugang zu einem echten Vertrauensverhältnis offen. Im Idealfall ist der psychische Betreuer identisch mit dem Arzt der Gestose-Sprechstunde selbst. Ein zusätzlicher Aufwand von 2–3 Stunden pro Patientin ist aber nicht zu umgehen.

Spezialkliniken: Sie stehen uns als poliklinische Stationen oder für die stationäre Aufnahme zur Verfügung. Ohne eine enge Zusammenarbeit mit ihnen lassen sich schwere Pfropfgestosen und ihre Folgen nicht abklären und behandeln.

6. Funktion (Abb. 61)

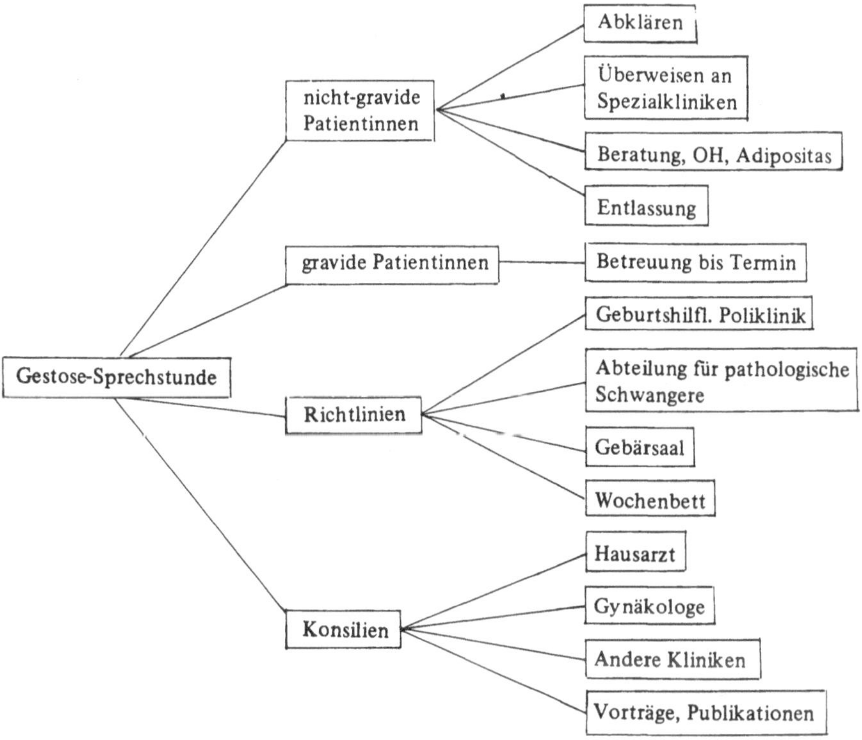

Abb. 61 Funktion der Gestose-Sprechstunde

Die Funktion der Gestosesprechstunde ist also sehr vielfältig und kann in folgende Punkte zusammengefaßt werden:

1. Betreuung nicht-schwangerer Patientinnen nach Gestosen und Mangelgeburten. Abklärung möglicher Ursachen der Gestose, insbesondere von Pfropfgestosen.
2. Behandlung erkannter Erkrankungen oder Überweisung der Patientinnen an Spezialisten.
3. Beurteilung der erneuten Schwangerschaftsfähigkeit der Frau, ev. mit Frage der Schwangerschaftsunterbrechung.

4. Betreuung der Patientin durch Schwangerschaft, und weitere Nachkontrollen post partum (s. Punkt 1).
5. Ausarbeitung von Richtlinien für die Gestosebetreuung zuhanden der geburtshilflichen Abteilung, der geburtshilflichen Poliklinik, der praktizierenden Ärzte und der Weiterbildung der Assistenten. Publikationen, Vorträge.
6. Konsiliarische Beratung.
7. Beantwortung der auf Seite 56 gestellten Fragen.

Die Untersuchungen in der Gestose-Sprechstunde

Bei den nicht-schwangeren Frauen führen wir die Nachkontrollen post partum durch, versuchen, die Ursachen der abgelaufenen Gestose zu erkennen und bei Pfropfgestosen das zugrunde liegende Leiden aufzudecken. Bei den graviden Patientinnen handelt es sich primär um die Früherfassung des EPH-Komplexes. Mit einer großen Anzahl von Untersuchungen (Abb. 62) und häufigen Kontrollen versuchen wir, dieses Ziel zu erreichen.

I. Routineuntersuchungen

1. Anamnese	a) Persönliche Anamnese	
	b) Psycho- und Sozialanamnese	
	c) Genitalanamnese (frühere Schwangerschaften)	
2. Allgemeine Untersuchungen	a) Genitalkontrolle	
	b) Brustkontrolle	
E	c) Ödeme	
	d) Urin	Spez. Gewicht
P	. . . .	Eiweißausscheidung
		Sediment
H	e) Blutdruck	

II. Spezialuntersuchungen bei jeder Patientin

1. Blut	a) Gesamteiweiß
	b) Serumelectrophorese
	c) Antistreptolysintiter
2. Endogene Creatininclearance	
3. 24h-Urin: Gesamteiweiß-Ausscheidung	

III. Zusätzliche Untersuchungen bei der graviden Patientin

1. Hormone
2. Schwangerschaftsübersichtsaufnahme (Entwicklung des Kindes?)
3. Isotopenuntersuchungen
   a) Placentographie (Funktionsdiagnostik)
   b) ev. Isotopennephrographie

IV. Die Untersuchungen bei Kurzhospitalisation

V. Zusätzliche Untersuchungen außerhalb der Schwangerschaft

1. Isotopennephrographie
   a) mit 131 J Hippuran
   b) in Diurese und Antidiurese (Durchblutungsstörung?)
   c) unter PAH-Belastung (tubulosekretorische Störung?)
   d) mit ^{56}Co Vit. B 12 (glomeruläre Störung?)
2. Intravenöses Pyelogramm
3. Retrogrades Pyelogramm
4. Szintigramm
5. Cystogramm
6. Angiogramm

VI. Bei spezieller Indikation mit oder ohne Schwangerschaft

1. Kontrolle des Fundus oculi
2. Electroencephalogramm
3. Psychiatrische Betreuung

Abb. 62 Die Untersuchungen der Gestosesprechstunde

I. Routineuntersuchungen

1. Anamnese
   a) *Persönliche Anamnese,* insbesondere über vorbestehende cardiovasculäre und renale Leiden, durchgemachte oder bestehende Fokalinfekte (Tonsillen, Nasennebenhöhlen, Zähne).
   b) *Psycho- und Sozialanamnese,* Zivilstand, ev. Verhältnis zum Freund, Wohn- und Arbeitsbedingungen, finanzielle Situation, Anpassung an die Umgebung (Fremdarbeiterinnen) und an die neue Ausgangslage (Schwangerschaft). Beurteilung, ob Hilfe gewünscht, notwendig und möglich ist und in welcher Form. Überweisung an den klinikeigenen sozialmedizinischen- und Fürsorgedienst
   c) *Verlauf und Ausgang früherer Schwangerschaften* und Entwicklung der andern Kinder, frühere Gestoseerkrankungen und die Abklärungen post partal (Einholen der Befunde).

2. Allgemeine Untersuchungen
   a) *Gewichtskontrolle* (cave rasche Gewichtszunahme).
   b) *Genitalkontrolle,* bimanuell, cytologisch und, wenn indiziert, kolposkopisch.
   c) *Brustkontrolle,* palpatorisch, ev. mittels Mammographie, nachdem die Patientin abgestillt hat. Probleme des Abstillens und Mastitisprophylaxe in Zusammenarbeit mit erfahrenen Schwestern der geburtshilflichen Abteilung [370].
   d) *Ödeme,* praetibial (verschwinden auch beim Liegen nicht [223, 224, 326, 453]) bis generalisiert, „Gefühl des zu engen Fingerrings".
   e) *Urin,* Spontanurin, bei pathologischen Befunden Kontrolle einer kathetrisierten Urinportion.
      – *spezifisches Gewicht,* Isosthenurie, mangelhafte Konzentrationsfähigkeit nach Durstperiode von 12 Stunden (Abb. 59) deuten auf tubuläre Resorptionsstörung hin. Eiweiß- und Zuckerausscheidung können das spezifische Gewicht erhöhen und damit eine gute Nierenfunktion vortäuschen.
      – *Proteinurie* ist pathologisch, wenn sie mit den üblichen Methoden (Kochprobe, ESBACH'sches Reagens, Papierstreifen) nachgewiesen werden kann (Abb. 63). Normalerweise werden im 24h-Urin nicht mehr als 0,15 g% ausgeschieden (quantitativer Eiweißnachweis durch die Biuret-Probe).
      – *Zuckerausscheidung* ohne Bedeutung für die Gestose (cave spezifisches Gewicht).
      – *Sediment.* Die geformten Bestandteile werden nach dem folgenden Schema angegeben:

selten	=	1 – 2
vereinzelt	=	2 – 3
wenig	=	4 – 6
mäßig	=	6 – 10
mäßig viel	=	10 – 20
viel	=	20 – 50
massenhaft	=	50 – 100,

bei einer Vergrößerung von ca. 250 x. Bei vorhandenen Bakterien werden Coli-Bazillen mit Hilfe des GRIESS'schen Reagens nachgewiesen.

Die Gestose zeigt kein charakteristisches Urinsediment. Ohne Befunde von der Zeit der Schwangerschaft läßt sich die Pfropfgestose nicht von der reinen oder essentiellen Gestose differenzieren. Die Befunde gegenüber der Norm sind aber sehr deutlich [255]. Erythrozyten, Leukocyten und Epithelien können bei unsorgfältigem Kathetrisieren von Verunreinigungen stammen. Bakterien lassen sich auch in normalem Urin, wenn lange aufbewahrt, nachweisen. Urinkulturen zeigen dann hauptsächlich Saprophyten und eine geringe Keimzahl. Sterile Urinkulturen lassen vermuten, daß Desinfektionsmittel in das Präparat gelangten. Die symptomatische Bakteriurie deutet auf eine latente Pyelonephritis, ist deshalb behandlungsbedürftig. [207, 208, 255, 318, 347, 360].

Eine hämorrhagische Diathese kann zur Erythrozyturie bis Makrohämaturie führen, sie ist bei uns praktisch immer die Folge von Fehldosierungen bei Anticoagulantienbehandlung.

   f) *Blutdruck.* Die Kontrolle erfolgt mit dem Quecksilbermanometer nach RIVA-ROCCI, im Sitzen, im Liegen, bei erhöhtem Blutdruck nochmals am Ende der Konsultation. Als obere Grenze gelten auch für uns die international festgesetzten Werte von 135/85. Die diastolische Messung ist wichtiger. Sie gibt den Dauertonus des Gefäßzustandes an und ist ein Maß der Drosselung der Blutzufuhr. Der systolische Blutdruck gibt zu-

	Proteinurie	Zylinder	Erythrocyten	Leucocyten	Epithelien	Bakterien	Kristalle
Norm	–	ev. hyaline	– → selten	selten	selten	–	– → selten
Gestose	+ → +++	hyaline, granulierte → ∞	+ → ++	+	++	–	– → selten
Übrige Erkrankungen Pyelonephritis wenn hämorrhagisch	+	Leucocyten	+ → ∞	∞	+	∞	
Asymptomatische Bakteriurie						++ → ∞	
Nephrolithiasis und Blasensteine			+ → ++				+ → ∞
Glomerulonephritis – akute –, diffuse –	+	hyaline, granulierte	++ → ∞				
Glomerulonephritis – chronische	+	granulierte	+	+			
Glomerulonephritis – herdförmige	+	Erythrocyten	++				
Interstitielle Nephritis	+						
Orthostatische Albuminurie	+						
Nierentuberkulose	+		+				
Akute tubuläre Nekrose	+	granulierte	+	+			
Nephrose	+++	Wachs					
Hämorrhag. Diathese (Anticoagulantientherapie)	+		+ → ∞				

Abb. 63 Proteinurie und Urinsediment

Hypertonie-Gruppen	Diagnose	Auswirkung auf die Frucht			
		Übergewicht	Normgewicht	Mangelentwicklung	Intrauteriner Fruchttod
1. Übergewicht	evident	+	+	+	+
2. Vegetative Labilität	rasch wechselnde Werte, oft Kollapsneigung, Supine Syndrome			+	+ ev. bis Eklampsie
3. Psycho (15, 16, 17)	Psychische Belastung, Probleme, Konfliktsituationen, reagiert auf monoyatre Betreuung, auf Aussprache und Milieuwechsel		+	+	+
4. Essentielle	Vorbestehende Hypertonie bekannt, Hypertonie bleibt bestehen nach Wochenbett, bei normaler Nierenfunktion			+	+
5. Renale	Pathologische Nierenfunktion, auch nach Wochenbett			+	+ frühzeitig, o. vor d. 33. Wo.
6. Cardio-vasculäre	Anamnese! Typische cardiale und pulmonale Befunde		+	+ ev.	
7. Endocrine	Phaeochromocytom → Katecholamine (18), Hyperthyreose, auch psychisch ausgelöst (19), verkürzte Achillessehnenreflexzeit		+		

Abb. 64 Gruppierung von Hypertonien, ihre Diagnose und ihre Auswirkung auf den Föten

sammen mit erhöhter Pulsfrequenz den bewußten, bei normaler Pulsfrequenz den unbewußten Zustand der Patientin an [456, 474, 148].

Neben der reinen Gestose kann die *Hypertonie* durch verschiedene Ursachen bedingt sein, von denen die häufigsten in Abb. 64 angegeben sind. Die Hypertonie hat auf den Fortgang der Schwangerschaft und die Entwicklung des Kindes unterschiedliche Auswirkungen (s. Abb. 64), sodaß die Ursache in jedem Fall abgeklärt werden muß. Dadurch ist eine causale Therapie eventuell möglich.

II. Spezialuntersuchungen bei jeder Patientin

1. Blut

a) *Das Gesamteiweiß im Serum* beträgt 7,2–8,0 g% (BIURET-Probe). Höhere Werte haben wir nie beobachtet. Eine Hypoproteinämie ist in Zusammenhang mit dem EPH-Komplex häufig vorhanden. Weder Proteinurie noch verminderte Eiweißsynthese können für die manchmal extrem tiefen Werte verantwortlich gemacht werden. HOGER nimmt einen rascheren Proteinabfall an.

b) *Die Serumelektrophorese.* In der normalen Schwangerschaft sinken die Albumine um 25 %, die Gammaglobuline um 20 % ab, die Alpha^2- und Beta-Globuline nehmen um 10 %, resp. 25 % zu. [7, 44, 45, 123, 159, 160, 243, 338, 459, 482].

Der EPH-Komplex läßt die Albumine weiter absinken [144, 199, 339, 403] und die Globuline entsprechend ansteigen, wobei über die einzelnen Globulinfraktionen keine einheitlichen Resultate vorliegen [352, 409, 426]. Die Normalisierung der Befunde kann mehrere Monate in Anspruch nehmen.

c) *Der Antistreptolysintiter* (bestimmt nach MERIEUX) dient als Indikator eines Fokalinfektes. Der Fokalinfekt als Ausgangspunkt für eine Glomerulonephritis, Herdnephritis (LÖHLEIN) [65] ist für uns von Bedeutung. Eine Pfropfgestose kann sich auf diesem Boden entwickeln. Als Grenzwert der Norm können bis 133 Einheiten angenommen werden. Mehrfache Kontrollen sind notwendig, um ein Ansteigen der Titerhöhe nicht zu übersehen. Eine solche Erhöhung des Titers ist die Indikation zur antibiotischen Behandlung.

2. Die endogene Creatininclearance

Als einfache Nierenfunktionsprüfung kann die endogene Creatininclearance gut ambulant durchgeführt werden. Es gilt die Formel:

$$C = \frac{U}{P} \times V$$

C = Clearance in ccm/Min.
U = Konzentration des Creatinins im Urin in mg%
P = Konzentration des Creatinins im Plasma in mg%
V = Harnmenge in cc/Min.

Am Ende der 24-stündigen Sammelperiode kommt die Patientin mit dem Urin zur Blutentnahme in die Gestose-Sprechstunde. Nach der Methode von JAFFE wird das Creatinin in Urin und Blut, und mit Hilfe der Menge des 24 h-Urins das Glomerulumfiltrat pro Minute bestimmt. Neben der Glomerulusfunktion läßt sich auch die tubuläre Rückresorption festlegen, wenn man vom Glomerulusfiltrat die in der Zeiteinheit ausgeschiedene Harnmenge subtrahiert. In Prozenten des Glomerulusfiltrates angegeben gilt die Formel:

$$\text{Wasserrückresorption in \% : } R = \frac{GlF - V}{GlF} \times 100$$

GlF = Glomerulusfiltrat in ccm/Min.
V = Harnmenge in cc/Min.

Unsere Normwerte für das Glomerulusfiltrat liegen zwischen 80 und 100 ml/Min.* Eine Reduktion des Glomerulusfiltrates führen wie, als Arbeitshypothese, auf einen Arteriolenspasmus zurück. Nach Behandlung mit einem Vasodilatans (Stimulierung der Beta-Rezeptoren der Arteriolen) wird die Creatininclearance nochmals geprüft. Bei weiterhin pathologischen Werten führen wir die nicht gravide Patientin dem intravenösen Pyelogramm (siehe dort) zu. Besteht eine Gravidität, so ist ein reduziertes Glomerulusfiltrat ein Grund zur Hospitalisation.

3. Gesamteiweiß-Ausscheidung im 24 h-Urin

   Die Kochprobe gibt uns die quantitative Eiweißausscheidung annähernd subjektiv beurteilt und nur in grobem Maßstabe an. Die Papierstreifenmethode ermöglicht uns an Hand von Färbungen, die Menge in Zahlen auszudrücken. Das ESBACH'sche Reagens läßt die Eiweißmenge in ‰ im graduierten Glas ablesen. Bei allen 3 Methoden werden einzelne Urinportionen untersucht. Für die kurzfristige Überwachung eines akuten Krankheitsbildes und bei fehlenden technischen Möglichkeiten sind diese Methoden sehr wertvoll. Im Rahmen der Nachkontrolle sowie der ambulanten Betreuung ist die Bestimmung der Gesamteiweißmenge im 24 h-Urin vorzuziehen. Schwankungen innerhalb von Stunden sind nicht zu erwarten, Zufälligkeiten werden ausgemerzt.

   Die BIURET-Bestimmung wird im gleichen 24 h-Urin ausgeführt. Die Eiweißausscheidung sollte die Norm von 0,15 g% in 24 Stunden nicht übersteigen. Eine massivere Proteinurie erfordert weitere Abklärungen und prophylaktische und therapeutische Maßnahmen.

Diese sämtlichen Untersuchungen können ohne Schaden und ambulant während der Schwangerschaft ausgeführt werden. Sie gestatten eine genaue Beurteilung des Gesundheitszustandes der Frau.

III. Zusätzliche Untersuchungen bei der graviden Patientin

1. Hormone

   Sie werden nach der Methode von KELLER bestimmt. Wir berücksichtigen

   Östriol,
   Östron-Östradiol und
   den Pregnandiol-Komplex

   in ihrer Menge im 24 h-Urin. Die Werte tragen wir in ein Norm-Diagramm (Abb. 65) ein. Die Streuweite der Resultate, bedingt durch individuelle Schwankungen, durch das Ausgangsmaterial und die Methode, ist groß. Eine einzelne Bestimmung sagt deshalb nichts aus. Die Hormonspiegel werden deshalb 3–4 mal während der normalen Schwangerschaft bestimmt. Ein Ansteigen der Werte, auch wenn unter dem Normbereich, ist unverdächtig (Abb. 65 a). Ein Gleichbleiben oder sogar Absinken spricht bei den Östro-

* [212, 238]

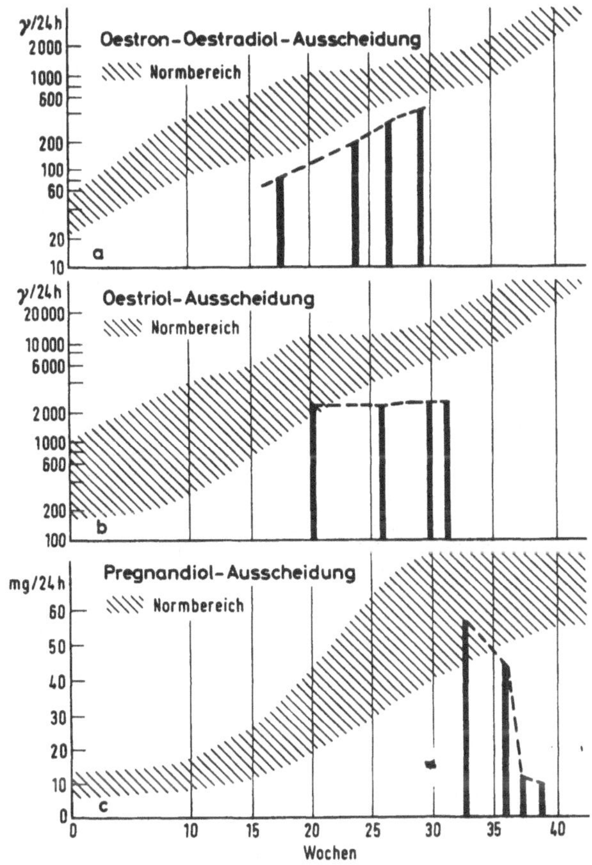

Abb. 65

genen (Abb. 65b) für eine direkte Gefährdung des Kindes, beim Pregnandiol-Komplex für eine plazentare Insuffizienz (Abb. 65c). Weitere Hormonkontrollen, Hormonzufuhr und auch Hospitalisation sind in diesen Fällen angezeigt.

2. Schwangerschafts-Übersichts-Aufnahme *

   Wir prüfen die Möglichkeit, das intrauterine Wachstum des Kindes zu beeinflussen. Die Größe des Föten kann palpatorisch wohl bestimmt werden. Die Schwangerschafts-Übersichtsaufnahme gibt aber, bei geringer Strahlenbelastung für Mutter und Kind, genauere und zusätzliche Informationen.

   Die Aufnahme wird, ausgenommen bei akuter Gefahr für die Schwangerschaft, in ventraler Lage (p. a.) durchgeführt. Das Kind ist plattennah, die Masse nur wenig vergrößert. Sie werden an Hand einer Kurve auf die wirkliche Größe reduziert, und die der Länge des Kindes entsprechende Wochenzahl festgestellt (Abb. 66). Dies ist das wichtigste und

* Wir danken dem Leiter des Röntgeninstitutes des Frauenspitals, Herrn Dr. W. ZÜRCHER, für seine Aufnahmen und exakten Befunde.

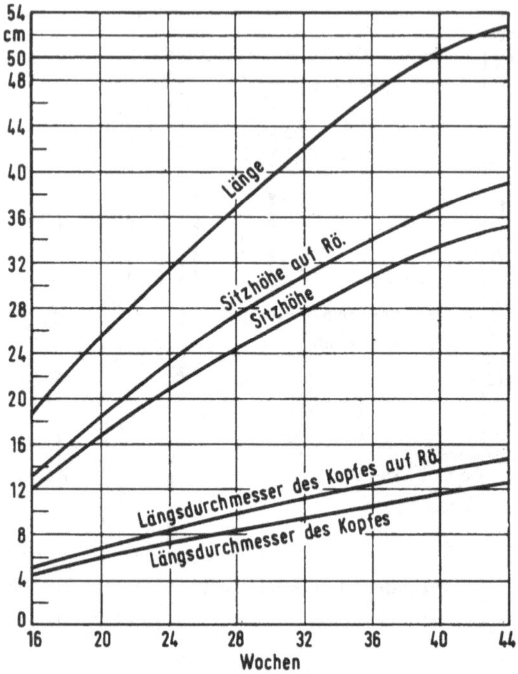

Abb. 66

zuverlässigste Kriterium. Zusätzlich stellt der Röntgenologe fest, ob Knochenkerne vorhanden sind, beschreibt die Verkalkungsintensität des übrigen Skelettes, die Dicke der Fettschicht und Lage, Stellung und Haltung des Föten.

Die Interpretation der Befunde, die Differenzierung: unreifes Kind – Mangelgeburt, muß dem Geburtshelfer überlassen werden und ist, auch bei Vorliegen aller Befunde, oft recht schwierig.

3. Isotopenuntersuchungen*

Um die Strahlenbelastung von Mutter und Kind zu bestimmen, haben wir 13 Patientinnen unmittelbar vor der Geburt 30 μCi ^{131}J-Hippuran i. v. appliziert. 5 von ihnen erhielten Stunden bis einige Tage vor dieser Injektion 10 Tropfen Irenat (Kaliumjodidlösung) per os. Die Aktivität wurde gemessen im Fruchtwasser, in der Plazenta im Nabelschnurblut, im ersten post partal gelösten Urin und in der Muttermilch. Dabei wurden minimale Mengen (1,27 bis 6,3 x 10^{-4}) der applizierten Aktivität festgestellt. Sie liegen somit weit unter der Strahlenbelastung einer Schwangerschafts-Übersichtsaufnahme. Die Gefährdung von Mutter und Kind ist von den charakteristischen physikalischen Eigenschaften der verwendeten Isotopen abhängig. Neben ^{99m}Tc und ^{51}Cr ist das ^{131}J das in der Geburtshilfe am häufigsten angewandte Isotop. Unsere Untersuchungen haben die Befunde der Literatur [29, 30, 121, 129, 157, 186, 187, 198, 239, 246, 292, 330, 388, 467, 489]

* Herrn PD Dr. R. FRIDRICH, Leiter der Nuklear-Medizinischen Abteilung des Röntgeninstitutes des Bürgerspitals, Basel, sei herzlich gedankt für seine zahlreichen und genauen Untersuchungen mit Isotopen.

bestätigt, wonach nuklear-medizinische Untersuchungen mit gutem Gewissen auch während der Schwangerschaft durchgeführt werden dürfen. Dabei nimmt die Gefahr umso mehr ab, je näher die Gravidität am Termin ist, d. h. je eher die Geburt zu erwarten ist. Die Blockierung der mütterlichen und kindlichen Schilddrüse mit Kaliumjodid hat sich als günstig erwiesen.

a) Plazentographie

Anfänglich haben wir bei nicht zu erhaltenden Schwangerschaften und nicht lebensfähigem Kinde, sowie bei intrauterinem Fruchttod die Plazenta dargestellt. Später sind wir aus verschiedenen Indikationen zur Plazentographie mit ^{113m}In, auch bei lebendem Kind, übergegangen. Wir hoffen, daraus zu lernen, die Funktionstüchtigkeit der Plazenta zu beurteilen.

Prinzip: Das Gebiet der Plazentarhaftstelle mit seinen großen Venen, und die Plazenta selbst, d. h. die intervillösen Räume, sind ein großer Blutpool. Die Zirkulation ist dort langsam. Ein radioaktives Isotop, in unserem Falle ^{113}In, wird in die Blutbahn der Mutter gebracht. Die größte Menge Indium werden wir an der Stelle der größten Blutfülle, d. h. im Plazentargebiet, finden können.

Ist das ^{113}In an Partikel gebunden, die die Plazentarschranke passieren, und liegt die Plazenta parallel zur Platte, so können Unterschiede festgestellt werden: normal funktionierendes Plazentargewebe zeigt eine hohe Durchtrittsrate des Isotops, eine intensive Schwärzung der Platte. Infarkte, funktionsuntüchtiges Gewebe, läßt das radioaktive Material nicht durch, die Aktivität ist niedriger, die Schwärzung entsprechend geringer. Auf diese Weise erscheint es möglich, den Stoffwechsel und die Durchlässigkeit der Plazenta in vivo sichtbar zu machen. Verschiedene, mit Isotopen markierte Substanzen können auf ihre Durchtrittsmöglichkeit und Durchtrittsrate geprüft werden. [114, 147, 256].

Steht eine *Szintillationskamera* (z. B. nach ANGER) zur Verfügung, so können Bilder von diesem Funktionsablauf in rascher Folge, im Abstand von Sekunden, fast wie bei kinematographischen Aufnahmen, hergestellt werden; eine dynamische Funktionsstudie der Plazenta in vivo.

Ein *Scanner* führt einen Meßkopf mäanderförmig über das Abdomen und mißt an jedem Punkt, bei gewählter Zeit und vorbestimmtem Zeilenabstand, die Aktivität, und überträgt sie in Farben oder verschiedenen Graustufen in Originalgröße auf ein Papier. Der Zeitaufwand beträgt ca. 30 Minuten. Er fertigt also ein statisches Bild des plazentaren Funktionszustandes an.

Unsere Untersuchungen sind noch nicht so zahlreich, daß Aussagen darüber gemacht werden könnten. ^{113}In ist, punkto Strahlenbelastung, Halbwertszeit, Verweildauer im Körper und wegen der fehlenden Affinität zur Schilddrüse im Moment das günstigste und gefahrloseste Isotop für Untersuchungen an den schwangeren Frauen. Die Beurteilung des Gefahrenmomentes für das ungeborene Kind, bedingt durch eine Plazentarinsuffizienz, steht der Strahlenbelastung für Mutter und Kind gegenüber. Nach dem heutigen Stand des Wissens kann diese Belastung durch die Isotopenuntersuchung verantwortet werden. [12, 23, 50, 53, 99, 102, 161, 203, 227, 251, 257, 268, 277, 284, 290, 293, 296, 311, 349, 386, 397, 404, 425, 469].

b) Die *Isotopennephrographie* (s. u.) darf unter diesen Umständen auch in der Schwangerschaft ausgeführt werden.

4. Die Untersuchungen bei Kurzhospitalisation

Die Poliklinik hat für kurze Hospitalisationen einige Betten zur Verfügung. Damit ist uns die Möglichkeit zur raschen Orientierung über den Zustand der Patientin gegeben.

Da die 28.–32. Schwangerschaftswoche die am meisten belastende Zeit für Mutter und Föten ist, bestellen wir die Frau in diesem Intervall zur stationären Abklärung.

Eine bis zwei Wochen vor dem geplanten Kurzaufenthalt in der Klinik wird der Patientin das Anleitungsblatt für die stationäre Gestoseabklärung abgegeben, das sowohl in Deutsch wie auch Italienisch verfaßt ist (Abb. 58/59). Aus organisatorischen Gründen (wöchentliche augenärztliche Visite jeweils Mittwoch nachmittags) wird die Entlassung der Patientih auf Mittwoch, ca. 17 Uhr, festgesetzt. Da wir die Frauen mindestens 24 h in Überwachung haben möchten, fällt der Eintritt auf den Dienstag Morgen, 08.00 Uhr. Die Frau tritt mit dem Sammelurin der letzten 24 Stunden ein. Die erneute Sammelperiode ergibt uns eine zweite Untersuchungsmöglichkeit. Es werden sämtliche Abklärungen der Gestosesprechstunde nun stationär wiederholt, zusätzlich aber die nur stationär auszuführende Phenolrotprobe und die Beurteilung des Fundus oculi aufgeführt.

Der Patientin wird Ruhe empfohlen, ihr aber erlaubt, sich frei zu bewegen, ohne jedoch auf die Toilette zu gehen (Urin sammeln). Damit möchten wir den Unterschied zwischen häuslichen Verhältnissen und Spitalaufenthalt etwas mildern. Die Diät ist salzarm-vegetarisch.

In der abgeschirmten Spitalathmosphäre und bei der leicht sedierten Frau (Valium als Psychorelaxans) ist eine Aussprache oft mit mehr Erfolg gekrönt als in der von Zeitnot bedrängte Gestosesprechstunde. Eine bis zwei Stunden, auch als mehrere kürzere Sitzungen, sind dafür vorzusehen. Die Patientin soll zum Sprechen angeregt werden, sie soll erzählen. Der Redefluß soll mit geeigneten Fragen, Bemerkungen und Überbrückungen in Gang gehalten werden. Die wichtigsten Lebensgebiete wie Ehe, Kinder, Schwiegereltern, Finanzen, Wohnverhältnisse, Interessen, Freundschaften, Möglichkeiten, sollen berührt und besprochen werden. Ängste, Befürchtungen und Vorurteile verlieren an Wichtigkeit durch das Gespräch. Bei geschickter Leitung der Diskussion kann die werdende Mutter einerseits eine große Menge Ballast abwerfen, anderseits kann sich ein gutes und fundiertes Vertrauensverhältnis aufbauen oder festigen.

IV. Zusätzliche Untersuchungen außerhalb der Schwangerschaft

1. Die Isotopennephrographie (ING)

Ein ausschließlich tubulär (Hippuran) oder glomerulär (Vit. B^{12}, Inulin) filtrierter Stoff wird mit einem radioaktiven Isotop markiert (^{131}J, resp. ^{56}Co). Nach intravenöser Verabreichung kann die Passage dieser Substanz durch die Niere mit geeigneter Apparatur verfolgt und als Kurve geschrieben werden. Wird die Untersuchung in Diurese, resp. Antidiurese durchgeführt, d. h. wird das Blutangebot an die Niere vermehrt, resp. durch Durst vermindert, so läßt sich eine Aussage über die Durchblutungsverhältnisse der Niere machen.

Die Funktion der Tubuli kann durch die Paraaminohippursäure (PAH) weitgehend ausgelastet werden, sodaß bei einem erneut angefertigten ING auch geringere tubulo-sekretorische Störungen zu Tage treten.

Routinemäßig führen wir bei allen Frauen nach dem Wochenbett ein ING aus. Die Dosis beträgt durchschnittlich 15 Mikrocurie ^{131}J-Hippuran. Die Patientin ist in der Bauchlage, die Meßköpfe werden über der Nierenregion eingestellt. Nach Injektion der Lösung wird eine typische Kurve geschrieben. Sie läßt sich in verschiedene Abschnitte aufteilen. Jeder Kurventeil kann (mit Vorbehalten) einer Nierenfunktion zugeordnet werden.

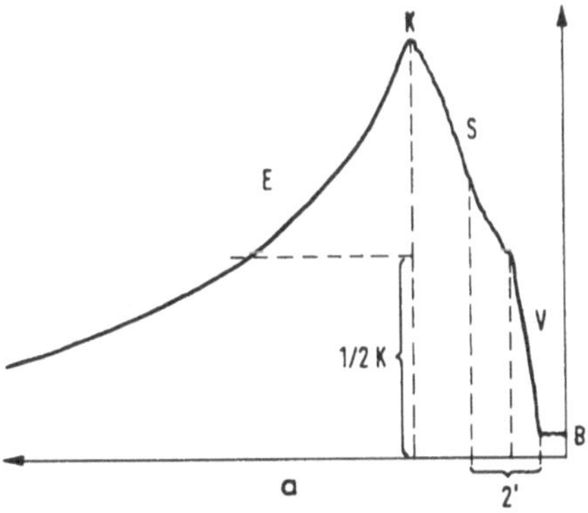

Abb. 67 Isotopennephrogramm, Normalkurve a und Abwendungen b–m

B gibt die Backgroundaktivität an.
V entspricht der vaskulären Phase. Verminderung der Durchblutung resultiert in einem kürzeren, ev. auch langsameren Anstieg.

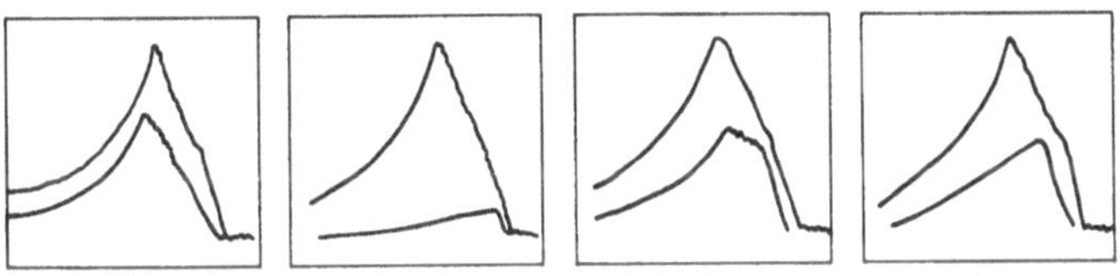

b c d e

b) Renale Minderdurchblutung kann durch eine Nierenarterienstenose, manchmal auch durch Gefäßspasmen bedingt sein. Die pathologischen Durchblutungsverhältnisse werden deutlich gemacht durch die Ausführung des Nephrogramms in Diurese und Antidiurese. Eine fehlende vaskuläre Phase.

c) spricht für eine fehlende oder dystope Niere. Die Aktivitätskurve sinkt dann entsprechend der Blutaktivität ab. S bedeutet tubuläre Sekretion. Gleichzeitig mit der Sekretion beginnt der intrarenale Abfluß, der aber erst beim K Kulminationspunkt sichtbar wird, d. h. dann, wenn der Abfluß gleich groß ist wie die Sekretion, resp. im nachfolgenden Kurventeil E (Evakuation, Entleerung) überwiegt.

d) Sekretionsstörungen können durch die PAH-Belastung sichtbar gemacht werden. Das PAH blockiert weitgehend die Tubulusepithelien und deckt dadurch auch geringe Läsionen auf.

e) Eine fehlende Sekretionsphase spricht für fehlende Nierenfunktion. K, der Kulminationspunkt, kann durch

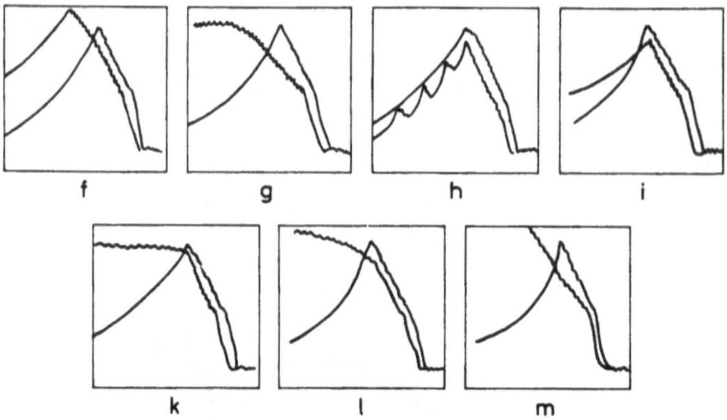

f) rasche Sekretion oder verzögerten Abfluß nach links, d. h. gegen das Kurvenende, verschoben sein;

g) bei fehlender oder stark gehemmter Entleerung fehlt er ganz. E, die Entleerungsphase der Kurve, beginnt beim Kulminationspunkt und fällt annähernd logarithmisch ab.

h) Spasmen in den ableitenden Harnwegen lassen durch temporäre Rückstauung des radioaktiven Urins eine treppenförmige Druckkurve zustande kommen.

i) Neben diesen funktionellen Störungen zeigt eine organisch behinderte Durchgängigkeit der ableitenden Harnwege einen langsameren Abfall,

k) einen horizontalen Verlauf oder

l) einen leichten Anstieg der Kurve, dies je nach Schweregrad der Obstruktion;

m) ein völliger Verschluß läßt die Kurve steil und ohne Abfall ansteigen.

Entsprechend läßt sich die glomeruläre Funktion durch Anwendung von Vit. B^{12} sichtbar machen. Vit. B^{12} wird ausschließlich glomerulär filtriert und nicht tubulär rückresorbiert und gibt, mit ^{56}Co markiert, eine deutliche Aktivitätskurve.

2. Das intravenöse Pyelogramm

Sind bei den vorerwähnten Untersuchungen unklare Befunde erhoben worden, so schließen wir jetzt, als kompliziertesten und aufwendigsten ambulanten Eingriff das intravenöse Pyelogramm an. Ein Anleitungsblatt für die Patientin gibt die nötigen Vorbereitungen an, welche zu Hause durchgeführt werden müssen (Abb. 54/55). Ein Laxans wird mitgegeben. Die nüchterne Patientin erhält ein Antihistaminicum i. v. vor der Injektion von 1 ccm Urovison. Dann werden Nebenreaktionen abgewartet. Die übrigen 25 ml Urovison (ev. 50 ml) werden innerhalb von 35–90 Sekunden individuell verschieden rasch injiziert. Mit Übersichts- und Zielaufnahmen werden Lage, Form und Funktion der Niere und ableitenden Harnwege vom Röntgenologen und Urologen gemeinsam beurteilt. Auf Grund der Befunde können wir die Patientinnen entlassen, sie einer Behandlung oder aber einer weitern Abklärung zuführen. Bei klaren Befunden, wie z. B. Hydronephrosen und Konkrementen übernimmt unser urologischer Konsiliarius die Betreuung.

3. Chromocystoskopie, Cystogramm und retrogrades Pyelogramm

Diese Untersuchungen werden auf Indikation des Konsiliarius teils von uns, teils von ihm in der Klinik durchgeführt. Es sind ausgesprochen urologische Spezialuntersuchungen, die uns aber im Hinblick auf die Genese des EPH-Komplexes (Pfropfgestosen, Mißbildungen) besonders interessieren.

4. Das Nierenszintigramm

Quecksilberdiuretica werden mehrere Stunden im Nierenparenchym gespeichert. Ist das Quecksilberatom ein radioaktives Isotop, ^{197}Hg, so kann mit einem Scanner die Aktivität über beiden Nieren mäanderförmig abgetastet und in normaler Größe mittels verschieden grau getönter oder farbiger Punkte dargestellt werden. Auf diese Weise werden die Größe und Form der Niere, Aussparungen im Nierengewebe durch Cysten, oder raumverdrängende Prozesse, sowie die Rinden- und Markanteile sichtbar (Abb. 68).

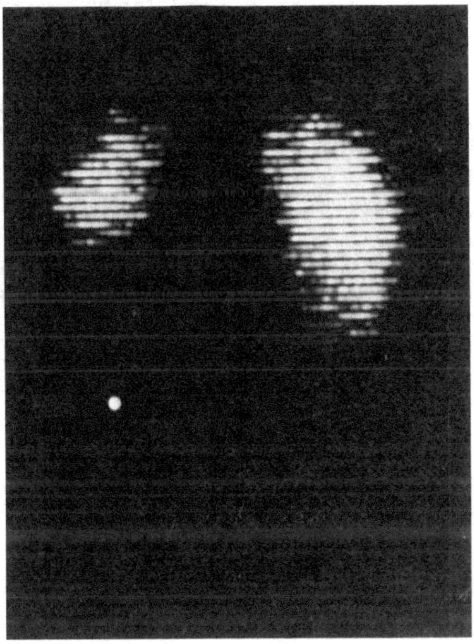

Abb. 68 Szintigramm bei verkleinerter Niere links

Eine einmalige intravenöse Gabe ist notwendig. Die Aufnahme kann frühestens 10 Minuten, spätestens 12–14 Stunden post injectionem gemacht werden. Die Resultate sind entsprechend verschieden.

5. Renale Funktionsdarstellung mit der Szintillationskamera

Ähnlich wie bei der Funktionsbeurteilung der Plazenta kann die Niere mit der Szintillationskamera dargestellt werden. Die rasche Folge der aufgenommenen Bilder gibt die einzelnen Stadien der Harnproduktion wider. Die Anflutung des radioaktiven Materials (Abb. 69a), das Eindringen in die Kapsel (Abb. 69b), die Kumulierung in der Rinde (Abb. 69c), dann im Mark (Abb. 69d), der erste aktive Urin im Pyelon (Abb. 69e), sich entleerend in den Ureter (Abb. 69f) und in die Blase (Abb. 69g).

6. Angiographie

Als technisch kompliziertere und aufwendigere Methode, die Szintillationskamera ergänzend, steht uns die Angiographie zur Verfügung.

a b c

d e f

g h i

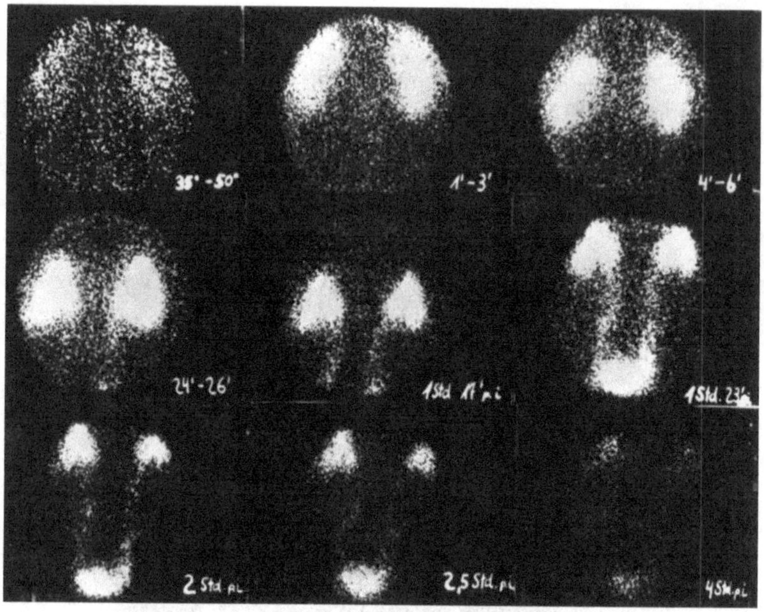

Abb. 69

Die hochspezialisierten Untersuchungen 4, 5 und 6 werden nur in ausgewählten Fällen durch das Röntgeninstitut des Bürgerspitals Basel (Direktor: Prof. Dr. H. HARTWEG) ausgeführt.

Damit haben wir die Niere in ihren Teilfunktionen gründlich abgeklärt (Abb. 70) und uns die Grundlage für das weitere therapeutische und prophylaktische Vorgehen geschaffen.

V. Bei spezieller Indikation, mit oder ohne Schwangerschaft

1. Kontrolle des Fundus oculi

Neben DOEDERLEIN (Lit. 113), KOLLER und MEYER (Lit. 248) und RINTELEN [361, 362, 363, 364] haben viele Autoren auf die große Bedeutung der Kontrolle des Fundus oculi hingewiesen. Damit können häufig die Frühformen der essentiellen Gestosen und die Pfropfgestosen rechtzeitig erfaßt werden. Wir überweisen unsere Patientinnen der ophthalmologischen Poliklinik. Dabei treffen wir folgende Auswahl:

a) Fälle, bei denen der Konsiliarius im Wochenbett einen zu kontrollierenden Befund festgestellt hat,

b) Frauen, die nach vorhergegangener schwerer EPH-Erkrankung wiederum gravid geworden sind,

c) die Patientinnen während der Kurzhospitalisation,

d) Frauen, bei denen sich unter unserer Betreuung eine Gestose entwickelt.

Nierenteilfunktion	Abklärungsmethode
Nierengröße	Abdomen-Leeraufnahme Pyelogramm Angiogramm Szintigramm
Nierendurchblutung	Isotopennephrogramm, Kurventeil V ev. in Diurese-Antidiurese Szintillationskamera Angiographie
Glomeruläre Sekretion	Clearance Isotopennephrogramm mit ^{56}Co Vit B^{12} oder ^{56}Co Inulin
Tubuläre Sekretion	Phenolrotausscheidung (stationär) Isotopennephrogramm, Kurventeil S, ev. unter PAH-Belastung
Tubuläre Rückresorption	Clearance Konzentration, Spezifisches Gewicht
Ableitende Harnwege	Funktion: Isotopennephrogramm, Kurventeil E Szintillationskamera Form: Pyelogramm i. v., retrograd

Abb. 70 Überprüfbare Nierenteilfunktionen

2. Neurologische Abklärungen

Wünschenswert wäre eine hauseigene EEG-Station mit Neurologie. Die imminenten Eklampsien können ja nicht mehr zur Apparatur transpotiert werden. Es läßt sich jedoch der bevorstehende Anfall elektroenzephalographisch erkennen und damit verhindern. Für uns, in der ambulanten Betreuung, ergibt sich die neurologische Kontrolle mit EEG bei nicht schwangeren und graviden Frauen, die schon eine Eklampsie durchgemacht haben, bei Frauen, die neurologisch und spychisch auffällig reagieren, und dann, wenn eine Epilepsie vermutet wird oder bekannt ist.

3. Psychiatrische Betreuung

In seltenen Fällen führt die weitere Untersuchung zu einer richtigen psychiatrischen Führung, die oft anläßlich einer Wochenbettspsychose beginnt und, mit Intervallen, durch alle folgenden Schwangerschaften, Wochenbettsperioden und die graviditätsfreie Zeitspanne führt.

Epikrise:

Eine Batterie von Abklärungsuntersuchungen, von der einfachsten klinischen Sprechstundenmaßnahme bis zur kompliziertesten ambulant noch möglichen, wird angewendet in der Gestose-Sprechstunde. Strahlenbelastung wird während der Schwangerschaft möglichst vermieden, d. h. die Untersuchungen überhaupt nicht oder möglichst nahe am Termin durchgeführt. Diese zusätzlichen diagnostischen Maßnahmen bleiben für die nicht schwangere Frau reserviert.

Unerläßlich für das Funktionieren dieser Sprechstunde sind vor allem soziale und sozialmedizinische Hilfsmöglichkeit, sodann ein gut ausgerüstetes, zuverläßig arbeitendes Labor, ein Röntgeninstitut und eine nuklearmedizinische Abteilung. Da unsere Diagnostik zum größten Teil Triage-Arbeit darstellt, sind wir auf die Mitarbeit der Spezialkliniken angewiesen.

VIII. Die Untersuchungsresultate der Gestosesprechstunde

In den 30 Monaten vom 1. Januar 1967 bis 30. Juni 1969 wurden 594 Patientinnen nach Abschluß des Wochenbetts in die Gestose-Sprechstunde bestellt und in 2302 Konsultationen untersucht und beraten. Wir haben die Befunde, die bei 400 Frauen erhoben wurden, im Folgenden bearbeitet. Nicht bei allen Patientinnen konnte jede Abklärung durchgeführt werden. Häufig wurden sie bei derselben Frau mehrmals wiederholt (Abb. 71). Von den ausgeführten Untersuchungen haben wir nur die wichtigsten betrachtet:

Patientinnen der Gestose-Sprechstunde 1. 1. 1967–30. 6. 1969	594
Konsultationen in dieser Zeit	2302
Patientinnen für diese Untersuchungen berücksichtigt	400
Anzahl der Kinder	404
davon Gemelli	8

Abb. 71 Krankengut

1. Schweregrade
2. Symptome E, P, H, EP, EH, PH, EPH
3. Endogene Creatininclearance
4. Isotopennephrogramm
5. Intravenöses Pyelogramm.

Die Untersuchungsresultate wurden miteinander in Korrelation gesetzt. Ebenso haben wir das Schicksal der Kinder mit den Schweregraden verglichen.

1. Patientinnen

Die Schweregrade der Population der Gestose-Sprechstunde (Abb. 72) zeigt eine Bevorzugung des Schweregrades 2. Diese Auffälligkeit hat zwei Gründe:

1. Es gibt bei unserer Betrachtungsweise viel mehr mittelschwer erkrankte EPH-Patientinnen, da wir uns auf die Wochenbettsabklärungen und die Persistenz der Symptome post partal stützen. Eine große Anzahl von Frauen mit geringen Symptomen zeigen pathologische Werte bei den Abklärungsuntersuchungen, müssen demnach als gravierender beurteilt werden.

		1°	2°	3°	EI	EC	NHS	Total
Patientinnen:	Patientinnen total	67	237	63	16	15	2	400
	Prozentuale Anteile	17%	58%	16%	4%	4%	1%	100%
Kinder: Übergewicht	Übergewichtige total	6	14	5	1	–	–	26
	Prozentuale Anteile	23%	54%	19%	4%	–	–	100%
	in % aller Patientinnen pro Schweregrad	9%	6%	8%	6%	–	–	6,5%
Kinder: Mangel-entwicklung	Mangelgeburten total	–	26	36	6	3	–	71
	Prozentuale Anteile	–	37%	50%	8%	5%	–	100%
	in % aller Patientinnen pro Schweregrad	–	11%	60%	38%	20%	–	18%
Kinder-Sterblichkeit	Kindliche Todesfälle total	–	1	18	2	5	–	26
	Prozentuale Anteile	–	4%	69%	8%	19%	–	100%
	Kindliche Mortalität pro Schweregrad in %	–	0,4%	29%	12,5%	33%	–	6,5%

Abb. 72 Schweregrade, bezogen auf Patientinnen und Kinder

2. Die leicht erkrankten EPH-Patientinnen sind entweder nicht bestellt worden oder aber sie fühlen sich so wohl, daß sie dem Aufgebot, in der Ambulanz zu erscheinen, nicht Folge leisten.

Die Schweregrade 1 und 3 halten sich die Waage. Ebenso sind gleich viel drohende und convulsive Eklampsien kontrolliert worden. Diesen Umstand führen wir auf die unterschiedliche Nationalität zurück; während Schweizerinnen und Ausländerinnen in Gruppe 1, 2 und 3 entsprechend dem durchschnittlichen Prozentsatz unsere Krankengutes an der Klinik verteilt sind [372], überwiegen bei der imminenten Eklampsie (EI) die Ausländerinnen, während bei der Gruppe der convulsiven Eklampsie (EC) 14 Schweizerinnen und nur eine Italienerin zu finden sind [365]. Sprachschwierigkeiten, soziale Probleme, Angst vor finanzieller Belastung bei zusätzlichen Untersuchungen, Angst vor schmerzhaften Eingriffen und Unverstand mögen die Ursachen sein, die diesen Teil der Frauen vom Besuche der Gestose-Sprechstunde abhalten.

2. Kinder

a) **Übergewicht**: Von den 404 Kindern wiesen deren 26 ein Geburtsgewicht von über 4000 g auf (4030 bis 5090). Die prozentualen Anteile zeigen eine ähnliche Verteilung wie diejenige der Mütter, wobei Schweregrad 1 relativ mehr schwere Kinder aufweist. Die Berechnung des Prozentsatzes pro Gruppe Schweregrad zeigt eine praktisch gleichmäßige Verteilung der übergewichtigen Kinder auf Gruppen 1, 2, 3 und EI unter Vermeidung der convulsiven Eklampsie (EC) und des nephro-hepatischen Syndroms (NHS). 6,5 % aller EPH-Patientinnen gebären ein Kind über 4000 g. Diese Zahl entspricht ungefähr dem Wert, der bei der Bearbeitung der Perinatalen Mortalitätsstatistik an unserer Klinik von RENGGLI für die übergewichtigen Kinder gefunden wurde (9 %) [355].

b) **Untergewicht**: 71 Kinder waren untergewichtig (small-for-date babies) [286, 287, 67, 68, 69, 71], d. h. 18 % aller Kinder, die von Müttern mit dem EPH-Komplex geboren werden, erreichen das Durchschnittsgewicht nicht. Die Hälfte von ihnen entfällt definitionsgemäß (s. S. 20) auf die schweren EPH-Fälle. In unserm Krankengut sind dagegen drohende und convulsive Eklampsie nicht übermäßig mit Mangelgeburten belastet. Wenn wir aber die mangelentwickelten Kinder auf das Total der Patientinnen beziehen, so sehen wir, daß ein, resp. zwei Fünftel der EI- und EC-Patientinnen unterentwickelte Früchte gebären. 60 % aller schweren Formen des EPH-Komplexes, nur 11 % der mittelschweren Fälle weisen ebenfalls Mangelgeburten auf, währenddem bei den leichten Fällen keine Unterentwicklung der Kinder nachzuweisen ist.

Wir bestätigen damit die bekannte Tatsache: imminente und convulsive Eklampsie resultieren zu einem großen Prozentsatz in mangelhaft entwickelten Kindern. Die Gruppe 3° umfaßt zum größten Teil die Fälle der chronischen und langdauernden EPH-Erkrankungen. Sie führen ja auch am ehesten zur Mangelgeburt. Ein deutlicher Unterschied und damit eine legitime Abgrenzung zum Schweregrad 2 ist aus dem geringen Prozentsatz von nur 11 % für diese Gruppe zu sehen. Es handelt sich also hier um ein anderes Kollektiv des EPH-Krankengutes, das sich nicht so deletär auf die Kinder auswirkt [33, 118, 219, 231].

c) **Mortalität**: Wir haben von den 404 Kindern deren 26 verloren, d. h. rund 6,5 %. Schweregrad 3 und die Eklampsiefälle waren am häufigsten betroffen. Prozentual machen sie zusammen fast 90 % aus. Beziehen wir diese Zahlen auf das Total der EPH-Patientinnen pro Schweregrad, so zeigt sich noch deutlicher die Belastung von Schweregrad 3 und Eklampsie. Letztere führt bei einem von 3 Kindern zum Tode; bei den schweren Fällen (3°) ist die Mortalität nicht viel geringer (29 %). Die imminente Eklampsie hat eine um rund die Hälfte niedrigere Sterblichkeit, bei den mittleren und leichteren EPH-Fällen ist die Sterblichkeit zu vernachlässigen. Die gesamte kindliche Mortalität ist mit 6,5 % bei unserm Krankengut rund 3 mal höher als der Durchschnitt (2,55 % für unsere Klinik) [355].

Die Unterschiede in den Sterblichkeitsziffern ist gut zu erklären. Die Fälle der Schweregrade 3 zeigen oft geringe EPH-Symptome, welche sich auch durch die üblichen Medikamente beseitigen lassen. Dadurch wird die Schwere des Falles verschleiert, die Symptome, welche uns über die Progredienz des EPH-Komplexes orientieren könnten, sind unterdrückt worden, die Schädigung des Kindes wird oft erst spät bemerkt, eben dann, wenn es zu spät ist. Die drohende Eklampsie (EI) mit ihren deutlich zu erfassenden prämonitorischen, subjektiven Zeichen indiziert eine aktive Geburtsleitung, eine rasche Entbindung. Dadurch läßt sich manch ein Kind retten, bevor die Plazentarinsuffizienz soweit fortgeschritten ist, daß sie mit dem fötalen Leben nicht mehr zu vereinbaren ist.

Die convulsive Eklampsie (EC) als plötzliches Ereignis läßt keine Zeit zum Eingreifen. Oft stirbt das Kind sub partu ab oder überlebt die Geburt, meist vaginal-operativ, nur kurze Zeit. Nach dem eklamptischen Anfall sind uns außerdem während 24 Stunden die Hände gebunden, bis wir die Frau abdominal entbinden können [124, 250]. In dieser Zeitspanne geschieht recht viel, oft auch tritt der Tod des Kindes ein.

Daran haben auch die neuen Hypotensiva und Diuretica nichts geändert, trotz anfänglich begeisterter Meldungen [8, 14, 24, 25, 26, 66, 80, 131, 132, 133, 134, 173, 191, 236, 241, 312, 253, 400, 447, 479].

(Abb. 73) Unsere Tabelle zeigt, daß der prozentuale Anteil der Kindersterblichkeit, bedingt durch EPH-Erkrankungen, nicht gesenkt werden konnte.

	Intra uterin (ab 30 cm)	Sub partu	Post partum (bis 10. Tag)	Insgesamt	Davon 32 SS-Wochen und weniger	Gereinigt
Grundzahlen	53	2	49	104	37	67
Spätgestose	29	1	29	59	16	43
Vorzeitige Plazentarlösung	7	1	16	24	17	7
Übrige mütterliche Erkrankungen	17	0	4	21	4	17

Abb. 73 Kindlicher Tod

Die perinatale Mortalitätsstatistik der Jahre 1965 und 1966 gibt uns Auskunft über die gegenwärtigen Verhältnisse. (Abb. 74). Bei 8485 Geburten verloren wir 4 Frauen, keine jedoch am EPH-Komplex oder mit ihm zusammenhängenden Komplikationen. Die mütterliche Mortalität betrug demnach für diese 2 Jahre 0,47 %, was wir als Idealfall postulierten

	absolut	in % aller Geburten	in % aller toten Kinder
Total: Anzahl Geburten	8485	100	–
Mütterliche Mortalität	4*	0,047	–
Perinatale Sterblichkeit	194	2,3	100
Perinatale Sterblichkeit:			
EPH-Komplex	57	0,7	30
Plazentarinfarkte, Verkalkungen, Nekrosen	54	0,6	27
Vorzeitige Lösung	28	0,3	14
Insgesamt	139	1,6	70

Abb. 74 Die perinatale Mortalitätsstatistik von zwei Jahren

[372]. In der gleichen Zeitspanne entfallen auf die perinatale Sterblichkeit 194 Kinder, resp. 2,3 % aller Geburten. Diese letzte Ziffer haben wir nach Todesursachen weiter aufgeteilt [350, 351]:

1. EPH-Komplex
2. Plazentarinfarkte, Verkalkungen, Nekrosen
3. Vorzeitige Plazentarlösungen.

Der EPH-Komplex als Todesursache ist klar definiert. Die vorzeitigen Plazentarlösungen müssen auch in den Rahmen der EPH-Erkrankungen einbezogen werden, insbesondere bei der symptomatischen Einteilung. Die Veränderungen der Plazentaranatomie jedoch sind aber nur zum Teil EPH-bedingt. Die drei Gruppen werden deshalb einzeln aufgeführt.

Der EPH-Komplex war bei 57 Kindern die Todesursache, d. h. 0,7 % aller Geburten endeten für das Kind tödlich, 30 % aller Kinder verloren wir wegen der EPH-Erkrankung. Die Zahlen bei Plazentarveränderungen decken sich mit denjenigen bei EPH-Erkrankung. Die vorzeitige Lösung mit 28 Todesfällen belegt 0,3 % aller Geburten und 14 % aller toten Kinder. Insgesamt haben wir 137 perinatal verstorbene Kinder, für die im engern oder weitern Sinne der EPH-Komplex und seine Komplikationen verantwortlich sind. Es sind dies 1,6 % aller Geburten und 70 % der perinatalen Sterblichkeitsziffer.

Bei der Verteilung der Todesfälle nach Schwangerschaftsdauer in Wochen (Abb. 75) haben wir die Grenze der Lebensfähigkeit auf das Ende der 33. Woche p. m. festgesetzt. Der EPH-Komplex weist die Mehrzahl der Todesfälle in den letzten 8 Wochen auf. Ein Gipfel liegt bei der 29. Woche [379]. Unter diesen Fällen sind die akuten EPH-Erkrankungen, insbesondere die Eklampsien zu finden, bei denen eine Entbindung wegen der raschen Progredienz der Erscheinung zu spät kommt. Wir finden hier auch die chronischen Fälle. Die Symptome sind oft geringfügig, mager, unauffällig, oder aber auf medikamentöse Therapie hin verschwunden. Der intrauterine Zustand des Kindes kann, besonders mit den privat-

* Fulminante Lungenembolie nach Sectio caesarea
Narkosetodesfall nach Sectio caesarea
Verblutung aus Uterusruptur bei Zangenentbindung
Zerebrale Blutung
} kein EPH-Todesfall (Lit. 366, 367, 368, 369, 371).

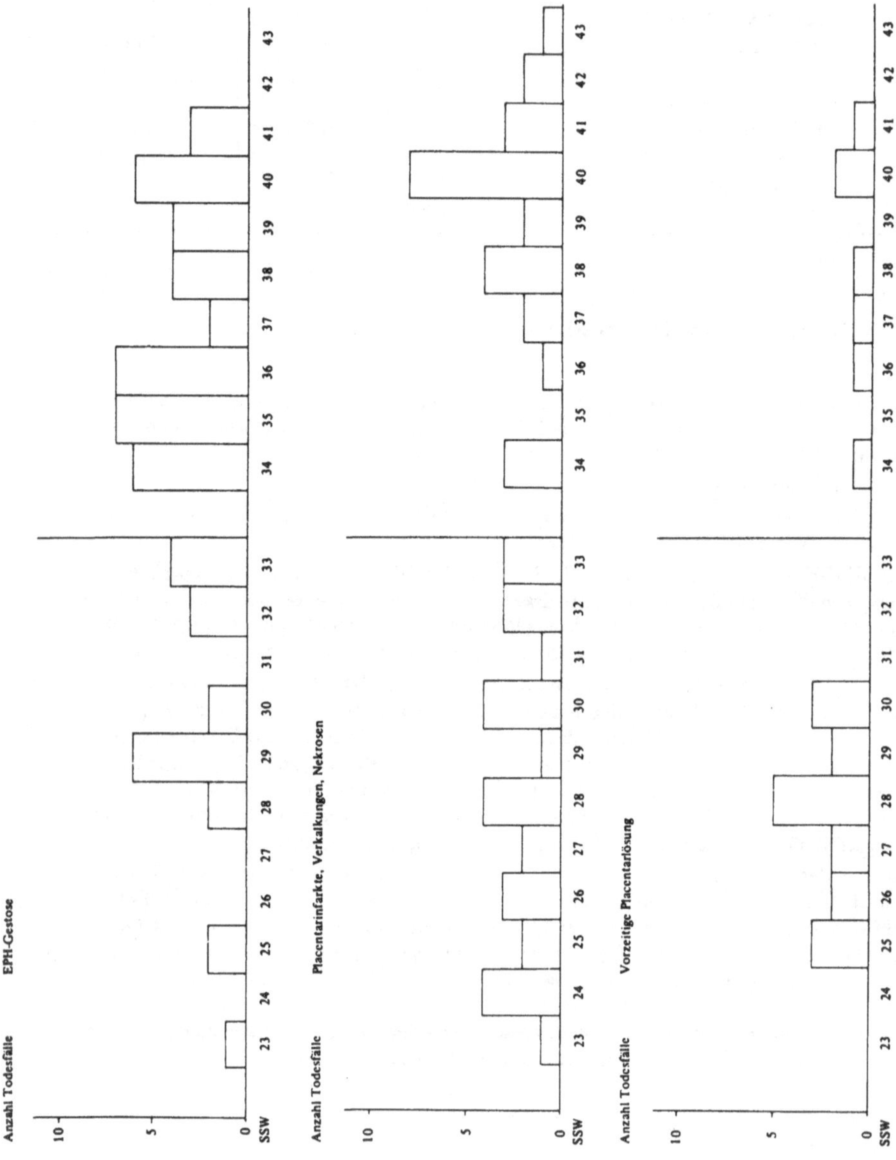

Abb. 75 Todesfälle 2 Jahre Gesamtverteilung nach Schwangerschaftswochen

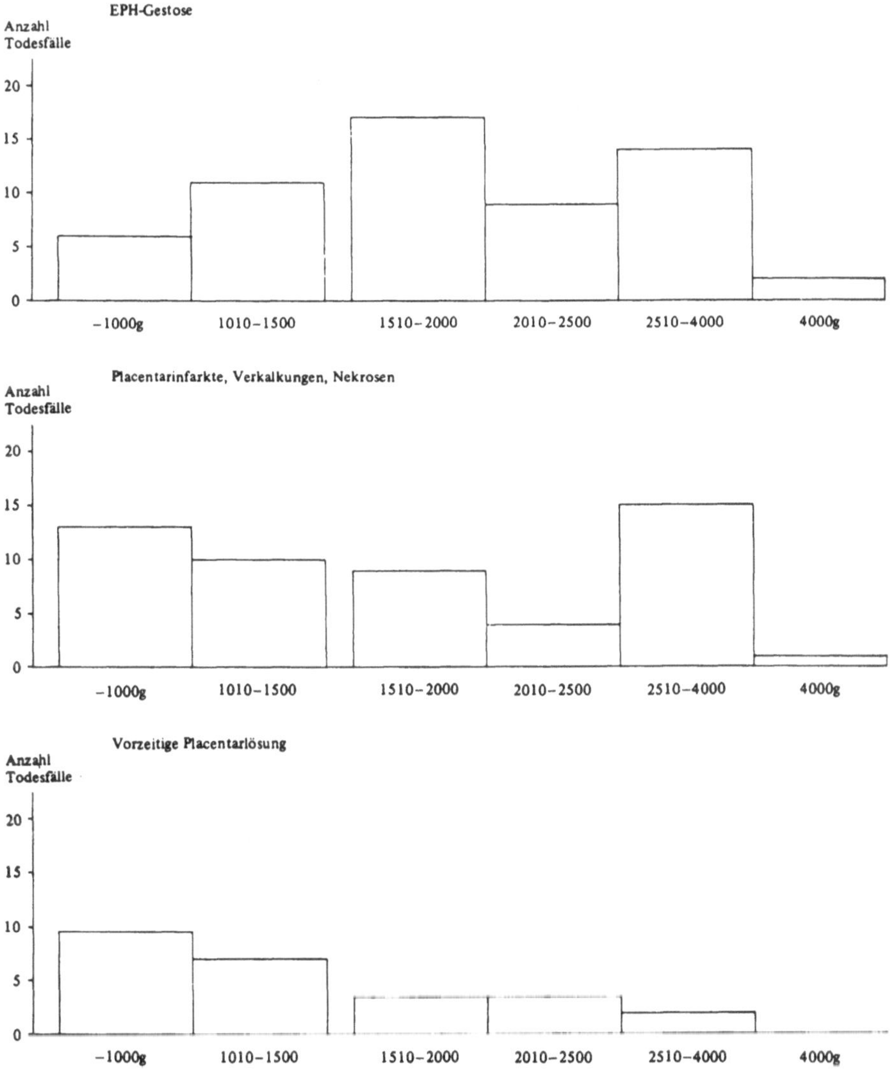

Abb. 76 Todesfälle 2 Jahre Gesamtverteilung in Gewichtsklassen

ärztlichen Möglichkeiten, nur ungenau abgeschätzt werden. Die Entbindung wird hinausgezögert, der intrauterine Fruchttod stellt sich ein.

Die plazentaren Veränderungen verteilen sich etwa gleichmäßig auf die Zeit bis zum Termin. Das Maximum in der 40. Woche könnte rein statistisch bedingt sein, aber auch durch die auf das Schwangerschaftsende hin rasch fortschreitende Plazentarinsuffizienz hindeuten, die durch die Veränderungen des EPH-Komplexes ja noch gefördert werden.

Die vorzeitige Lösung ist ein dramatisches und gut diagnostizierbares Ereignis. Die Geburtsleitung ist aktiv und kommt in den meisten Fällen nach der 33. Woche zur rechten Zeit. Vor diesem Zeitpunkt sind die Interventionen auf die mütterliche Indikation beschränkt, die kindliche Sterblichkeit entsprechend hoch.

Wir untersuchen als nächstes 6 Gewichtsklassen (Abb. 76), wobei wir die Grenze der Überlebenschance bei 1500 g und mehr gesetzt haben. Absolut und auch relativ versterben am

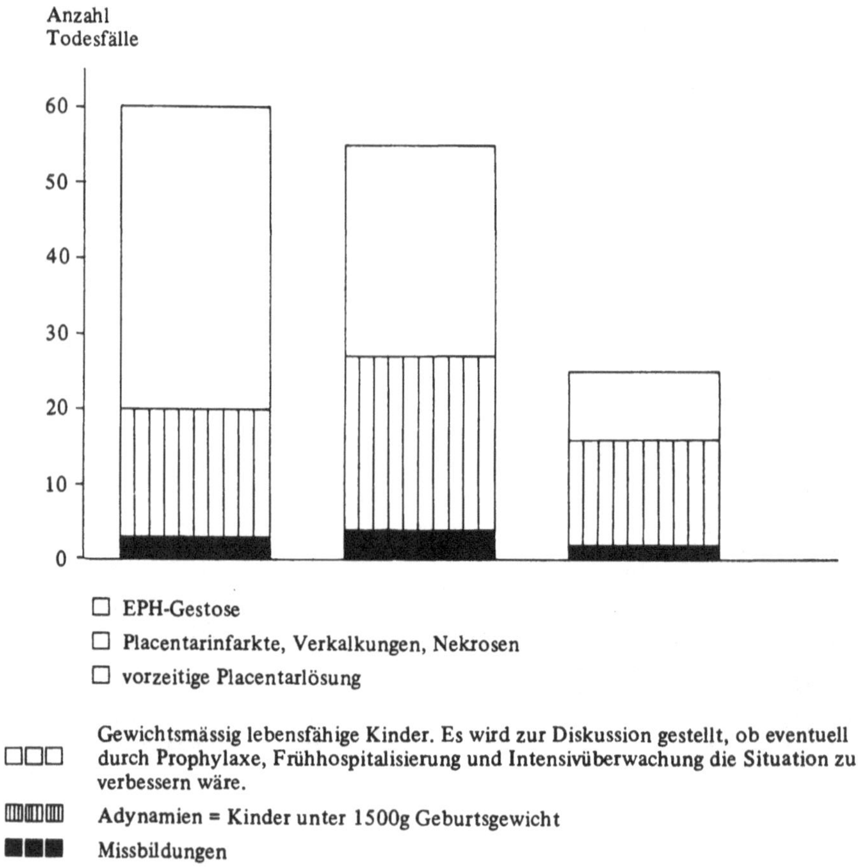

Abb. 77 Todesfälle 2 Jahre
Anteil der Adynamien und Missbildungen der Neugeborenen bei Nephropathie, Placentarinfarkten, Verkalkungen, Nekrosen und vorzeitiger Placentarlösung.

meisten Kinder bei der EPH-Erkrankung in der Gewichtsklasse von 1510–2000 g. Darin sind neben den Frühgeburten vor allem die schweren Mangelgeburten enthalten, die eine schlechte Aufzuchtsprognose haben. Die Plazentarveränderungen zeigen deutlich die Folgen der Insuffizienz bei den ausgewachsenen Kindern von 2510–4000 g Gewicht. Alterationen der Plazentarstruktur führen aber am häufigsten bei den kleinsten Kindern zum Tode; die Gefährdung nimmt dann aber rascher ab, als aus der Abbildung mit absoluten Zahlen zu ersehen ist, weil die Geburtenzahl ja pro Gewichtsklasse bis zum Termin ansteigt.

Die vorzeitige Lösung zeigt die größte Gefährdung in der Gruppe mit den kleinsten lebenden Kindern und eine kontinuierliche Abnahme gegen die ausgetragenen, normalgewichtigen Kinder zu. Die jungen und kleinen Föten lassen oft eine operative, abdominale Entbindung nicht gerechtfertigt erscheinen.

Die lebensfähigen Kinder nehmen bei der EPH-Erkrankung einen sehr großen Anteil (2/3) ein (Abb. 77). Plazentare Veränderungen lassen in der Hälfte der Fälle lebensfähige Kinder absterben. Hier würde wohl die frühzeitige Hospitalisation, die dauernde Überwachung und frühzeitige Entbindung eine Reduktion der Mortalität bringen. Die vorzeitige Lösung umfaßt ein Kollektiv mit meistens nicht zu rettenden Kindern. Mißbildungen, insgesamt deren 9, sind häufiger bei EPH-Komplex anzutreffen, wobei ihre Rolle noch ungeklärt ist [394].

Wir haben uns dann die Frage nach dem Zeitpunkt des Todes gestellt (Abb. 78). Für alle drei Gruppen gilt dieselbe Deutung: sub partu (s. p.), d. h. unter der guten, klinischen Betreuung, ist der Verlust minimal. Hingegen sind die Verluste in graviditate (i. g.) bedeutend

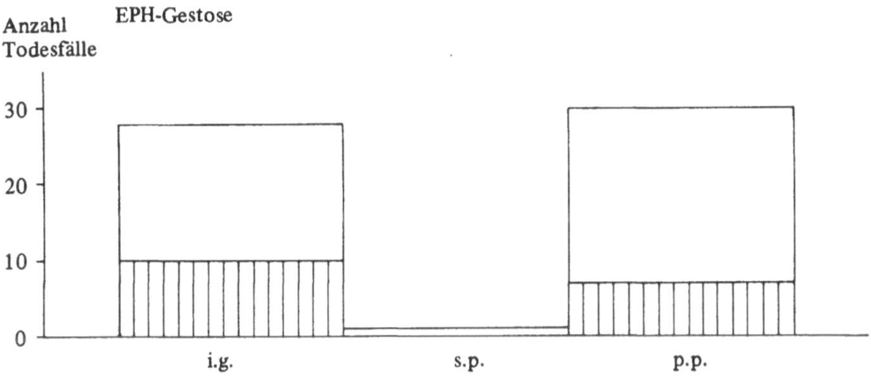

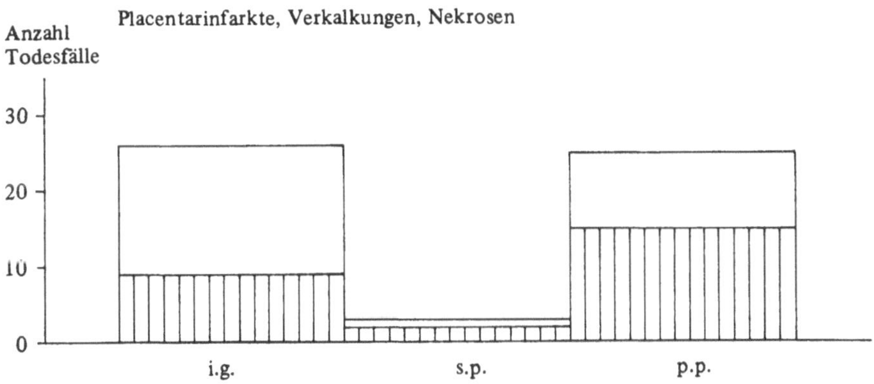

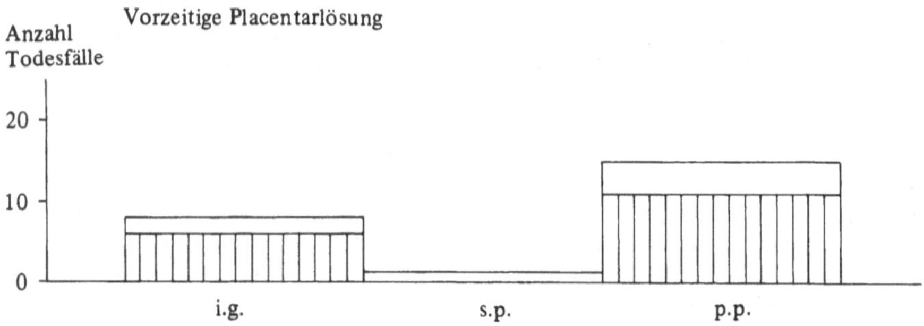

☐ Nephropathie

☐ Placentarinfarkte, Verkalkungen, Nekrosen

☐ vorzeitige Placentarlösung

☐☐☐ Gewichts- und Reifegradmässig wahrscheinlich lebensfähige Kinder. Klinisch-patho-anatomo-histologischer Befund: Lungenatelektasen, Aspiration (i.g.), hyaline Membranen, Aspiration, Blutungen im ZNS (s.p., p.p.).
Diskussion: Handelt es sich bei den Lungenkomplikationen wirklich um die primäre Todesursache oder um einen sichtbaren Befund, welcher vorwiegend beim Fötus und Neugeborenen gefunden wird.

▥▥▥ Kinder unter 1500g und 33. Schwangerschaftswoche

Abb. 78 Todesfälle 2 Jahre
Statistische Analyse in den einzelnen Gruppen: in graviditate, sub partu und post partum.

höher. Dies sind vielfach die Fälle mit intrauterinem Fruchttod, die wir antreffen. Dazu gehören auch die Frauen, deren geringe Symptome uns einen benignen Verlauf vortäuschen, bei denen der Schweregrad auf andere Art als durch den Phänotyp der Symptome bestimmt werden sollte. Post partal (p. p.) sterben die Kinder an vorbestehenden intrauterin erworbenen Schäden und an der bekannt geringeren Resistenz gegenüber den Anforderungen des extrauterinen Lebens.

Die wahrscheinlich lebensfähigen Kinder (mehr als 1500 g, älter als 33 Wochen) nehmen besonders beim EPH-Komplex post partal einen breiten Raum ein. Hier könnten verbesserte Aufzuchtsmöglichkeiten die Sterblichkeit senken.

Epikrise:

Die EPH-Erkrankung im weitesten Sinne ist in 7 von 10 toten Kindern für ihr Absterben verantwortlich. Von diesen 7 Kindern wären deren 4 punkto Schwangerschaftsdauer und Gewichtsklasse lebensfähig. Die Neonatologie als junges und entwicklungsfähiges Spezialfach wird dazu beitragen, die Sterblichkeitsziffer der mangelentwickelten Früchte und Frühgeburten zu senken. Die Aufgabe des Geburtshelfers aber ist es, die Entwicklung des Geschehens präpartal so zu beeinflussen, daß die Rate der Mangel- und Frühgeburten gesenkt werden kann.

3. Schweregrad und EPH-Symptome

Wir haben 382 Patientinnen nach den Symptomen des EPH-Komplexes und nach den Schweregraden geordnet (Abb. 79). Die Verhältniszahlen der einzelnen Schweregrade zueinander stimmen mit der Normverteilung überein. Bei den monosymptomatischen Formen nimmt die Hypertonie 2/3 der 64 Fälle ein, die Proteinurie rund 1/5, während die monosymptomatische E-Gestose 1/8 ausmacht.

Die Ödeme sind vorwiegend bei den schweren Gestosen und auch bei einem Eklampsiefall anzutreffen. Damit ist die Ödembildung als prämonitorisches Zeichen der schwersten Fälle des EPH-Komplexes erneut als sehr wichtiges Symptom herausgestellt, wie es ja schon in der sehr frühen Literatur angegeben wurde [78]. Die monosymptomatischen EPH-Erkrankungen machen 1/4 des ganzen Komplexes aus, die volle Symptomatik ist bei 108 Frauen vorhanden. Die *Kombination* der Einzelsymptome entspricht ihren Häufigkeitsziffern und der Signifikanz der einzelnen Symptome. Ödeme sind am wenigsten gravierend, können aber auf die Entwicklung zu einem schweren Zustand hindeuten. Die Proteinurie ist als mittelschweres Symptom zu deuten. Die Hypertonie kommt am häufigsten vor, ist auch in ihrer Dignität am höchsten zu werten und ist bei den Präeklampsien und Eklampsien häufig anzutreffen. Alle 3 Symptome in Kombination treffen wir bei drohenden Eklampsien (EI) und convulsiven Eklampsien (EC) mit je 10% bzw. 7% an.

Daraus läßt sich schließen:

1. Die Ödeme müssen wir, als Zeichen einer möglichen raschen Entwicklung zu höheren Schweregraden, gebührend beachten.
2. Die Hypertonie stellt das wichtigste Symptom, besonders in Kombination mit einem oder beiden andern Zeichen, dar.
3. Imminente und convulsive Eklampsie zeigen am häufigsten die volle EPH-Symptomatik.

4. Ausgeführte Untersuchungen

Von den erwähnten 400 Patientinnen (s. S. 91) konnten bei 327 die Abklärungen der Gestose-Sprechstunde teilweise oder vollständig durchgeführt werden. Die Untersuchungen wurden, je nach Befund und Möglichkeit, mehrfach wiederholt (Abb. 80). Es fällt auf, daß bei imminenter und convulsiver Eklampsie wenig Untersuchungen pro Patientin durchgeführt werden mußten, d. h. daß die Befunde sehr rasch zur Norm zurückkehrten oder schon bei der ersten Konsultation 6–8 Wochen p. p. unauffällig waren.

Pathologische Ergebnisse bewegen sich bei den Routine-Untersuchungen der Clearance und des Isotopennephrogrammes zwischen 50% und 60% in den

	1° absolut	1° %	2° absolut	2° %	3° absolut	3° %	EI absolut	EI %	EC absolut	EC %	Total absolut	Total %	E : P : H %	Mono : Poly absolut	Mono : Poly %
E *	2	17	5	41	4	33	–	–	1	9	12	100	12,5		
P *	3	15	13	62	3	15	1	4	1	4	21	100	22 (E+P+H = 100%)	97 (E+P+H)	26%
H	15	23	40	63	8	13	1	1	–	–	64	100	65,5		
EP *	2	8	17	71	4	16	–	–	1	5	24	100			
EH *	13	23	39	70	3	5	1	1	1	1	57	100		285 (EP+EH+PH+EPH)	74%
PH	12	12	58	60	22	24	1	1	3	3	96	100			
EPH	15	14	56	53	18	16	11	10	8	7	108	100			
Total in %	62	16	228	60	62	16	15	4	15	4	382	100			
Norm in %	67	17	237	58	63	16	16	4	17	5	400	100			

Abb. 79 382 Patientinnen, geordnet nach den Symptomen der EPH-Gestose und nach Schweregraden

* Prozentzahlen wegen kleinem Krankengut nur bedingt verwendbar

Schweregrad	1°	2°	3°	EI	EC	NHS	Total
Normverteilung in %	17%	58%	16%	4%	4%	1%	100%
Patientinnen total	53	186	57	14	15	2	327
Ausgeführte Untersuchungen:							
Endogene Creatininclearance	81	242	52	25	17	5	462
davon pathologisch	49	115	47	14	11	3	239
in %	60%	47%	51%	56%	65%	60%	52%
Isotopennephrogramme	59	190	65	16	17	4	351
davon pathologisch	36	87	34	10	12	4	183
in %	61%	46%	52%	63%	70%	100%	52%
Intravenöse Pyelogramme	20	35	16	4	4	2	81
davon pathologisch	17	28	12	3	4	2	66
in %	85%	80%	75%	75%	100%	100%	80%

Abb. 80 Ausgeführte Untersuchungen und ihre Verteilung nach Schweregraden und Befunden

Schweregraden 1°, 2°, 3°, und EI. Die convulsive Eklampsie (EC) hat eine höhere Korrelation, die kleinen Zahlen des nephro-hepatischen Syndroms (NHS) sind nicht zu verwerten. Im Durchschnitt weichen bei beiden Erhebungen rund die Hälfte von der Norm ab.

Die gezielte Indikation des intravenösen Pyelogrammes hingegen führt in 80 % der Fälle zu einem positiven Befunde (s. S. 132). Es sind jedoch die kleinen Zahlen zu beachten.

a) Die endogene Creatinin-Clearance

Die endogene Creatinin-Clearance konnte bei den 327 Patientinnen 462 mal ausgeführt werden. Der Normbereich für unsere Laboratorien beträgt 80 bis 100 ml Glomerulumfiltrat pro Minute. Wir haben diese Spanne als Normbereich bezeichnet (Abb. 81–87) und ihn um 5 ml gegen unten erweitert (erweiterter Normbereich), um damit auch noch Grenzfälle in die Norm einbeziehen zu können. Abb. 81 zeigt nun, daß der Gipfel über den erweiterten Normbereich gegen die erniedrigte Seite hin verschoben ist. Jenseits der Linie 80 ml/Min. stehen mit 277 rund 60 % der Untersuchungen. In den Normbereich fallen nur 113 Resultate (rund 1/4), während eine erhöhte Filtrationsrate 82 Frauen (ca. 17 %) aufweisen. Bei extremen Werten sind Fehlbestimmungen zu vermuten.

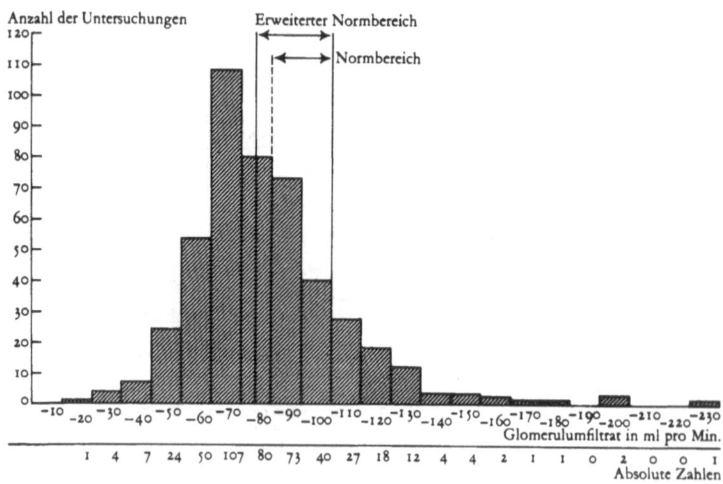

Abb. 81 Die Verteilung der Resultate der endogenen Creatinin-Clearance

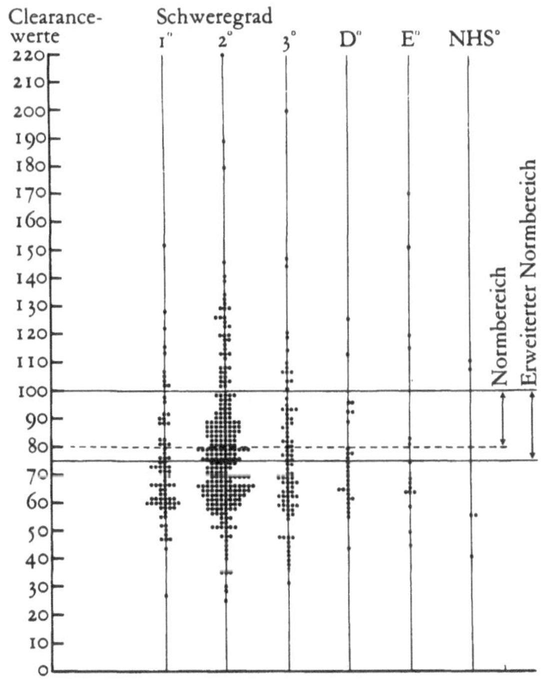

Abb. 82–87 Glomerulumfiltrat bezogen auf Schweregrad

> Die Resultate zeigen eine erhöhte Frequenz pathologischer Clearancewerte, besonders gegen die Reduktion des Glomerulumfiltrates hin. Dies würde bedeuten, daß nach Ablauf des Wochenbettes, das heißt nach Rückbildung aller schwangerschaftsbedingten Veränderungen bei 75 % der EPH-Patientinnen Funktionsveränderungen der Nieren mittels der endogenen Creatininclearance nachgewiesen werden können. Dabei ist natürlich ungeklärt, wieviel davon bei Beginn der Gravidität schon vorbestehend waren.

In 6 Scattergrams haben wir die Clearancewerte nach Schweregrad geordnet dargestellt (s. Abb. 82–87). Illustrativ sind die Abbildungen von Schweregrad 1°, 2° und 3°, die mit Einzelwerten von knapp 100 und mehr ein gutes Bild geben. Es wird der Eindruck von der Gesamtkurve (Abb. 81) bestätigt. Die meisten Werte liegen unter dem Normbereich, auch unter dem erweiterten Normbereich, unabhängig von der Schwere des Falles. Bei EI und EC ist dieselbe Tendenz deutlich. Die Ergebnisse des nephro-hepatischen Syndroms lassen sich nicht beurteilen.

Epikritisch betrachtet ergibt die endogene Creatinin-Clearance in der Spätkontrolle nach EPH-Erkrankungen Werte, die unter dem Normbereich liegen, unabhängig von der Schwere des Falles. *Die Clearance allein kann uns aber nur allgemeine Auskünfte geben, jedoch nicht die Schwere des abgelaufenen EPH-Komplexes aufzeigen.* Statistisch typisch und gemeinsam für alle Fälle ist jedoch das reduzierte Glomerulumfiltrat.

Wir haben bei 438 Clearancewerten genügend Angaben gehabt, um sie auf die Schweregrade einerseits, anderseits auf die EPH-Symptome zu beziehen. Die Übersicht (Abb. 88) zeigt das bekannte Bild. Allerdings wurden bei PH mehr, bei

	1°	2°	3°	EI	EC	NHS	Total
E	6	8*	3	–	2	1	20**
P	2	10*	3	1	1	1	18**
H	16*	38*	9*	1	–	–	64**
EP	2	21*	4	–	2	–	29**
EH	16*	45*	4	1	1	–	67**
PH	17*	64*	37*	1	4	–	123**
EPH	18*	46*	26*	17*	7*	–	114**
kein EPH	–	–	–	–	–	–	3
TOTAL	77***	232***	86***	21***	17***	2	438
Prozentuale Verteilung	17,5	53	19,5	5	4	1	100%
NORM: Prozentuale Verteilung	17	58	16	4	4	1	100%

Abb. 88 Clearancewerte, bezogen auf Schweregrad und EPH-Symptome

EPH weniger Untersuchungen ausgeführt. Die EPH-Kombination tritt häufig bei den Patientinnen der Gruppen EI und EC auf, bei den Gruppen also, die ihre Befunde meist schon im Verlauf des Wochenbettes normalisieren können. Deshalb sind ausgedehnte und mehrfache Kontrollen nicht indiziert. Die Gruppe PH enthält zum großen Teil die Pfropfgestosen, unter welchen die Pyelonephritiden,

* s/Abb. 89
** s/Abb. 90
*** s/Abb. 91

frisch, chronisch oder abgelaufen, einen beträchtlichen Anteil einnehmen. Die Abklärungsbemühungen werden dementsprechend intensiviert und der Erfolg mit erneuten Kontrollen belegt.

Die Resultate, nach ihren Schweregraden geordnet, wie auch nach EPH-Symptomen, sind in Abb. 89 dargestellt, wobei die Gruppen mit weniger als 7 Einzelbefunden nicht aufgezeichnet wurden (s. Abb. 88). Es sind 15 Abbildungen geworden, die jede für ihr Symptom und ihren Schweregrad charakteristisch zu sein scheint. Die statistischen Ungleichheiten haben wir darstellungsmäßig ausgemerzt.

Schweregrad 1°:

E, P	nicht verwertbar
H	Gipfel von 61–80, langsamer Abfall gegen 100
EP	nicht verwertbar
EH	Doppelgipfel zwischen 61 und 90
PH	Spitze bei 61–70
EPH	flacherer Kurvenanstieg auf der erniedrigten Seite. Maximum bei 65

Schweregrad 2°:

E	kleiner Gipfel im Normbereich
P	kaum aussagekräftig, flache Kurve mit Maximum im Bereiche der Norm
H	rapider Anstieg von der Gruppe 51–60, Maximum vor Normbereich (61–70), Abfall langsam gegen 120
EP	rascher Anstieg (51–60) und Plateau bis 90
EH	langsam ansteigender Schenkel von Gruppe 31–40 mit Spitze bei 81–90 (Norm) und rascher Abfall
PH	dreifacher Gipfel bei 61–70, im Bereich der Norm (91–100) und nochmals von 110–130
EPH	langsamer Anstieg, flacher Gipfel bis 81–90, dann Abfall und zweiter Peak bei 100–110

Schweregrad 3°:

E, P	nicht verwertbar
H	kaum zu deuten, flacher Verlauf
EP, EH	nicht beurteilbar
PH	Maximum vor Normbereich bei 61–70, dann langsamer Abfall bis 110
EPH	flache Verteilung von 91–110, kein eigentlicher Gipfel

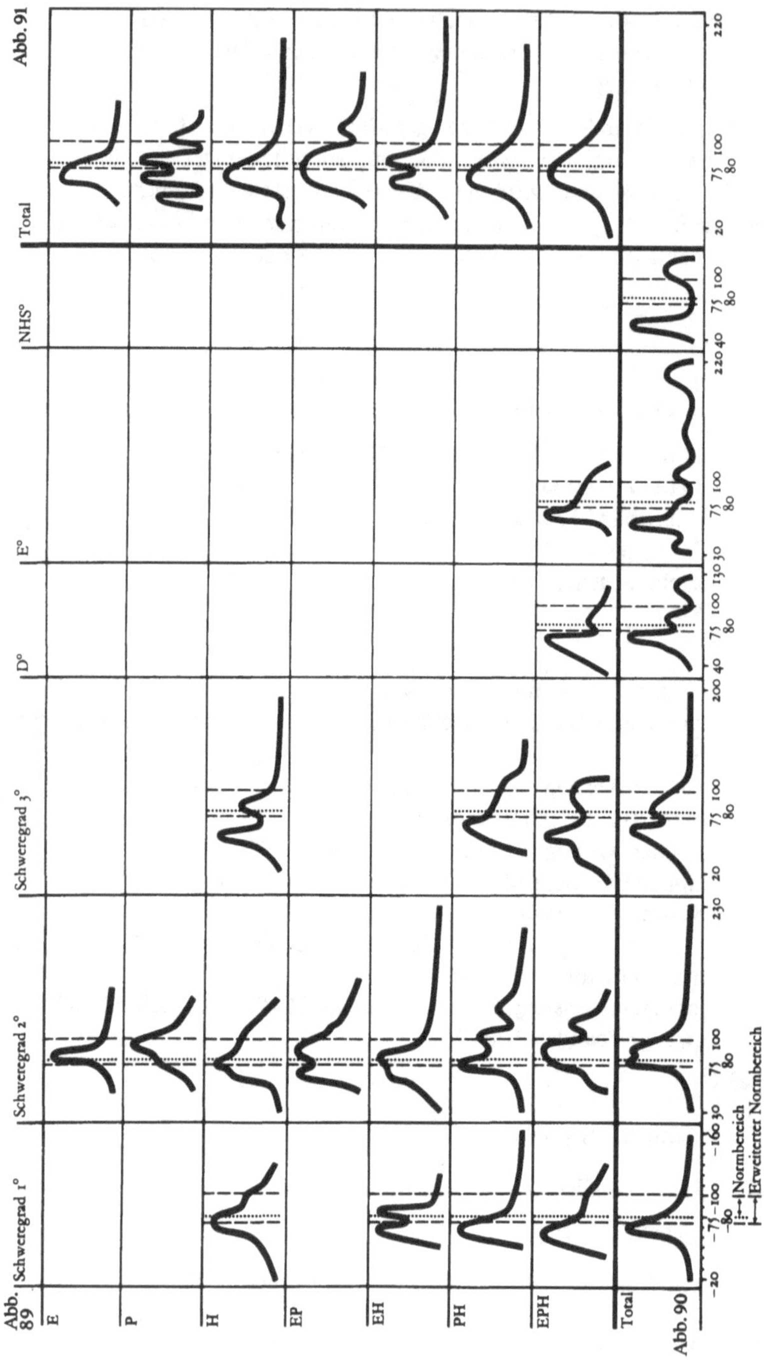

Abb. 89 Werte der Creatininclearance, nach Symptomen und Schweregraden geordnet

Abb. 90 Werte der Creatininclearance, nach Symptomen geordnet

Abb. 91 Werte der Creatininclearance, nach Schweregraden geordnet

Schweregrad EI:

E
P
H
EP
EH
PH
} nicht verwertbar

EPH Gipfel praktisch im Normbereich, von gleichmäßigen Schenkeln gebildet

Schweregrad EC:

E
P
H
EP
EH
PH
} nicht verwertbar

EPH nicht aussagekräftig, kleiner Gipfel vor Normbereich

Die Deutung dieser Befunde führt uns zur Annahme, daß die einzelnen Symptomgruppen auf Grund der Clearancewerte eine eigene Existenzberechtigung haben. *Gruppe H* zeigt reduziertes Glomerulumfiltrat, *Gruppe EP* wäre wechselnd in der Wertverteilung, eher gegen die Norm hin tendierend, *Gruppe EH* verschiebt sich zum Durchschnittsresultat, *Gruppe PH* zeigt deutlich verminderte glomeruläre Filtrationsrate, *Gruppe EPH* zeigt normale Werte.

Als Prüfung unserer Ergebnisse, daß die Symptomgruppen Eigenleben besitzen, ob die Schweregrade typische Normverläufe zeigen, haben wir die Werte zusammengefaßt (Abb. 90 und 91). Abb. 90 zeigt bei

E einen flachen Gipfel, der sich in den Normbereich zieht.
P Gruppe P hat die Mehrzahl der Werte vor der Norm,
H bei H erweist sich eine scharfe Spitze bei 61–70 und ein flacher Abfall zur Norm.
EP umfaßt mit flachem Gipfel die Normverteilung.
EH Der Doppelgipfel bei EH ist vor den Durchschnittswerten, mit rasch absteigendem Schenkel zur Norm.
PH Das Maximum von PH ist bei 61–70, rasch aufsteigender, langsam abfallender Schenkel.
EPH hat die meisten Fälle vor den Standardwerten und eine rasche Abnahme der Befunde gegen 130.

Abb. 91

Schweregrad 1° steht mit dem Maximum vor der Normgrenze, nur wenig Werte sind durchschnittlich,

Schweregrad 2° nimmt mit seinem 2. Gipfel die Norm ein, ist aber in der Mehrzahl unter den Standardwerten.
Schweregrad 3° zeigt ein ähnliches Bild wie 2°, jedoch einen flacheren Verlauf.
Schweregrad EI erreicht knapp die Norm,
Schweregrad EC hat mit dem Gipfel bei 61–70 reduzierte Glomerulum-Filtration,
Schweregrad NHS ist nicht zu verwerten.

Die Vermutung, daß die Verteilung der Clearancewerte pro Symptomgruppe charakteristisch ist, läßt sich stärken. Hingegen sind die Schweregrade durch diese Analyse nicht deutlich von einander abzugrenzen [60, 61, 212, 238, 274, 281, 432].

b) Das Isotopennephrogramm (ING)

Über die nuklearmedizinischen Grundlagen, über Auswertung, über Indikationen und Kontraindikationen, über Strahlenbelastung und Gefahren vor, während und nach der Schwangerschaft wurde schon sehr viel publiziert [11, 19, 20, 43, 98, 157, 172, 193, 267, 269, 270, 327, 332, 373, 406, 441, 449, 467, 488]. (Weitere Literatur bei ZUM WINKEL). Wir beschränken uns deshalb auf die Analyse unserer Untersuchungen.

Anlaß zu der routinemäßigen Untersuchung mittels ING gab die Frage, ob sich eine für die Gestose typische Kurve ergeben würde und wie weit vorbestehende Nierenerkrankungen erkannt werden können.

In der angegebenen Zeitspanne haben wir 351 Isotopennephrogramme (ING) anfertigen lassen. Als pathologisch wurden 183 beschrieben, wobei manchmal mehr als ein abnormer Befund bei derselben Kurve erhoben wurde. Von den insgesamt 393 Befunden galten 168 als unverändert, 225 als krankhaft oder zum mindesten abweichend vom üblichen Bild (Abb. 92). Normale ING und Befunde gruppieren sich entsprechend der Normverteilung auf die Schweregrade (Abb. 97). Von den 168 normalen Kurven ließen sich 130 nach Schweregraden und Clearancewerten einteilen (Abb. 94). Während bei Grad 1° die Clearancerate an der

TOTAL	ausgeführte Isotopennephrogramme	351
–	davon pathologische Kurven (ein oder mehrere Befunde)	183
–	davon normale Kurven	168
TOTAL	erhobene Befunde (manchmal kombiniert)	393
–	davon pathologische Befunde (einzeln gezählt)	225
–	davon normale Befunde	168

Abb. 92 Anzahl der beurteilten Isotopennephrogramme und ihrer Befunde

	1°	2°	3°	EI	EC	NHS°	Total
Normal	24	101	28	8	7	–	168
Prozentual	14	60	17	5	4	–	100%
Norm: prozentual	17	58	16	4	4	1	100%

Abb. 93 Verteilung der normalen Isotopennephrogramme auf die Schweregrade

Kurvenspitze mit 61–70 ml/min. deutlich erniedrigt ist, sind Grad 2° und 3° mit der Mehrzahl der Befunde in der Norm. Wir können daraus folgern, daß normale Clearancewerte mit unauffälligen ING-Befunden einhergehen.

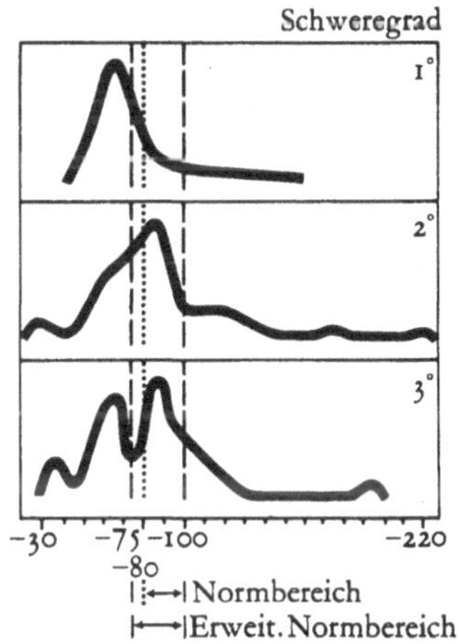

Abb. 94 Verteilung der Clearancewerte bei normalen ING, bezogen auf Schweregrade

An pathologischen Befunden konnten wir erhaben:

ING 1. Lagebedingte Abflußbehinderung
ING 2. Reduzierte tubuläre Sekretion
ING 3. Minderdurchblutung
ING 4. Spastizität der ableitenden Harnwege
ING 5. Pyelektasien, Erweiterung des Nierenbeckenhohlraumsystems
ING 6. Nephrektomietyp
ING 7. Stumme Niere
ING 8. Schrumpfniere (mit Szintigramm 1)
9. Kein sicherer pathologischer Befund.

Außerdem wurden ING und Nierenszintigramm angefertigt bei

ING 10. einer Hufeisenniere (mit Szintigramm 2).

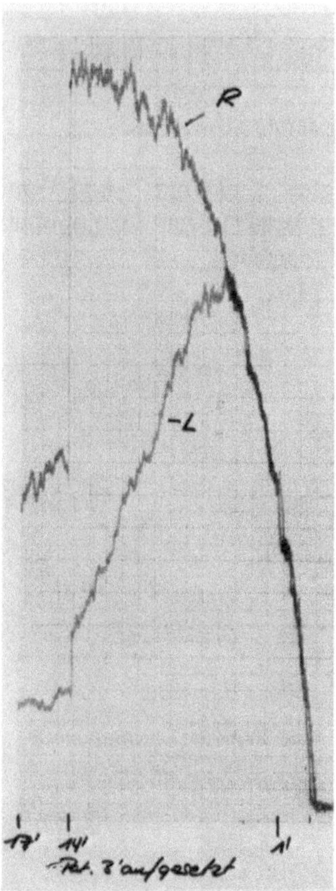

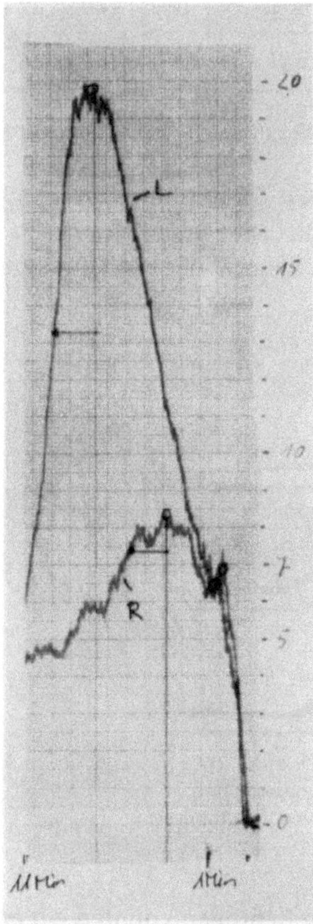

ING 1 Lagebedingtes Abflußhindernis

ING 2 Reduzierte tubuläre Sekretion

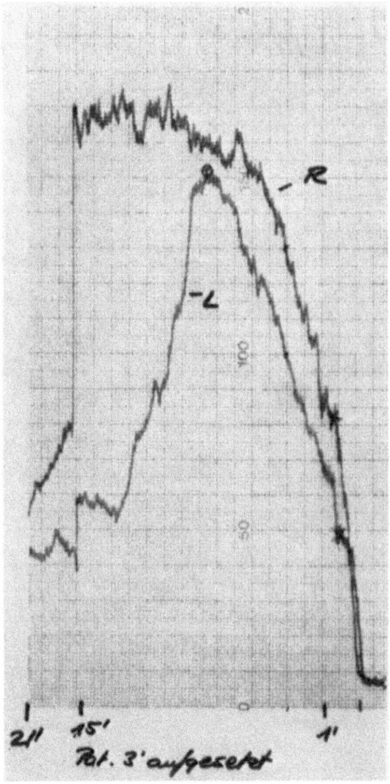

ING 3 Minderdurchblutung links und lagebedingtes Abflußhindernis rechts

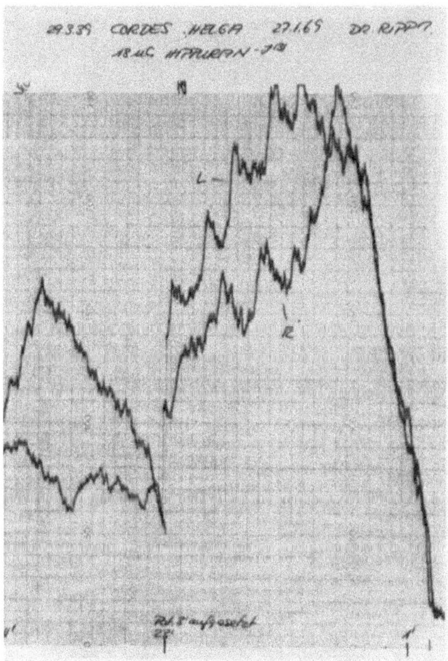

ING 4 Spastizität der ableitenden Harnwege

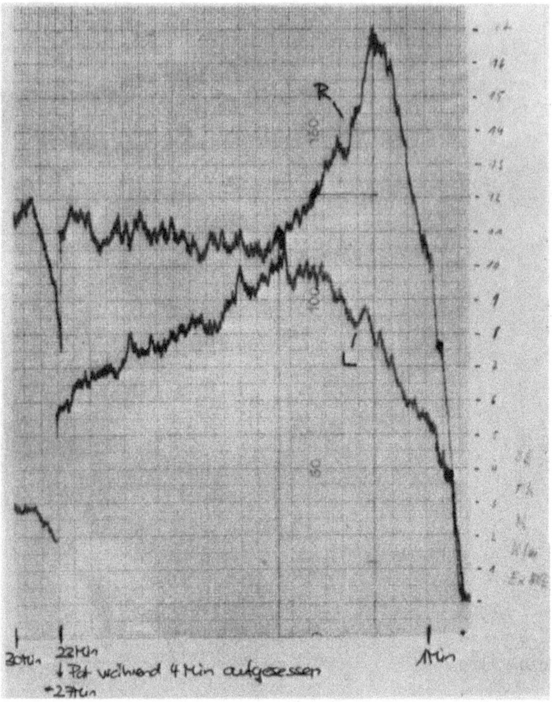

ING 5 Pyelektasie links

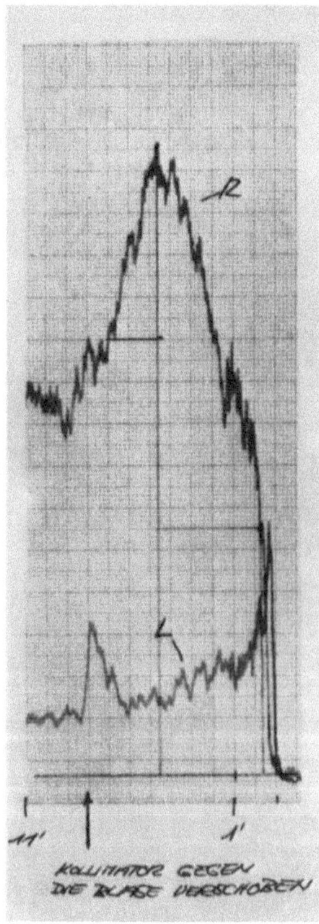

ING 6 Nephrektomietyp links

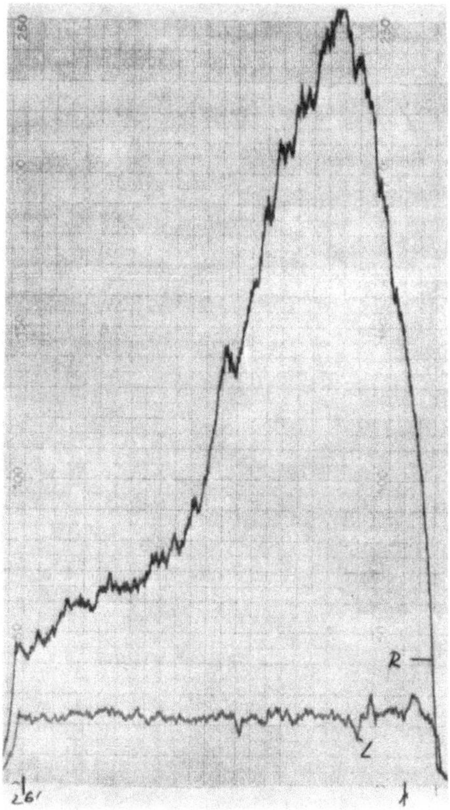

ING 7 Stumme Niere links

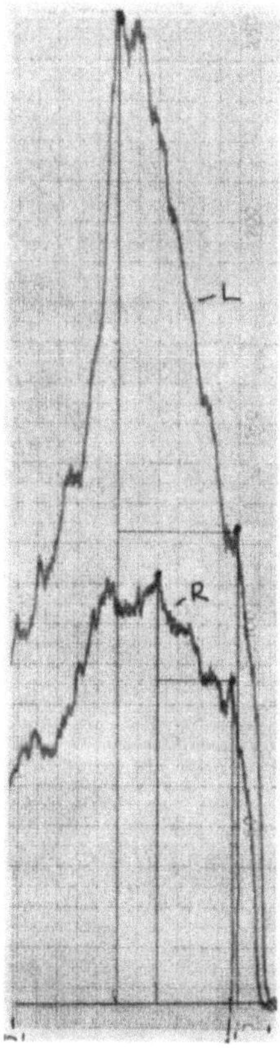

ING 8 Schrumpfniere rechts

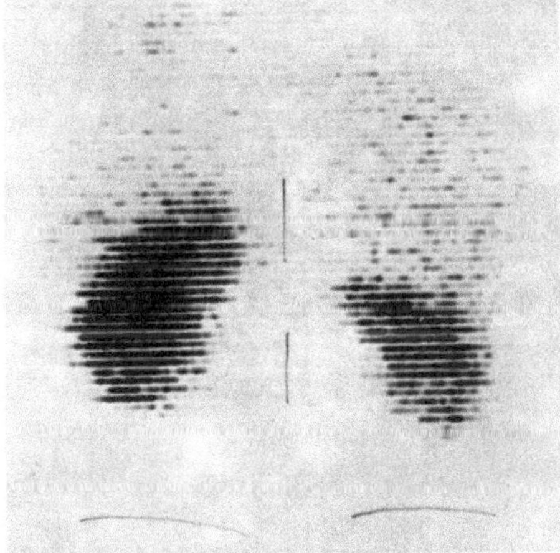

Szintigramm 1
Schrumpfniere rechts

ING 10 Hufeisenniere

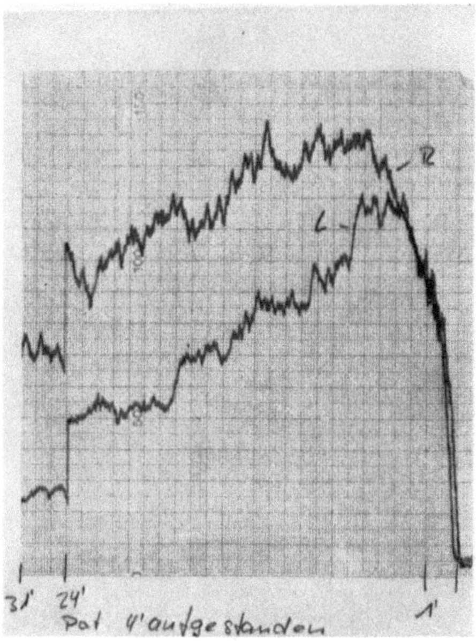

Szintigramm 2 Hufeisenniere

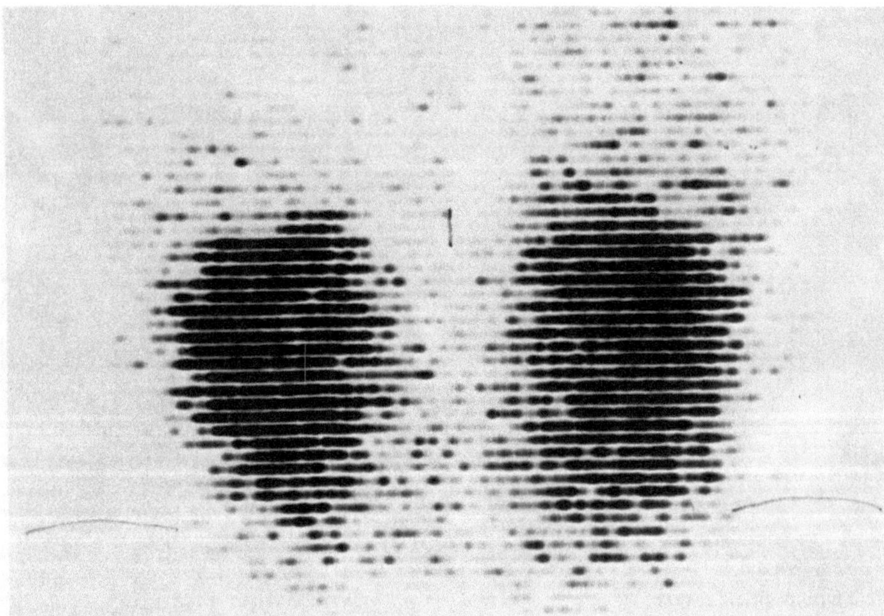

Die Verteilung der Häufigkeit, Seitenlokalisation und Schweregrad ist in Abb. 95 angegeben. Am häufigsten finden wir

1. *die lagebedingte Abflußbehinderung,* eine typische Veränderung bei unsern Gestosepatientinnen. Diese funktionelle Exkretionsstörung kommt nach

		1°	2°	3°	EI	EC	NHS	Total	
Normal		24	101	28	8	7	–	168	
1. Lagebedingte Abflußbehinderung	re	14	32	9	3	4	2	64	84
	li	1	3	2	–	–	–	6	
	bds	6	8	–	–	–	–	14	
2. Reduzierte tubuläre Sekretion	re	2	3	2	1	2	–	10	27
	li	–	–	1	–	–	–	1	
	bds	4	10	–	1	1	–	16	
3. Minderdurchblutung	re	1	5	–	–	–	–	6	35
	li	4	13	2	1	–	–	20	
	bds	2	5	2	–	–	–	9	
4. Spastizität der ableitenden Harnwege	re	7	5	2	–	–	2	16	59
	li	1	5	1	–	–	–	7	
	bds	7	13	13	1	2	–	36	
5. Erweiterung des Nierenbeckenhohlraum-systems	re	1	3	2	–	–	–	6	11
	li	–	1	–	–	2	–	3	
	bds	1	1	–	–	–	–	2	
6. Nephrektomie-Typ	re	–	–	1	–	–	–		3
	li			2					
7. Stumme Niere	li	–	–	1	–	–	–		1
8. Schrumpfniere	li	1	–	–	–	–	–		1
9. Kein sicherer pathologischer Befund		–	3	–	–	–	–		3
10. ING bei Hufeisenniere		1		–	–	–	–		1
TOTAL		77	211	68	15	18	4		393
prozentuale Anteile		20%	53%	17%	4 %	5%	1%		100%
Pathologische Befunde TOTAL		53	110	40	7	11	4		225
prozentuale Anteile		20%	52%	18%	3,5%	4%	2,5%		100%
Normverteilung		17%	58%	16%	4 %	4%	1%		100%

Abb. 95 ING-Befunde, nach Schweregrad und Lokalisation geordnet

FRIDRICH [145] in rund 75 % aller untersuchten Patientinnen der Gestose-Sprechstunde vor, hauptsächlich im Bereiche der rechten Niere. Diese Abflußbehinderung geht ohne im Isotopennephrogramm nachweisbare funktionelle Einschränkung einher. Die Phase II als Ausdruck der tubulären Sekretion verläuft beidseits parallel. Der Kulminationspunkt rechts wird aber durchschnittlich um 2–3 Minuten später erreicht. Anschließend spontaner Abfall der Aktivitätsprofils durch das Ausfließen der Aktivität aus dem Detektorbereich, in seltenen Fällen Wiederanstieg durch eine gewisse Hyperspastizität. Bei den in unseren Untersuchungen verwerteten Isotopennephrogrammen ist sie rechts rund 10 mal häufiger als links nachzuweisen, beidseits nur bei den leichten und mittelschweren Fällen, und auch hier links 5 mal weniger häufig als rechts. Die Verteilung der rechtsseitigen Verzögerung der Exkretion auf die Schweregrade entspricht der Norm. Die linksseitige Entleerungsbehinderung bevorzugt die schweren Fälle. Die 3 Fälle von nephro-hepatischem Syndrom zeigen in 3 Untersuchungen dieselbe Störung, und zwar rechts.

2. *Die reduzierte tubuläre Sekretion* mit total 47 Befunden zeigt 30 mal eine beidseitige Beteiligung, während die einseitigen Störungen sich etwa gleichmäßig auf die rechte und linke Seite verteilen. Die verminderte tubulosekretorische Funktion hat bei schweren Fällen (3°, EI und EC) die Tendenz, beidseitig aufzutreten. Beim nephrohepatischen Syndrom ist wiederum bevorzugt die rechte Seite betroffen.

3. *Die renale Minderdurchblutung* ist mit 18 Befunden 3 mal häufiger auf der linken Seite als rechts nachzuweisen, und beidseitig 5 mal sichtbar. Die reduzierte Blutversorgung der linken Niere scheint auch im Zusammenhang mit den schweren Fällen zu sein.

4. *Das Nierenbeckenhohlraumsystem* zeigt funktionelle spastische Störungen bei 24 Untersuchungen. Die rechte Seite ist wiederum weit häufiger als die linke betroffen und das vermehrte Auftreten bei den schweren EPH-Fällen ist deutlich zu sehen. Dieselbe Erscheinung ist bei beidseitiger Spastizität angedeutet. Die linke Seite ist praktisch nie isoliert von Spasmen befallen.

5. *Pyelektasien, Hydronephrosen, Hydroureteren,* Erweiterung der ableitenden Harnwege sind im ING nur schlecht nachzuweisen (siehe S. 84ff). Aus der kleinen Zahl können wir höchstens eine Bevorzugung der rechten Seite herauslesen.

Ferner haben wir spezifische Befunde bei 9 Untersuchungen erheben können. 6) Alle 3 Nephrektomiekurven erwiesen sich als *Beckennieren*. 7) die *Stumme Niere* entsprach einer schwer pyelonephritisch veränderten Niere mit narbigen Ureterstenosen. Die 8) *Schrumpfniere* war post-pyelitischen Ursprungs. 9) Die *3 fraglichen pathologischen Befunde* wurden anderweitig abgeklärt und 10) *die Hufeisenniere* ergab die typischen Kurven.

Deutung der Befunde:

Die rechte Seite ist bei der lagebedingten Abflußbehinderung, den funktionellen spastischen Störungen und auch bei den Erweiterungen des Nierenbeckenhohlraumsystems deutlich bevorzugt. Die renale Ischämie befällt häufiger die linke Seite, während die tubuläre Sekretion in der Mehrzahl der Befunde beidseitig gestört ist. Abflußbehinderung, Spastizität und Pyelektasie sind anatomisch und funktionell eng gekoppelt. Die rechtsseitig höhere Befundquote muß auf anatomische Eigentümlichkeiten zurückgeführt werden (Gefäß- und Ureterverlauf, Blut- und Lymphgefäßverhältnisse, Rechtstorsion des Uterus, Verlagerung durch Sigmoid) [97, 197, 475, 483].

Wir werden im Folgenden nur die Hauptbefunde 1) bis 5) betrachten und Veränderungen, erwähnt unter 6) bis 10) später behandeln.

		1°	2°	3°	EI	EC	NHS°	Total
Lagebedingte	re + li	15	36	11	3	4	2	70
Abflußbehinderung	bds	6	8	–	–	–	–	14
Reduzierte	re + li	8	10	3	–	–	–	21
tubuläre Sekretion	bds	7	13	13	1	2	–	36
Minderdurchblutung	re + li	5	18	2	1	–	–	26
	bds	2	5	2	–	–	–	9
Spastizität der	re + li	2	3	3	1	2	–	11
ableitenden Harnwege	bds	4	10	–	1	1	–	16
Erweiterung des	re + li	1	4	2	–	2	–	9
Nierenbeckenhohlraumsystems	bds	1	1	–	–	–	–	2

Abb. 96 ING-Befunde, unilateral und bilateral

Die einseitigen Störungen haben wir in Abb. 96 den beidseitigen Befunden gegenübergestellt. Dabei zeigt sich, daß die *tubuläre Sekretion bevorzugt beidseits reduziert* ist, was einer übriggebliebenen Störung nach EPH-Komplex entsprechen könnte. Da die Erkrankung generalisiert ist, wird sie auch beide Nieren betreffen. Die vorwiegend beidseitige Spastizität ist ein Ausdruck des vegetativen, sympatikotonen Zustandes der Frau, somit ebenfalls allgemein körperlich bedingt und nicht auf ein Organ beschränkt. Das *lagebedingte Abflußhindernis* ist 5 mal häufiger einseitig als beidseitig, ein Hinweis auf seine mechanische Genese. Dieselbe Deutung läßt die *Minderdurchblutung* zu: 5 mal häufiger einseitig als beidseitig. Die *Pyelektasien* sind ja fast ausschließlich durch Obstruktion des Harnabflusses bedingt. Unser spärliches Krankengut spricht für diese Tatsache.

Von den *225 pathologischen Befunden* ließen sich 197 mit den EPH-Symptomen in Beziehung setzen und ihre prozentualen Anteile mit der Normverteilung vergleichen (Abb. 97).

	E	P	H	EP	EH	PH	EPH	Total
Lagebedingtes Abflußhindernis in prozentualen Anteilen	4 5%	4 5%	14 18%	4 5%	11 14%	23 30%	17 23%	77 100%
Reduzierte tubuläre Sekretion in prozentualen Anteilen	2 4%	– –	11 22%	– –	9 18%	12 24%	16 32%	50 100%
Minderdurchblutung in prozentualen Anteilen	1 3%	– –	5 16%	3 9%	5 16%	9 28%	9 28%	32 100%
Spastizität der ableitenden Harnwege in prozentualen Anteilen	1 4%	1 4%	5 18%	1 4%	6 22%	4 15%	9 33%	27 100%
Erweiterung des Nierenbeckenhohlraumsystems in prozentualen Anteilen	1 –	– –	2 –	– –	2 –	2 –	4 –	11 100%
Norm in prozentualen Anteilen	3%	6%	17%	6%	15%	25%	28%	100%

Abb. 97 Die EPH-Symptome und 197 pathologische ING-Befunde (Befunde: rechts, links und beidseitig gesamthaft)

1. *Beim lagebedingten Abflußhindernis* fällt einerseits die erhöhte Rate monosymptomatischer E-Gestosen auf, obschon die Zahlen für eine Auswertung sehr klein sind. Hingegen ist die PH-Symptomatik mit 30% und das Vollsymptombild mit nur 22% deutlich voneinander abgegrenzt. Die Proteinurie gemeinsam mit der Hypertonie spielt die größte Rolle.

2. Umgekehrt stellt sich die Symptomatik bei der *reduzierten tubulären Sekretion* dar. Als Systemerkrankung ist der voll ausgebildete EPH-Komplex am häufigsten und mehr als dem Durchschnitt entsprechend anzutreffen. Die monosymptomatische Hypertonie, die in beinahe 25% häufiger auftritt, spricht ebenfalls für diese Annahme.

3. Die Zahlen der *Minderdurchblutung* sind klein. Sie entsprechen aber der Verteilung im Normfall, lassen somit aussagen, daß die im ING ischämische Niere keine spezielle Symptomatik bevorzugt. Insbesondere ist die Hypertonie nicht häufiger anzutreffen, wie man dies eigentlich vermuten würde.

4. Die *spastischen Veränderungen* (nur 27 Befunde) sind nur bei der EH-, PH- und EPH-Symptomatik zu deuten: die spastischen Zeichen sind bei Auftreten aller 3 Kardinalsymptome sowie bei der Kombination EH am häufigsten. Die Spastizität würde also in Zusammenhang einerseits mit den Ödemen auftreten, anderseits mit der Hypertonie, in Kombination, wobei die Proteinurie eine unwesentliche Rolle spielt. Die spastischen Veränderungen, die mit dem ING ja postrenal nachgewiesen werden, sind nicht Ausdruck einer renalen Schädigung. Die kontraktur- oder kontraktionsbedingte Rückstauung des Urins kann aber eine intrarenale Druckerhöhung hervorrufen, dadurch eine Ischämie des Parenchyms und sekundär eine Blutdruckerhöhung. Auf diese Weise ließe sich das seltenere Auftreten von Eiweiß im Urin erklären.

5. Die Zahlen bei *erweitertem Nierenbeckenhohlraumsystem* lassen keine Deutung zu. Sie sind zu klein.

   Bei 199 pathologischen ING-Befunden hatten wir genügend Angaben, um sie auch noch zusätzlich nach den *Schweregraden* einzuteilen (Abb. 98). Hier sehen wir, was zu erwarten war:

E Die monosymptomatischen Ödeme sind vorwiegend bei den leichten Fällen,
P besonders beim behinderten Abfluß zu finden. Die Proteinurie allein ist als seltenes Symptom praktisch nur bei der Abflußbehinderung zu sehen. Die Hyper-
H tonie als monosymptomatische Gestose verteilt sich auf Schweregrade 1°, 2° und 3°, wobei sie mittelschwere und schwere EPH-Erkrankungen vorzieht und
EP bei allen 5 Befundgruppen vorhanden ist. Die Kombination EP spielt praktisch
EH keine Rolle. Ödeme kombiniert mit der Hypertonie, ein recht häufiges Bild, betrifft vor allem die Schweregrade 1°, seltener auch 2°. Die Abflußhindernisse und die tubulosekretorischen Störungen sind am häufigsten die Ursache der
PH Symptomatik. Die Proteinurie-Hypertonie ist das am meisten angetroffene Symptom-Paar, bei den Abflußbehinderungen 2°, rechts, bei der der minderdurchbluteten Niere 2°, bei der reduzierten tubulären Sekretion bei Schweregrad 3° und bei den Eklampsien, wiederum Abflußbehinderung und pathologische
EPH tubuläre Funktion. Das gemeinsame Auftreten der 3 Kardinalsymptome ist nicht ausschließlich auf die schwersten EPH-Fälle beschränkt. Gruppe Exkretionsstörung und tubuläre Störung im ersten Schweregrad weisen viele Fälle mit voller Symptomatik auf. Auch beim 2. Schweregrad sind insgesamt 18 klassische EPH-Fälle zu verzeichnen, wobei die Spastizität und die Erweiterung der ableitenden Harnwege kaum eine Rolle spielen. Relativ an Häufigkeit zunehmend ist diese Symptomatik doch bei den Fällen 3°, EI und EC anzutreffen. Kleine Zahlen schwächen die Gültigkeit dieser Aussage. Das NHS ist bei der EPH-Symptomatik zu vernachlässigen.

		1°							2°							3°						
		E	P	H	EP	EH	PH	EPH	E	P	H	EP	EH	PH	EPH	E	P	H	EP	EH	PH	EPH
Lagebedingtes Abflußhindernis	re	1	-	3	-	4	1	2	1	2	5	2	4	15	1	-	-	2	-	1	1	3
	li	-	-	1	-	-	-	-	-	-	-	1	-	1	1	-	-	-	1	-	1	-
	bds	1	-	2	-	2	1	2	-	1	1	-	1	1	4	-	-	-	-	-	-	-
	Total	2	-	6	-	6	2	4	1	3	6	3	5	17	6	-	-	2	1	1	2	3
Reduzierte tubuläre Sekretion	re	-	-	1	-	3	2	1	-	-	-	-	-	1	1	-	-	-	-	-	-	-
	li	-	-	-	-	-	-	1	-	-	3	-	1	-	-	1	-	-	-	-	1	-
	bds	-	-	-	-	3	1	3	-	-	4	-	2	1	4	1	-	3	-	-	5	4
	Total	-	-	1	-	6	3	5	-	-	7	-	3	1	5	2	-	3	-	-	6	4
Minderdurchblutung	re	-	-	-	-	-	1	-	-	-	-	-	1	1	3	-	-	-	-	-	-	-
	li	-	-	-	2	1	-	1	-	-	4	-	2	3	2	-	-	-	-	-	-	2
	bds	-	-	-	1	-	-	-	1	-	-	-	1	3	-	-	-	1	-	-	1	-
	Total	-	-	-	3	1	1	1	1	-	4	-	4	7	5	-	-	1	-	-	1	2
Spastizität der ableitenden Harnwege	re	-	-	-	-	1	1	-	-	-	1	-	1	-	1	-	-	-	-	-	-	2
	li	-	-	-	-	-	-	-	-	-	-	-	-	-	-	-	-	-	-	-	-	1
	bds	1	-	1	-	1	1	-	-	1	3	1	3	2	-	-	-	-	-	-	-	-
	Total	1	-	1	-	2	2	-	-	1	4	1	4	2	1	-	-	-	-	-	-	3
Erweiterung des Nierenbeckenhohlraumsystems	re	-	-	-	-	1	-	-	1	-	1	-	1	-	-	-	-	1	-	-	-	1
	li	-	-	-	-	-	-	-	-	-	-	-	-	1	-	-	-	-	-	-	-	-
	bds	-	-	-	-	-	-	1	-	-	-	-	-	1	-	-	-	-	-	-	-	-
	Total	-	-	-	-	1	-	1	1	-	1	-	1	2	-	-	-	1	-	-	-	1

		EI							EC							NHS°						
		E	P	H	EP	EH	PH	EPH	E	P	H	EP	EH	PH	EPH	E	P	H	EP	EH	PH	EPH
Lagebedingtes Abflußhindernis	re	-	-	-	-	1	-	1	-	-	-	-	-	1	2	1	1	-	-	-	-	-
	li	-	-	-	-	-	-	-	-	-	-	-	-	-	-	-	-	-	-	-	-	-
	bds	-	-	-	-	-	-	1	-	-	-	-	-	1	-	-	-	-	-	-	-	-
	Total	-	-	-	-	1	-	2	-	-	-	-	-	2	2	1	1	-	-	-	-	-
Reduzierte tubuläre Sekretion	re	-	-	-	-	-	-	-	-	-	-	-	-	-	-	1	1	-	-	-	-	-
	li	-	-	-	-	-	-	-	-	-	-	-	-	-	-	-	-	-	-	-	-	-
	bds	-	-	-	-	-	-	2	-	-	-	-	-	2	-	-	-	-	-	-	-	-
	Total	-	-	-	-	-	-	2	-	-	-	-	-	2	-	1	1	-	-	-	-	-
Minderdurchblutung	re	-	-	-	-	-	-	-	-	-	-	-	-	-	-	-	-	-	-	-	-	-
	li	-	-	-	-	-	-	-	-	-	-	-	-	-	-	-	-	-	-	-	-	-
	bds	-	-	-	-	-	-	1	-	-	-	-	-	-	-	-	-	-	-	-	-	-
	Total	-	-	-	-	-	-	1	-	-	-	-	-	-	-	-	-	-	-	-	-	-
Spastizität der ableitenden Harnwege	re	-	-	-	-	-	-	1	-	-	-	-	-	-	2	-	-	-	-	-	-	-
	li	-	-	-	-	-	-	-	-	-	-	-	-	-	-	-	-	-	-	-	-	-
	bds	-	-	-	-	-	-	1	-	-	-	-	-	-	1	-	-	-	-	-	-	-
	Total	-	-	-	-	-	-	2	-	-	-	-	-	-	3	-	-	-	-	-	-	-
Erweiterung des Nierenbeckenhohlraumsystems	re	-	-	-	-	-	-	-	-	-	-	-	-	-	-	-	-	-	-	-	-	-
	li	-	-	-	-	-	-	-	-	-	-	-	-	-	2	-	-	-	-	-	-	-
	bds	-	-	-	-	-	-	-	-	-	-	-	-	-	-	-	-	-	-	-	-	-
	Total	-	-	-	-	-	-	-	-	-	-	-	-	-	2	-	-	-	-	-	-	-

Abb. 98 Verteilung von 199 pathologischen ING-Befunden nach Schweregraden und nach der symptomatischen Einteilung (manchmal mehrere Befunde am gleichen ING).

Die Interpretierung dieser Befunde läßt folgende Feststellungen zu:

a) Die ING-Befunde lassen sich mit der EPH-Symptomatik und den Schweregraden korrelieren. Typische Befunde im ING zeigen häufig entsprechende EPH-Symptome.
b) Das häufigste Symptom ist die Kombination von PH.
c) Die 3 Kardinalsymptome treten auch bei leichten und mittelschweren Fällen auf und sagen dementsprechend nichts über die Prognose aus.
d) Die Reduktion der tubulosekretorischen Leistung ist nach Abb. 106 die schwerste Störung, tritt sie doch verhältnismäßig am häufigsten im 3. Schweregrad auf.

		1°	2°	3°	EI	EC	NHS	Total
Lagebedingtes Abflußhindernis	re	13	33	9	3	2	3	63
	li	1	2	3	–	–	–	6
	bds	6	7					13
	Total	20	42	12	3	2	3	82
Reduzierte tubuläre Sekretion	re	1	5	4	–	–	2	12
	li	1	5	1	–	–	–	7
	bds	4	12	9	1	2	–	28
	Total	6	22	14	1	2	2	47
Minderdurchblutung	re	1	5	–	–	–	–	6
	li	2	12	3	1	–	–	18
	bds	2	1	–	–	–	–	3
	Total	5	18	3	1	–	–	27
Spastizität der ableitenden Harnwege	re	1	3	2	1	2	–	9
	li	–	–	1	–	–	–	1
	bds	2	9	–	1	1	–	13
	Total	3	12	3	2	3	–	23
Erweiterung des Nierenbeckenhohlraumsystems	re	1	3	1	–	–	–	5
	li	–	–	–	–	1	–	1
	bds	1	1	–	–	–	–	2
	Total	2	4	1	–	1	–	8

Abb. 99 187 Werte von endogener Creatinin-Clearance, nach Schweregraden und ING-Befunden geordnet

Es stehen uns 187 Werte von endogener Creatininclearance zur Zuordnung zu Schweregraden und ING-Befunden zur Verfügung (Abb. 99). Wo eine graphische Darstellung der Untersuchungsresultate möglich war, haben wir sie in Form von Kurven aufgezeichnet (Abb. 100, a–f). Beim lagebedingten, passageren Abflußhindernis ist die Clearance nicht deutlich verändert. Bei Schweregrad 1° (Abb. 100a) kann man eine Häufung der erniedrigten Werte vermuten, bei Schweregrad 2° (Abb. 100b) und 3° (Abb. 100c) halten sich die Ergebnisse die Waage. Auch bei Gruppe 2 (Abb. 100d) und 3 (Abb. 100e) sind keine Besonderheiten zu erkennen. Die spastischen Veränderungen 4 (Abb. 100f) lassen punkto Clearancewerte kaum eine Auswertung zu.

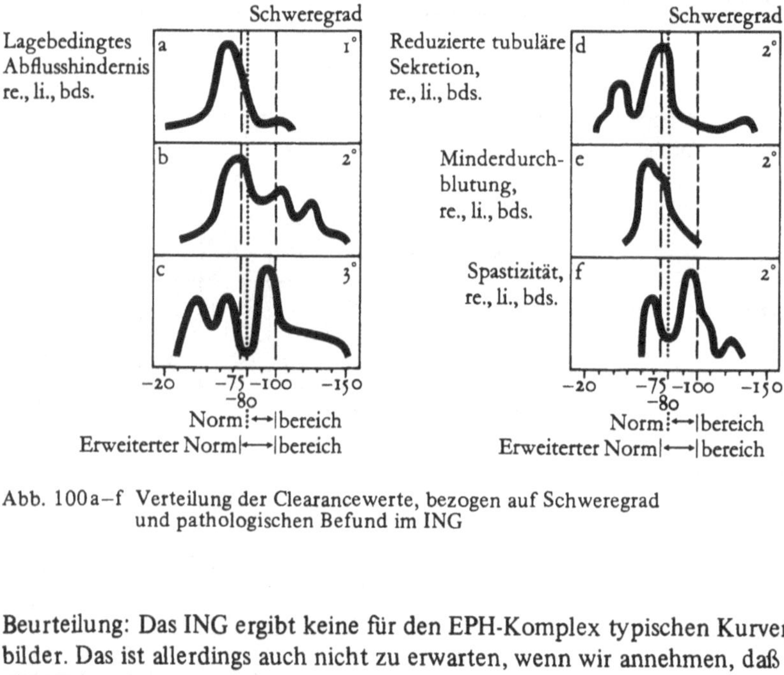

Abb. 100a–f Verteilung der Clearancewerte, bezogen auf Schweregrad und pathologischen Befund im ING

Beurteilung: Das ING ergibt keine für den EPH-Komplex typischen Kurvenbilder. Das ist allerdings auch nicht zu erwarten, wenn wir annehmen, daß die EPH-Erkrankung kein einheitliches Bild darstellt, sondern auf verschiedenen Ursachen beruht und sich dementsprechend unterschiedlich auswirkt. Wir können dennoch Veränderungen erkennen, die den Gesamtorganismus erfassen und deshalb vorwiegend beidseitig auftreten, wie die reduzierte Sekretionsleistung der Tubuli und die Spastizität. Letzteres ist wohl ein Ausdruck der allgemeinen sympatikotonen Einstellung [193] (s. Kap. XI). Dem gegenüber stehen die vorwiegend einseitigen Veränderungen. Dabei sind die lokalen Verhältnisse, wie die topographischen Beziehungen der einzelnen Strukturen zu einander, die anatomischen Anomalien, die durch pathologische Prozesse auftretenden Abweichungen von der Norm verantwortlich. Hier sei die physiologischerweise mehr gefährdete rechte Niere erwähnt, die Lageveränderungen und dabei auftretenden Einflüsse auf Durchblutung und Urinabfluß. Wir erwähnen in diesem Zusammenhang auch die Pyelektasien, Hydronephrosen und die oft erst sekundär auftretenden Pyelonephritiden.

> In diesem Rahmen stellt das ING ein ausgezeichnetes und wenig aufwendiges Screeningverfahren dar, das bei abnormem Kurvenverlauf eine weitere Abklärung verlangt [103, 246, 365].

Epikrise:
Die Abklärungen in der Nachkontrolle geben uns insgesamt in rund 50% der Fälle pathologische Werte. Es gibt jedoch keine Befunde oder Befundkombinationen, welche als typisch für die EPH-Erkrankung angesehen werden können. Ebenso sagt die Symptomatik nichts über die Schwere des Falles und über seine Prognose aus. Die Befunde sind oft nur wenig von der Norm abweichend. Typischerweise gehen die Veränderungen nach dem Wochenbett rasch zurück. Nur wenig pathologische Werte bleiben bestehen, die in der internen Medizin bedeutungslos sind, uns aber auf die Ursache des EPH-Komplexes hinweisen können und die für die nächste Schwangerschaft einen gewissen prognostischen Wert besitzen. Wir können also nur an den Auswirkungen der Ursache von E, P und H, sowie der übrigen pathologischen Erscheinungen die Schwere des Syndroms ermessen. Diese Auswirkungen lassen sich wiederum nicht mit der Schwere der Symptome in Beziehung bringen. Von zwei symptommäßig gleichartigen EPH-Fällen kann der eine als Eklampsie mit zerebralem Restschaden und totem Kind enden, währenddem die andere Frau spontan und komplikationslos von einem gesunden Kind entbunden wird.

> Daraus müssen wir schließen, daß die Ursache, die der EPH-Erkrankung zugrunde liegt, von Fall zu Fall differiert. Wir müssen also die Symptome auf ihre Genese beziehen und von der Genese aus die Dignität der Symptome beurteilen (s. Abb. 72, S. 56/57). Wir nehmen als logische Folge an, daß neben den Pfropfgestosen eine Reihe von verschiedenen Ursachen die EPH-Symptome hervorruft. Die EPH-Erkrankung wäre also nicht unikausal, sondern funktionell-konditional [472, 473] zu betrachten. Mit andern Worten: jede Frau mit EPH-Gestose muß als Einzelfall individuell untersucht und abgeklärt werden. Dabei sollen die Symptome nur als Hinweise zu ihrer aufzudeckenden Genese betrachtet werden [378]. Aus dieser Sicht ist auch verständlich, warum die symptomatische Behandlung, wie z. B. die wahllose Reduktion des Blutdruckes, nicht zum erwarteten Erfolg führt.

Mit der Betreuung der EPH-Patientin als Einzelfall erfüllen wir die unten gestellte Forderung (s. S. 159 ff), sich eingehend auch mit der Psychosituation und den sozialen Verhältnissen zu beschäftigen. Die gründliche Abklärung trotz kaum pathologischer Werte, unter Beiziehung von besonderen Laboratoriumsmethoden und Spezialisten, erlaubt uns die Abgrenzung einiger Gruppen, bei welchen wir eine gemeinsame Genese annehmen können.

Wir haben versucht, das Patientengut der Gestose-Sprechstunde nach Ursachen der Erkrankung einzuteilen und zu Gunsten von Arbeitshypothesen zu untersuchende Gruppen zu schaffen (Abb. 101).

	1°	2°	3°	EI	EC	Total
1. Unbekannt	19	105	23	5	5	157
2. Pfropfgestosen						
Pyelonephritis	3	18	3	–	1	25
Nephritis + Nekrose	–	3	5	1	–	9
Essentielle + labile Hypertonie	3	13	7	1	–	24
3. Gemelli	2	1	–	–	1	4
4. Adipositas	18	63	6	4	–	91
5. Renale Ursachen (s. S. 84)	13	16	8	3	2	42
6. Mißbildungen (s. S. 91)						
Mutter	–	2	3	–	1	6
Kind	–	1	3	–	–	4
7. Psycho (s. S. 111)	2	14	4	–	4	24
8. Endokrine Genese (s. S. 127)						
Diabetes, Praediabetes	3	2	3	–	–	8
Thyreoidea	–	2	1	–	–	3
Nebennieren	1	1	–	–	–	2
Albino	–	–	1	–	–	1
TOTAL						400

Abb. 101 Ursachen der EPH-Erkrankungen, eingeteilt nach Schweregraden

1. Die größte Zahl der EPH-Erkrankungen (40%) bleibt ursächlich ungeklärt.
2. Die Pfropfgestosen umfassen die reno- und/oder cardiovaskulären Erkrankungen und machen rund 1/6 des gesamten Beobachtungsgutes aus.

3. Zwillingsmütter sind bekanntlich besonders gefährdet, wobei man hier nur von Ursachen sprechen kann, wenn man den utero-renalen Reflex [415, 416, 417, 418, 419, 420, 422, 423, 5, 142, 143] und die Spannungstoxämie [54–57] als Grund des EPH-Komplexes annimmt.

Die folgenden Gruppen sind als Studienobjekt zusammengestellt worden und sollen auf ihre Einheitlichkeit und ursächliche Bedeutung für das EPH-Syndrom geprüft werden. Natürlich sind die Erscheinungsbilder nicht streng geteilt. Die einzelnen Faktoren überlappen sich und können oft nicht voneinander getrennt werden. Wir beobachten aber nicht eine Potenzierung der Symptomatik bei Zusammentreffen mehrerer Faktoren, und nur in besonderen Fällen, wie z. B. dekompensiertem Diabetes mellitus, bei florider Hyperthyreose eine erhöhte Gefährdung für Mutter und Kind.

Wir haben aus dieser Liste (Abb. 101) die Gruppen 5, 6, 7 und 8 herausgegriffen und werden im Folgenden ihre Besonderheiten besprechen. Wir stellen die Richtigkeit unserer Gruppeneinteilung zur Diskussion.

IX. Die Niere als Ursache der EPH-Gestose

„Nephropathie" war die ursprüngliche Bezeichnung des EPH-Komplexes. Sie wurde von LEYDEN vorgeschlagen. Er ging vom intern-medizinischen Krankheitsbild der Nierenerkrankung mit den Symptomen der Ödeme, der Proteinurie und der Hypertonie aus und nahm an, daß eine primäre Nierenerkrankung die Ursache der EPH-Erkrankung sei. Neue Ergebnisse [150, 152] haben aber die funktionellen und organischen renalen Veränderungen eher als Folge denn als Ursache hingestellt.

Unsere Untersuchungen lassen nun aber doch die Bezeichnung „Nephropathia gravidarum" in einem Teil der Fälle als berechtigt erscheinen.

Die routinemäßigen Untersuchungen unserer EPH-Patientinnen in der Gestosesprechstunde (s. S. 56 ff) haben folgende Indikationen zur Anfertigung eines intravenösen Pyelogramms gegeben: (Abb. 102). Am häufigsten war das *reduzierte Glomerulumfiltrat* der endogenen Creatininclearance und das *pathologische ING*, oft in Kombination, ausschlaggebend. Die Clearancewerte bewegten sich zwischen 32 und 159 ml/Min. (Abb. 103). Die isotopen-nephrographische Indikation umfaßt bei 103 Untersuchungen folgende Veränderungen:

	1°	2°	3°	EI	EC	NHS
Hypertonie	1	5	–	2	–	–
Proteinurie	1	2	4	–	–	–
PATHOLOGISCHE CLEARANCE	3	23	12	3	4	1
PATHOLOGISCHES ING	11	26	9	2	4	1
klinisch schwerer Fall	–	–	3	–	–	–
ING abgelehnt	–	1	–	–	–	–
Normverteilung bei Patientinnen der Gestose-Sprechstunde	15	60	14	5	6	–

Abb. 102 Indikation zum intravenösen Pyelogramm bei 83 Patientinnen (teilweise kombiniert)

- Minderdurchblutung
- reduzierte tubuläre Sekretion
- Abflußbehinderung und Erweiterung des harnableitenden Systems.

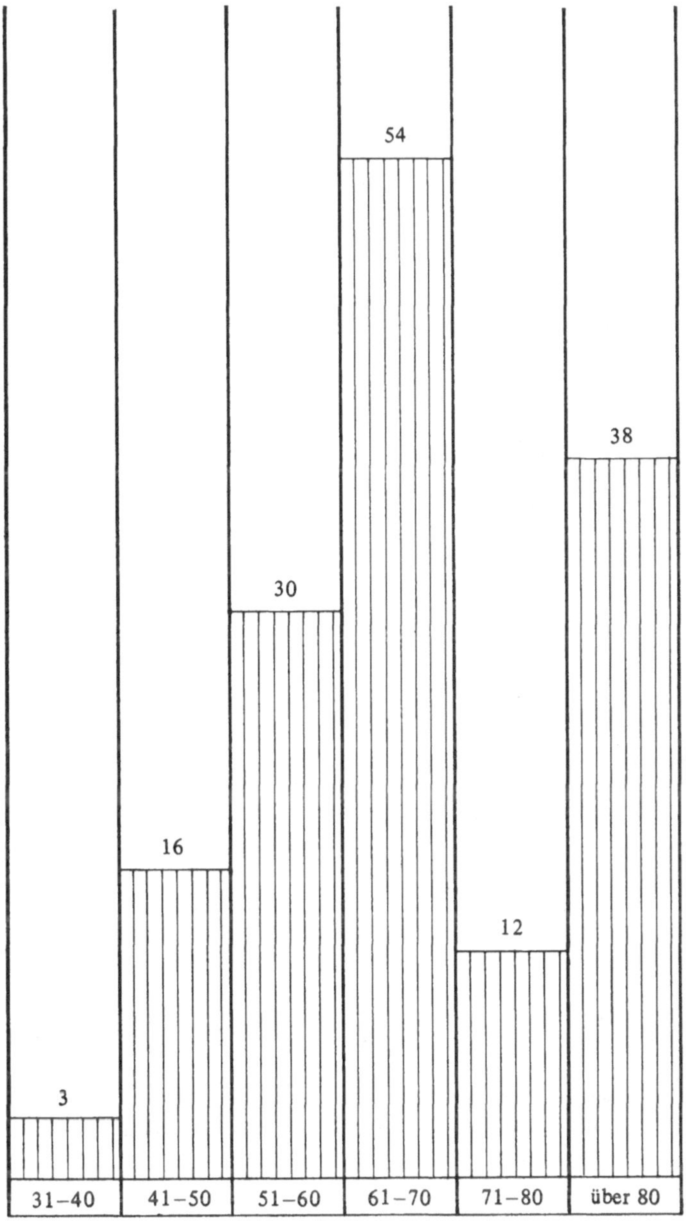

Abb. 103 Glomerulum-Filtrat der endogenen Creatinin-Clearance (total 153)
103 ING/83 intravenöse Pyelogramme

Alle diese Befunde wurden entweder ein- oder beidseitig erhoben. Ein fraglich pathologischer Befund und eine stumme Niere im Isotopennephrogramm wurden durch ein intravenöses Pyelogramm abgeklärt. 32 von den 103 Untersuchungen wurden als normal bezeichnet (Abb. 104)

	1°	2°	3°	EI	EC	NHS
Renale Minderdurchblutung	2	9	3	–	2	–
Reduzierte tubuläre Sekretion	3	14	2	2	2	–
Abflußbehinderung	9	15	5	–	3	2
Erweiterung von Ureter und/oder Nierenbecken	1	4	–	–	1	–
Kein sicher pathologischer Befund	–	1	–	–	–	–
Stumme Niere li	–	1	–	–	–	–
Normverteilung bei Patientinnen der Gestose-Sprechstunde	15	60	14	5	6	–

Abb. 104 Isotopennephrographische Indikation zur Abklärung mittels intravenösem Pyelogramm

Schweregrade

	Definition:	250 Patientinnen der Gestose-Sprechstunde
1° = 1	leichte Gestosen ein oder mehrere Symptome während mindestens 2 Tagen post partum bei normalem Abklärungsresultat	37
2° = m	mittelschwere Gestosen pathologische Befunde bei Nierenfunktionsprüfungen, bei Kontrolle des Fundus oculi und Mangelentwicklung des Kindes	150
3° = s	schwere Gestosen hochgradige Mangelgeburt, intrauterines Absterben des Kindes, längere Zeit pathologische Laborbefunde	35
EI	Eklampsia imminens Subjektive Symptome zusätzlich zu EPH und/oder rascher Blutdruckanstieg	13
EC	Eklampsia convulsiva Krampfanfälle und/oder Dämmerzustände	15
		250

Abb. 105 Schweregrade

Insgesamt 80 Pyelogramme stehen uns zur Beurteilung zur Verfügung. Wir haben die Fälle nach ihren klinischen Schweregraden eingeteilt (Abb. 105) und sie dann auf den Zustand der Kinder bei der Geburt bezogen. Als Normgewicht wurden die Zahlen von JASCHKE's [Lit. 232] (2800 bis 3600 g am Termin) angenommen. Mangelentwicklungen beurteilten wir nach dem Geburtsgewicht anhand der Percentilen Kurve nach LUBCHENCO (Abb. 106). [Lit. 286, 287].

Die Diagnose „Pyelonephritis" basierte auf den radiologischen Veränderungen (Abb. 107).

Bei allen diesen EPH-Fällen ist eine Nierenbeteiligung aus den Voruntersuchungen zu ersehen. Die Schweregrade konzentrieren sich auf Gruppe 2 und 3 und auf die Eklampsie. In 10% starb das Kind ab. Mangel- und überentwickelte Kinder hielten sich die Waage. Die Anzahl, je 18, ist aber für beide Gewichtsklassen sehr hoch.

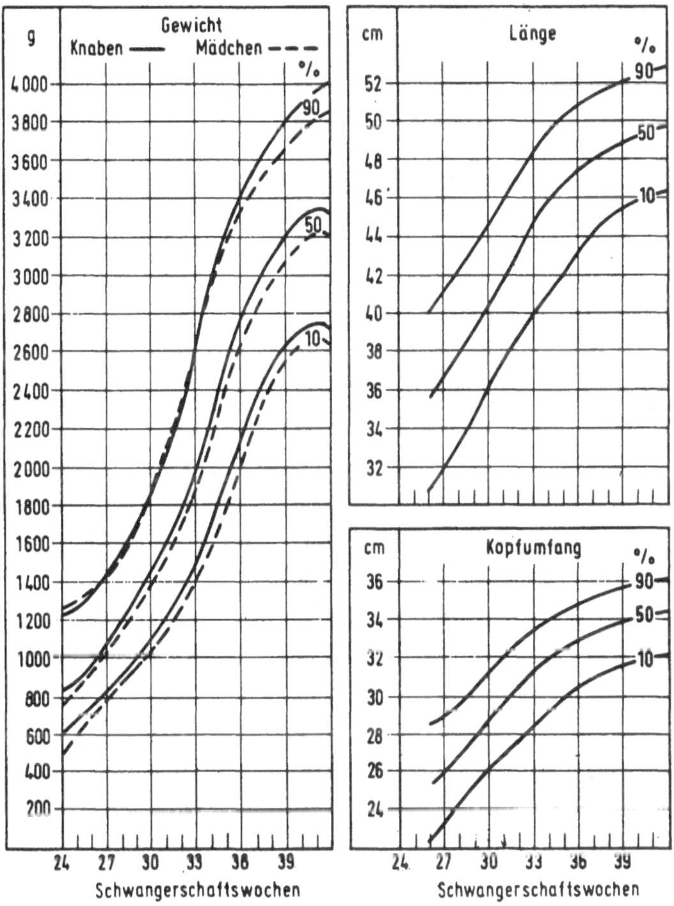

Abb. 106 Intrauterines Wachstum

	Schweregrade						Kinder			
	1°	2°	3°	EI	EC	NHS	Mangelgeburt	Normalgewicht	Übergewicht	†
Total	15	35	20	4	6	–	18	44	18	7
Normal	–	9	8	1	–	–	5	9	4	3
Pyelonephritisch	3	4	3	–	–	–	3	4	3	–
Übrige Befunde	12	22	9	3	6	1	10	31	11	4
Normverteilung bei Patientinnen der Gestose-Sprechstunde	15	60	14	5	6	–				

Abb. 107 Radiologische Befunde bei 80 intravenösen Pyelogrammen

Neben 18 normalen Röntgenbildern und 10 mit Zeichen der Pyelonephritis stehen 52 Urogramme, die weitgehend übereinstimmende Befunde aufweisen. Die Schweregrade haben sich einerseits gegen die 1. und 2. Gruppe, anderseits gegen die Eklampsie hin verschoben. Die Verteilung der kindlichen Gewichtsklassen und der kindlichen Todesfälle bleibt unverändert. Zwei große Gruppen von Veränderungen lassen sich unterscheiden:

1. Störung der renalen Blutzirkulation
2. Störung des Harnabflusses,

wobei beide Faktoren kombiniert auftreten können. Ursächlich spielen die *Lageveränderungen der Niere*, die *aberrierenden Gefäße* und die *Mißbildungen*

	Schweregrade						Kinder			
	1	2	3	EI	EC	NHS	Mangelgeburt	Normalgewicht	Übergewicht	†
Ptosis	7	11	8	2	3	1	10	18	6	4
Aberrierende Gefäße	3	3	1	1	2	1	1	7	3	–
Erweiterung von Nierenbecken und Ureter	4	9	4	–	1	–	1	13	4	2
Mißbildungen an Nierenbecken und Ureter	1	4	1	–	1	–	–	3	4	–
Verschiedenes:										
Stumme Niere	–	1	–	–	–	–	1	–	–	–
Verminderte Konzentration	–	1	–	–	–	–	–	1	–	–

Abb. 108 Übrige abnorme Befunde (teilweise kombiniert) bei 52 Pyelogrammen

dabei eine Rolle (Abb. 108). Die zwei Fälle von funktionsloser Niere und verminderter Konzentration werden an anderer Stelle besprochen. Als häufigste Veränderung fällt die *Ptosis* der Niere auf (32 x), die auch mit 10 Mangelgeburten und 4 toten Kindern eine beachtliche Korrelation aufweist. Die *aberrierenden Gefäße* sind besonders bei den leichten und mittelschweren EPH-Erkrankungen zu finden. Die *Dilatation von Nierenbecken und Ureter,* oft im Zusammenhang mit einer Ptose, kommen bei EPH-Fällen 1°, 2° und 3° vor, selten bei convulsiver Eklampsie (2 kindliche Todesfälle). Mißbildungen zeigen eine ähnliche Verteilung.

Die Bedeutung unserer Befunde

Die nephrogenen Symptome E, P und H können renovaskulär oder renoparenchymatös bedingt sein; sie können bei einseitigen oder doppelseitigen Veränderungen auftreten; die Veränderungen können prä-, intra- oder postrenal lokalisiert sein.

Die Mißbildungen betreffen die Nieren (Hufeisennieren, Beckennieren, kongenital klein angelegte Niere, Malrotation), die ableitenden Harnwege (zweigeteiltes Nierenbecken, kongenital lang angelegter Ureter, Ureter fissus, doppelter Ureter) und die Gefäße (aberrierende Gefäße, Polarterien) [116, 130, 138, 402]. Die renalen Mißbildungen sind häufig vergesellschaftet mit genitalen Malformationen (s. S. 91ff), besonders mit Uterus arcuatus und Uterus bicornis.

Verschiedene *Schlüsse* lassen sich für die Entstehung des EPH-Komplexes daraus ziehen:

1. Die *Drosselung und Elongation der Gefäße* kommt einerseits durch die Ptose der Niere, anderseits durch Knickung bei deren abnormem Verlauf zustande [106, 107, 108, 310]. Die *Auflockerung der Gewebe,* auch der Stütz- und Haltevorrichtungen, durch das Progesteron begünstigt die *Ptose* und auch die *Behinderung der Blutzirkulation* [197, 398]. Durch den Goldblattmechanismus wird der Renin-Angiotensin-Zyklus in Bewegung gesetzt (Abb. 109) [1, 22, 34–41, 54–57, 64, 73, 74, 81, 85, 86–89, 163, 165–167, 176–179, 180, 181, 182, 214, 221, 240, 244, 247, 262, 276, 282, 285, 384, 387, 414, 421, 451, 452, 463].

   Die *Ren mobilis* kommt im Verhältnis 1 : 700 vor und ist bei Männern häufiger als bei Frauen. Sie ist links dreimal häufiger als rechts anzutreffen. Sie zerrt am Gefäßteil *(Rö-Bild a).* Die Torsion und Abknickung der Nierenarterien führt zur Minderdurchblutung der Niere und dadurch zur Albuminurie und zum Hochdruck. (Abb. 110). Sie ist häufig bei magern, asthenischen Frauen zu sehen. Damit steht auch die Hypertonie in Graviditate bei Wanderniere im Gegensatz zur Hypertonie der adipösen und übergewichtigen Schwangeren. Diese Unterscheidung läßt sich ja auch am klinischen Aussehen der Patientinnen erkennen (s. S. 9).

Renin (Ferment aus juxta-glomerulären Zellen)

↓ wirkt auf

Angiotensinogen (ein alpha-2-Globulin aus der Leber)

↓ setzt frei

Angiotensin I

↓ wird umgewandelt in

Angiotensin II beeinflußt den Na-Transport im distalen Tubulus

↓ stimuliert die Produktion von

Aldosteron

→ reguliert den Na-K-Austausch im distalen Tubulus

Abb. 109 Renin-Angiotensin-Mechanismus

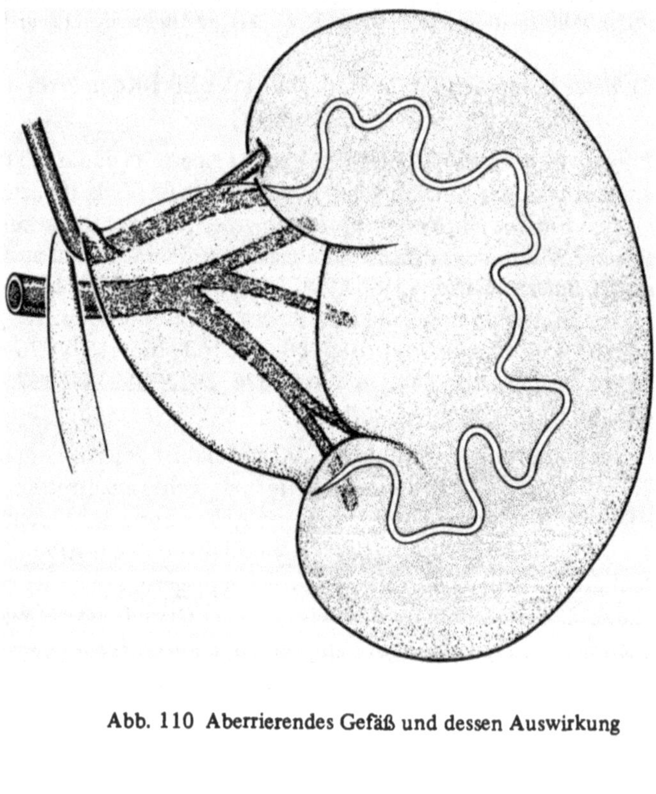

Abb. 110 Aberrierendes Gefäß und dessen Auswirkung

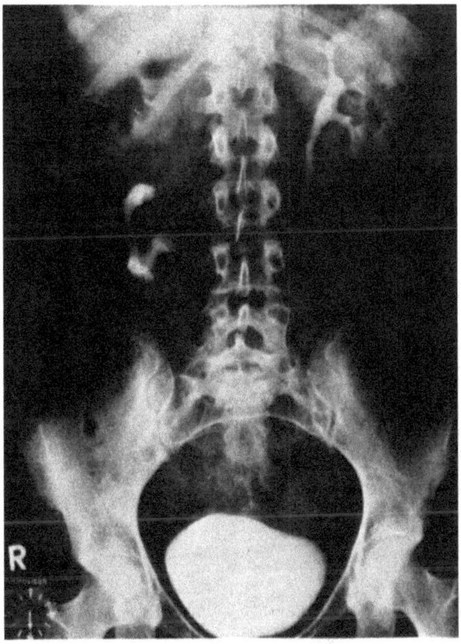

RöBild (IVP) a Hydraförmig mißgebildetes Nierenbecken rechts der im Stehen caudal dystopen, praesakralen Beckenniere

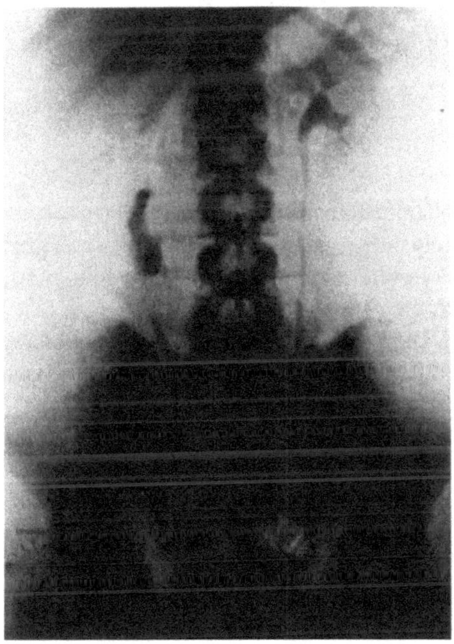

Rö-Bild (IVP) b

Malrotation der rechten Niere um die vertikale Achse, bei leichter Nephroptose

Bei *Ausbleiben der normalen Rotation der Niere* um ihre Längsachse läßt sich ein pathologischer Verlauf von Harnleitern und Blutgefäßen vermuten: dadurch Behinderung der Blutzirkulation und des Harnabflusses (Rö-Bild b).

Polarterien sind akzessorisch in 6 %; wenn ein Hypertonus nachgewiesen werden kann, sind sie in 53 % aller Fälle vorhanden. Man findet sie häufiger links als rechts und häufiger bei Frauen als bei Männern (Rö-Bild c). Ihre Drosselung

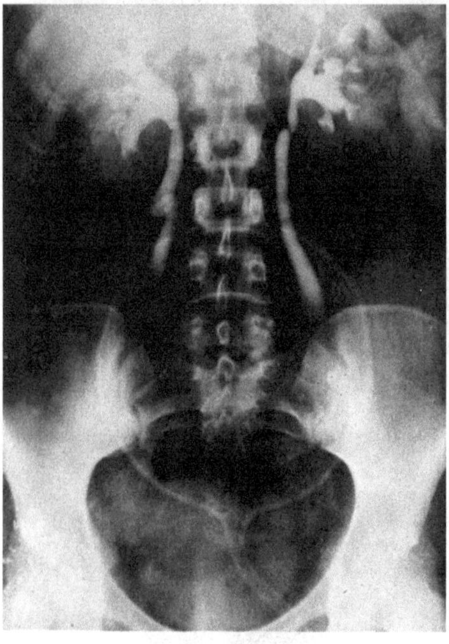

Rö-Bild (IVP) c
Polarterien mit Hydronephrose und Mega-Ureter beidseits

des Nierenparenchyms führt zur Nierenischämie und Niereninfarkten. Der daraus folgende Ausfall der Nierenfunktion seinerseits führt zur Hypertonie. Staut die Polarterie eine Vene, so ist eine Albuminurie, bei Kompression der Arterie durch die pathologisch verlaufende Vene eine Hypertonie zu erwarten [170, 325]. Die Polgefäße können auch eine Ptose verhindern, führen dann aber durch Kompression des Ureters zur Harnstauung [280].

Mit Recht nennt also TAYER das aberrierende Gefäß „le véritable créateur de la pathologie rénale".

Hypoplastische, kongenital klein angelegte Nieren zeigen oft sklerosierende und gefäßveränderte Bezirke, ursächlich verantwortlich für eine Hypertonie, die oft erst durch die metabolische, vegetative, hormonale und kreislaufbedingte Belastung durch die Schwangerschaft zum Vorschein kommt (Rö-Bild d).

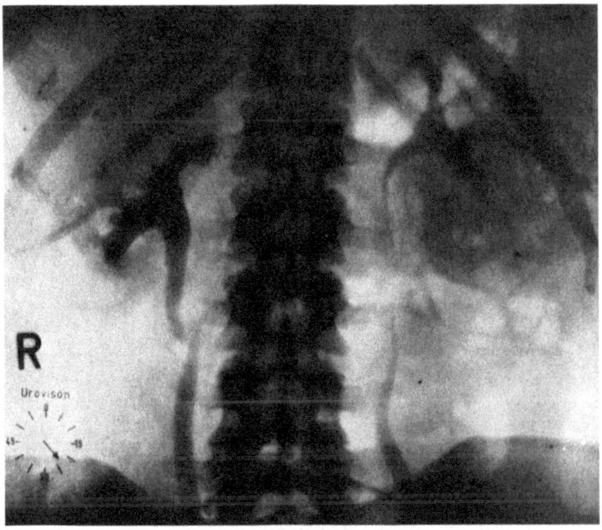

Rö-Bild (IVP) d Verkleinerte Niere links, aberrierendes Gefäß mit Schlingenbildung des Ureters rechts

2. Neben der vaskulären Komponente sind die Verhältnisse im *renalen Hohlraumsystem* zu beachten. Die Abflußbehinderungen sind oft mit den vaskulären Verhältnissen eng verknüpft, meistens ursächlich damit verbunden.

   Aberrierende Gefäße machen sich oft erst in den mittleren Lebensjahrzehnten bemerkbar (Durchschnittsalter von 200 wegen aberrierenden Gefäßen operierten Patientinnen: 33,7 Jahre). Die vermehrte Peristaltik des kindlichen Nierenbeckens kann das Abflußhindernis noch überwinden. Es folgt dann eine Hypertrophie, dann eine Dilatation des Nierenbeckens, in der Gravidität besonders ausgesprochen. Dadurch gleitet der Ureterabgang in die Höhe und bildet so einen Sporn. Die Kontraktionen des Pyelons haben nun nicht mehr einen vermehrten Abfluß von Urin, sondern eine Verengerung des Ureterabganges zur Folge [475]. Es kommt also sekundär zu einer Harnstauung (Rö-Bild e).

   Liegen die Gefäße unter dem Abgang des Ureters aus dem Pyelon, so sind im Röntgenbild konstante Einschnürungen, Schlingenbildungen und später, bei länger dauernder Behandlung, Pyelektasien und Hydronephrosen mit Hydroureter zu sehen (Rö-Bild f) [470].

   Eine *Behinderung des Urinabflusses* ist bei *Ptosis, kongenital lang angelegtem Ureter* zu erwarten, sowie bei *Mißbildungen* von Nieren, Nierenbecken und

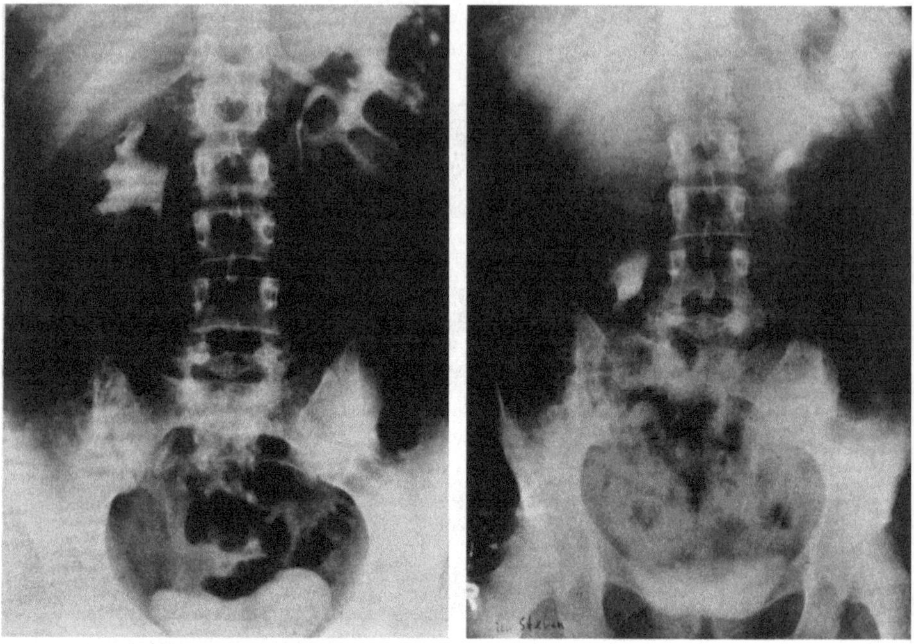

Rö-Bild (IVP) e Aberrierendes Gefäß subpelvin rechts mit erweitertem Nierenbecken und Nephroptose

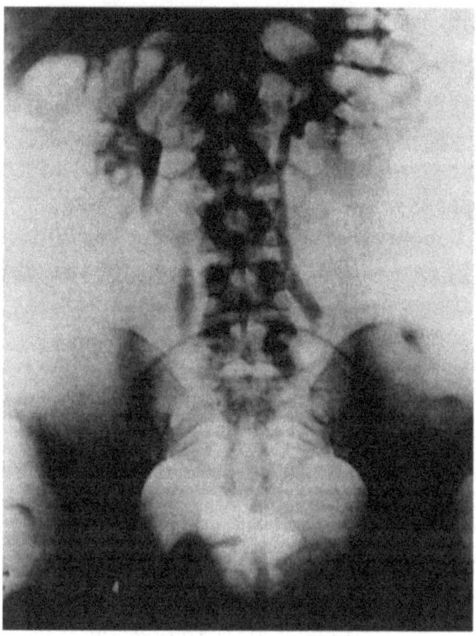

Rö-Bild (IVP) f

Aberrierendes Gefäß links, Schlingenbildung des linken Ureters, Hydro-Ureter bds

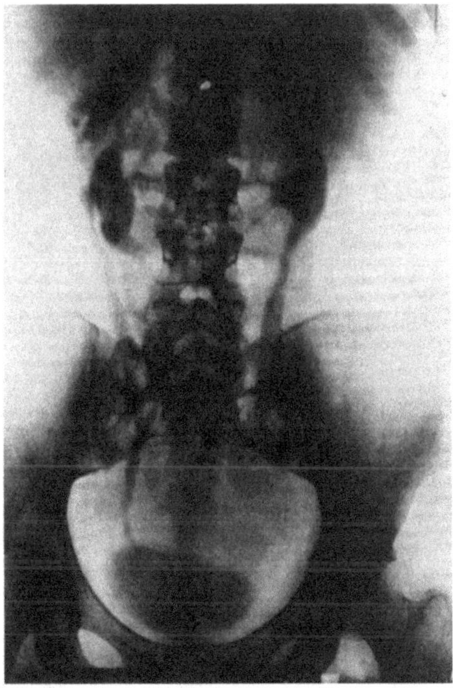

Rö-Bild (IVP) g

Hufeisenniere, Hydronephrose rechts. Doppeltes Nierenbecken und Ureter fissus links. Hydro-Ureter bds

Ureter. Bei *Hufeisennieren* stellt die Harnstauung den häufigsten Befund dar (Rö-Bild g). Die *Malrotation* behindert durch pathologischen Ureterverlauf die Harnentleerung (Rö-Bild h). *Ureter fissus* und *doppelt angelegte Ureteren* neigen zu Obstruktion besonders an der Bifurkationsstelle der 2 Ureteren

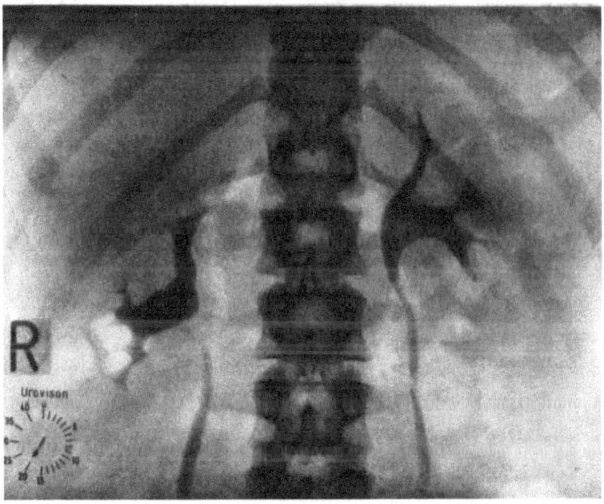

Rö-Bild (IVP) h

Malrotation der rechten Niere um die Sagitalachse

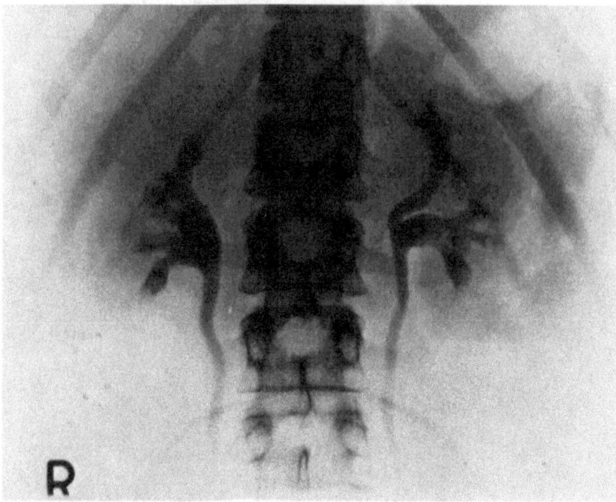

Rö-Bild (IVP) i Angedeutetes zweigeteiltes Nierenbecken links

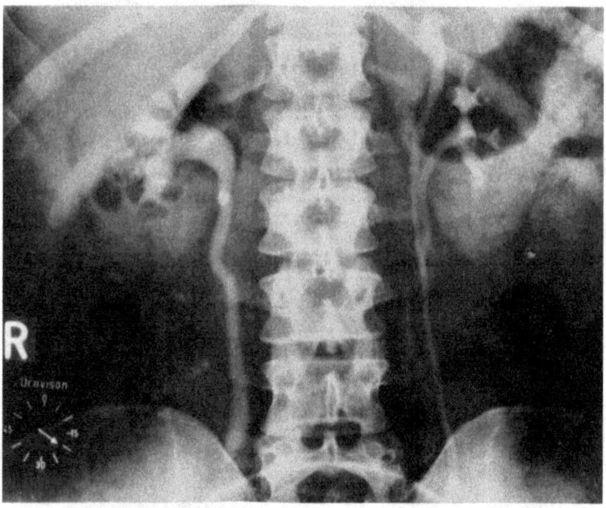

Rö-Bild (IVP) i Doppeltes Nierenbecken und Ureter fissus links

(Rö-Bild i). Die Rückstauung des Urins bewirkt eine Erhöhung des Ureterdruckes, der intrarenale Blutstrom wird verlangsamt und verzögert, wie HERDMANN & JACO kinematographisch nachweisen konnten. Schon Rückstauungen von kurzer Dauer können eine um 40% verminderte Nierendurchblutung zur Folge haben. Wird das Abflußhindernis behoben, so bessert sich die Nierenfunktion entsprechend der Zunahme des Durchmessers der Nierenarterie. Diese interstitielle Druckerhöhung und daraus resultierende Durchblutungsstörung zeigt sich an durch eine Hypertonie. Die intrarenale Druckerhöhung führt aber auch zu Gefäßveränderungen [130] und dadurch zur dauernden Hypertonie.

3. Als Folge von Harnstauung und Mißbildung ist häufig eine *Cysto-Pyelonephritis* zu sehen. Pyelonephritiden und ihre Folgen gelten mit Recht als vorbestehende Erkrankungen bei Pfropfgestosen [158, 207, 208, 235, 237, 242, 255, 318, 347, 360, 479].
4. *Uterusmißbildungen* lassen uns *Weheanomalien* erwarten. Nicht nur die Form, auch die Funktion des Organs ist pathologisch. *Ein Gleiches läßt sich vom mißgebildeten Nierensystem vermuten.* Anormal ausgebildete Nieren, Ureteren und Nierengefäße funktionieren pathologisch, zeigen Fehlreaktionen auf die hormonale Umstellung, auf die vegetative Belastung, auf den psychischen Stress (s. S. 159 ff). So können wir die Durchblutungsverminderung, z. B. durch Gefäßspasmen, und damit die pathologischen Nierenfunktionsprüfungen erklären.

Die Harnstauung bei spastischen, weil mißgebildeten und pathologisch innervierten Ureteren wäre verständlich, und damit auch die renale Ischämie. Ödeme, Proteinurie und Hypertonie sind auf diese Weise geradezu zu erwarten.

Epikrise

Die röntgenologische Nachkontrolle der EPH-Erkrankten zeigt auffällig häufig Mißbildungen von Gefäßen, Nieren, Nierenbecken und Ureteren. Die dadurch bedingte Behinderung der Blutzirkulation einerseits und des Harnabflusses anderseits, die Anfälligkeit für Infektionen der Harnwege und die mit der Mißbildung verknüpften Fehlfunktionen lassen das Auftreten der drei Kardinalsymptome des EPH-Komplexes mühelos erklären. Damit können wir eine genetisch einheitliche Gruppe des EPH-Komplexes isolieren. Es wäre die Gruppe der wirklichen „Nephropathie", bei welcher die primäre Ursache im Bereiche der Niere zu suchen ist.

X. Mißbildungen

1. Mutter

Im Abschnitt über die renale Ursache der EPH-Gestose (s. S. 128 ff) haben wir eine Reihe von Mißbildungen erwähnt, die wir in Zusammenhang mit der EPH-Erkrankung bringen. Es betraf die Nieren und die ableitenden Harnwege, besonders dann, wenn dadurch die Funktion der Niere direkt beeinträchtigt wurde, entweder durch Zerrung des Gefäßteiles oder durch intrarenale Druckerhöhung, oder aber durch beides.

Die *Beckenniere,* primär tief angelegt, erfüllt aber die oben angegebenen Bedingungen nicht. Der Abgang der Arteria renalis ist auf Höhe der Niere, der Ureter, entsprechend kurz entwickelt, verläuft ohne Hindernis zur Blase. Eine vaskuläre oder exkretorische Störung liegt somit nicht vor. Wir haben also ein *dystop entwickeltes renales System im Sinne einer richtigen Mißbildung.* Es ist in der Regel funktionstüchtig und macht sich nicht bemerkbar, bis es als Zufallsbefund entdeckt wird. Es ist aber kaum anzunehmen, daß die Funktion mißgebildeter Organe immer der Norm entsprechen. Makroskopische Malformationen tragen auch mikroskopische Fehlbildungen und damit das anatomische Substrat von Fehlfunktionen in sich. Unter der Belastung der Schwangerschaft treten solche Reaktionsstörungen deutlicher hervor und manifestieren sich in gewissen Fällen mit den Symptomen des EPH-Komplexes. Als Beispiel sei die polycystische Niere erwähnt [125, 151, 206, 226, 272, 320].

Mit den *renalen* sind häufig *genitale Mißbildungen,* meist uteriner Art, verbunden (Uterus arcuatus bis zur vollständigen Doppelmißbildung). Die reduzierte uterine Durchblutung als Ursache der EPH-Gestose erhält in diesem Licht eine neue Bedeutung. HINSELMANN [206] hat als Ursache der EPH-Gestose eine Insuffizienz des arteriellen Gefäßsystems angenommen, die auf eine congenitale Hypoplasie zurückzuführen sei. Die grob-anatomischen Mißbildungen des Uterus sind Ausdruck von Fehlbildungen der feinern Strukturen, und damit auch der Gefäße. Die Minderdurchblutung des Uterus wird als Folge des EPH-Komplexes nachgewiesen [18, 55, 75, 76, 183, 184, 271, 322, 323]. Anderseits wird die EPH-Gestose, als Erkrankung der jungen Primipara, eben auf diese uterine Minderdurchblutung zurückgeführt. [110, 150].

Wenn wir auch nicht bei allen Patientinnen mit uterinen Mißbildungen eine EPH-Gestose feststellen, so sind doch bei unserm Krankengut *Uterusmißbildungen gehäuft* anzutreffen. Wir geben drei Fallbesprechungen wieder, repräsentativ für unsere Patientinnen:

Fall 1:
Eine EPH-Gestose entwickelt sich bei bekannter Uterusmißbildung

Gebh. J. N. 1533/1968:	T.-S., D., 31j. I. Para, 156 cm/88 kg
F. A. : } P. A. : }	unauffällig
G. A. :	1956 wurde auswärts ein Scheidenseptum entfernt und hysterosalpingographisch ein Uterus bicornis festgestellt.
Jetzige SS:	L. P. 24. 7. 1967, Termin 2. 5. 1968 Kontrolle durch Hausarzt, Hypertonie ab 34. Woche.
Klinikaufnahme:	1. 5. 1968, 09.50 h – 40. SS-Woche, wegen vorzeitigem Blasensprung Ödeme: beidseits praetibiale Proteinurie: geringe Spur Hypertonie: 160/110, 145/95, 140/100 Adipositas
Geburtseinleitung:	2. 5. 1968, sub partu BD 150/120 19.10 h Spontangeburt eines Knaben 3070 g/50 cm, lebensfrisch, post partum BD 155/95, 140/80
Wochenbett:	– Puls während 3 Tagen etwas erhöht (108, 112), Temp. o. B. – Ödeme werden während 4 Tagen überschießend ausgeschieden – Proteinurie 2 Tage p. p., andauernd bis 0,28 g/% in 24 h – Hypertonie bis am Tage nach der Geburt – Urin: Sediment o. B., spez. Gewicht: bis 1016 – Hypoproteinämie (5,7, 5,9 g%) – Phenolrotausscheidung } – endogene Creatininclearance } unauffällig – Fundus oculi normalis – Antistreptolysintiter unter 100 E.
Gestosesprechstunde:	Die Patientin ist trotz mehrerer Aufforderungen nicht erschienen
Zusammenfassung:	Bei der 20jährigen Patientin wird eine Genitalmißbildung mit Scheidenseptum und Uterus bicornis festgestellt. 11 Jahre später wird sie schwanger. Die Schwangerschaft wird im letzten Drittel durch die EPH-Gestose kompliziert. Die Geburt erfolgt spontan, das Kind ist lebensfrisch. Die Abklärungen im Wochenbett zeigen typische Befunde des EPH-Komplexes. Weitere Nachkontrollen können nicht durchgeführt werden.
Epikrise:	Die Patientin entwickelt bei ihrer ersten Schwangerschaft mit 31 Jahren einen EPH-Komplex auf dem Boden einer seit dem 20. Lebensjahr bekannten Genitalmißbildung. Damit ist sie im Altersbereich, in dem die EPH-Gestose seltener auftritt. Umso wahrscheinlicher ist die Mißbildung als Genese anzunehmen.

Fall 2:
Die EPH-Gestose ist in der Schwangerschaft nur angedeutet, wird sub partu manifest. Sie kann durch Funktionsprüfungen nachgewiesen werden. Eine Uterusmißbildung wird autoptisch festgestellt, eine Nierenmißbildung rechts kann angenommen werden.

Gebh. J. N. 2154/1967:	P.-B., T., 30 j. I. Para
F. A. :	unauffällig
P. A. :	mit 26 Jahren Appendectomie

G. A. :	unauffällig
Jetzige SS:	L. P. 27. 9. 1966, Termin 5. 6. 1967 Kontrolle durch Hausarzt, leichte Unterschenkelödeme
Klinikaufnahme:	13. 6. 1967, 19.45 h in der 37. SS-Woche wegen Kontraktionen. Ödeme: geringe praetibiale Proteinurie: fehlt Hypertonie: fehlt (130/80) 14. 6. 1967 spontaner vorzeitiger Blasensprung, Fruchtwasser mekoniumhaltig, Wehen, BD 150/100, Geburtsstillstand 10.30 h Sectio caesarea Befund: Uterus sub subseptus et bicornis Kind: Mädchen 2790 g/48 cm, lebensfrisch
Wochenbett:	– Puls o. B. – Temperatur subfebril bis am 6. Tag – Ödeme: fehlen – Proteinurie: bis 0,72 g%/24 h (14. Tag) – Hypertonie: nur am Tage der Geburt – Urin: Proteinurie, Sediment o. B. spez. Gewicht: bis 1022 – Phenolrotausscheidung 31,3/20,3 = 51,6 } erniedrigt – Endogene Creatininclearance 54 } erniedrigt – Fundus oculi normalis – Antistreptolysintiter 50 E.
Gestosesprechstunde:	ab 2 Monate p. p. – Ödeme: keine – Proteinurie: geringe Spur – Hypertonie: keine – Urin: Sediment o. B., spez. Gewicht 1024, Ges. Eiweiß 0,15 g%/24 h – Serum: Eiweiß normal Albumin: Globulin = 0,86 (erniedrigt) – Endogene Creatininclearance 66 ml/Min., erniedrigt – Isotopennephrogramm: bei regelrechter tubulärer Sekretion Verdacht auf mäßig erweitertes Nierenbeckenkelchsystem rechts. Trotz mehrfacher Aufforderungen ist die Patientin zur vorgesehenen differenzierteren Abklärung nicht mehr erschienen.
Zusammenfassung:	Eine 30jährige Primipara zeigt in ihrer Schwangerschaft außer Ödemen keine EPH-Symptome. Sub partu steigt der Blutdruck auf pathologische Werte (150/100). Aus kindlicher Indikation erfolgt die Sectio caesarea in der 37. SS-Woche. Das Kind ist lebensfrisch. Der Operationssitus zeigt einen Uterus subseptus et bicornis. Im Wochenbett besteht über längere Zeit eine Proteinurie. Die Nierenfunktionsprüfungen sind pathologisch. In der Gestose-Sprechstunde werden eine Verschiebung des Albumin/Globulin-Quotienten zu Gunsten der Globuline, eine reduzierte endogene Creatininclearance, sowie eine Erweiterung der abführenden Harnwege rechts festgestellt. Weitere Abklärungen können nicht durchgeführt werden.

Epikrise: Die Ödeme, als einziges Symptom in der Schwangerschaft der 30jährigen Primipara, könnten als Teil des EPH-Komplexes bezeichnet werden. Unter dem Stress der Geburt steigt der BD an. Die Sectio caesarea läßt die Diagnose einer Uterusmißbildung stellen. Die EPH-Symptome sind p. p., teilweise während längerer Zeit, ausgeprägt. Die Funktionsprüfungen im Wochenbett lassen die Diagnose einer EPH-Gestose stellen. Die unvollständige Abklärung in der Gestosesprechstunde läßt neben der reduzierten Nierenleistung auf eine anatomische Veränderung der rechten Niere (Mißbildung?) schließen.

Fall 3:
Kombination von Uterus bicornis, Beckenniere, Übertragung und Mangelgeburt bei typischer EPH-Gestose.

Gebh. J. N. 2325/1968: F.-S., T., 26j. I. Para

F. A. :
P. A. : } unauffällig

G. A. : 1967 Abort mit Curettage

Jetzige SS: Ohne Periode wurde die Patientin nach der Curettage wieder schwanger. Wegen gefährdeter Schwangerschaft bei Uterus bicornis ist die Patientin von der 6.–41. Woche, mit Ausnahme von insgesamt 8 Wochen, dauernd hospitalisiert und bettlägerig. Von der 32. Woche an entwickelt sich eine therapieresistente Hypertonie, und in den letzten 3 Wochen außerdem eine massive Proteinurie. Am vermuteten Termin hat das Kind einen Wachstumsrückstand von rund 8 Wochen.

Letzter Klinikeintritt: 11. 7. 1968, 42. SS-Woche?
Ödeme: generalisiert
Proteinurie: 1,3‰
Hypertonie: 150/110, 160/120

12. 7. 1968: vorzeitiger Blasensprung, mekoniumhaltiges Fruchtwasser, aus kindlicher Indikation Sectio caesarea.
Herzförmiger Uterus
Kind: Mädchen 1830 g/43,5 cm, Mangelgeburt, Übertragung, Opisthotonus.

Wochenbett:
- Puls } o. B.
- Temperatur }
- Ödeme werden während der ersten 2 Tage überschießend ausgeschwemmt
- Proteinurie: fehlt
- Hypertonie: bis am 5. Tag p. p.
- Urin: Sediment o. B., spez. Gewicht bis 1024
- Hypoproteinämie (5,1 g%)
- Phenolrotausscheidung 34, 4/25,0 – 19,4) } erniedrigt
- Endogene Creatininclearance: 59 ml/Min. }
- Fundus oculi: beginnende Vasopathia angiospastica
- Antistreptolysintiter unter 100 E.

Gestosesprechstunde: ab 7. Woche p. p.

- Ödeme: keine
- Proteinurie: fehlt
- Hypertonie: keine
- Urin: Sediment o. B., spez. Gewicht 1026
- Albumine: Globuline 0,9 (erniedrigt)
- Endogene Creatininclearance 71 ml/Min, 83 ml/Min. = Normbereich
- Isotopennephrogramm: normal rechts, Nephrektomietyp links
- Intravenöses Pyelogramm: Nephroptose rechts, ungekreuzte kaudal dystope linke Niere, sog. praesacrale Beckenniere mit guter Ausscheidung und vermutlich sehr dysplastischem linkem Pyelon.

Bei der Genitaluntersuchung kann nun auch die Beckenniere als kleinfaustgroßer, druckdolenter, glatter, praller Tumor oberhalt der linken Adnexe getastet werden.

Zusammenfassung: Die 26jährige Primipara macht, wahrscheinlich wegen ihres Uterus bicornis, einen ersten Abort durch, wird gleich darauf schwanger. Sie muß aber während beinahe der ganzen Schwangerschaft hospitalisiert bleiben wegen Gefährdung der Gravidität. Das Kind entwickelt sich nur langsam. Es stellen sich von der 32. Woche an die Symptome des EPH-Komplexes ein. Auf Verzicht verläßt die Patientin die Klinik, kommt zwei Wochen nach dem Termin mit dem Vollbild der EPH-Gestose wieder in die Klinik. Mangelentwickeltes Kind, mekoniumhaltiges Fruchtwasser bei vorzeitigem Blasensprung und EPH-Gestose geben die Indikation zur Sectio caesarea. Die Uterusmißbildung wird bestätigt. Das Kind ist sehr klein, zeigt einen Opisthotonus. Die Wochenbettsabklärungen, insbesondere der Fundus oculi, bestätigen die Diagnose EPH-Gestose. In der Gestosesprechstunde wird zusätzlich eine Beckenniere links und eine Nephroptose rechts festgestellt.

Epikrise: Bei bekannter Uterusmißbildung entwickelt sich, trotz Klinikbetreuung, eine EPH-Gestose. Das Kind ist small-for-date. Der Geburtstermin ist unbekannt. Die Entbindung zeigt eine übertragene Frucht. Die Anteile von Uterusmißbildung und EPH-Komplex an der Mangelentwicklung und Gefährdung des Kindes sind nicht abzugrenzen. Die Arterien im Fundus oculi zeigen einen Spasmus, wie er auch für den übrigen Körper, vielleicht im Sinne HINSELMANN's (s. S. 98) angenommen werden muß. Diese Theorie der angeborenen arteriellen Anomalie wird durch das Aufdecken einer Beckenniere links noch unterstützt.

Neben den genitalen und renalen Mißbildungen sind in der Literatur besonders *die angeborenen vasculären Veränderungen* erwähnt. Natürlich kommen nur die makroskopisch erfaßbaren Mißbildungen zur Diagnose. Fehlbildungen im mikroskopischen Bereich sind nur als Zufallsbefunde zu eruieren.

Als häufigste Mißbildung wird die Hypoplasie der Aorta, die Coarctation und die Aortenisthmusstenose erwähnt [31, 91, 112, 153, 169, 348, 407, 408, 427].

Die EPH-Erkrankung tritt rezidivierend auf und erreicht sehr oft das Vollbild der Präeklampsie im engern Sinne (drohende Eklampsie). Die Hypertonie ist das erste, festzustellende Symptom. Sie tritt in der frühen Schwangerschaft auf, verschwindet häufig im 2. Trimester und erreicht im letzten SS-Drittel sehr hohe Werte. Der hohe Blutdruck äußert sich dann in Kopfschmerzen, Schwindel und gelegentlich in Amaurose, den Symptomen der imminenten Eklampsie. Er ist nur bei Messungen am Arm, nicht aber am Bein nachzuweisen, ist also auf die obere Körperhälfte beschränkt. Ödeme und Proteinurie begleiten die Hypertonie, wobei zwischen der Ausbildung der einzelnen Symptome keine Korrelation besteht. Das kindliche Schicksal ist eng mit Mißbildung und Symptomen verknüpft. Schon wiederholte Totgeburten allein, ohne EPH-Gestose, sollten Anlaß dazu geben, auch aortographisch die Patientin abzuklären.

Der Grad der kindlichen Schädigung ist nach Clemetson [91] proportional der Hypoplasie der Aorta und der übrigen Arterien. Dabei sind Aortendurchmesser von nur 1 cm gemessen worden. Man muß also annehmen, daß einerseits eine ganze Reihe von Mangelgeburten, ohne weitere mütterliche Symptome, auf Kosten der Hypoplasie gehen, daß anderseits viele Patientinnen eine geringe Coarctation der Aorta aufweisen, welche jedoch noch so reaktionsfähig ist, daß die Blutversorgung den Anforderungen der Schwangerschaft genügt. Die Ursache der Hypertonie ist in diesen Fällen zwiefältig:

1. Die Niere ist, ähnlich wie der Uterus, ischämisch, es kommt also der Renin-Angiotensin-Zirkel in Bewegung, besonders bei zunehmender Anforderung durch die wachsende Schwangerschaft.
2. Das Poiseuille'sche Gesetz für starre Röhren sagt aus: Wenn Druck und Viscosität einer Flüssigkeit konstant sind, so ist der Durchfluß proportional der 4. Potenz des Durchmessers der Röhre. Dies bedeutet, daß ein Rohr von 15 mm Durchmesser einen 5 mal größeren Durchfluß hat als ein Rohr von 10 mm. Die Hypertonie der Mutter ist also für den Föten lebensnotwendig, wenn der Durchmesser der Aorta unter der Norm ist oder sogar das minimale Maß von 1 cm erreicht.

Die Coarctation der Aorta wird in der Regel nicht diagnostiziert. Die Patientin kommt, meistens als Schwangere, mit einer Hypertonie in die Kontrolle. Die Hypertonie bleibt post partal bestehen und damit wird das Leiden der Frau als essentielle Hypertonie eingeteilt. Abklärungen ergeben dann aber das Vorliegen einer Mißbildung als Ursache der Hypertonie und des EPH-Komplexes überhaupt. Wir haben also das Bild einer durch Mißbildung verursachten EPH-Gestose.

Die Abklärung durch Arteriographie ist aufwendig und nicht ohne Gefahren. Jedoch ist die vergleichende Blutdruckmessung an den obern und den untern

Extremitäten einfach und kann einen ersten Anhaltspunkt für die Genese des EPH-Komplexes geben.

2. Kind

Unter den 75 Kindern, die in den Jahren 1967 und 1968 an den Folgen des EPH-Komplexes im weitesten Sinne des Wortes starben (perinatale Mortalität von 1,83 %), hatten deren 11 Mißbildungen, d. h. *15 %. Diese Zahl übersteigt die durchschnittliche Mißbildungsrate von rund 3 %* [117, 122, 126, 390–394, 450, 466] *um das Fünffache.* Dabei ist zu berücksichtigen, daß wir nur von den toten mißgebildeten Kindern sprechen und nicht von denen, welche mit ihren Mißbildungen lebensfähig sind. Die Rate wird dadurch noch größer. Somit stellt sich die Frage nach dem Zusammenhang zwischen EPH-Erkrankung der Mutter und kindlicher Mißbildung (Abb. 110).

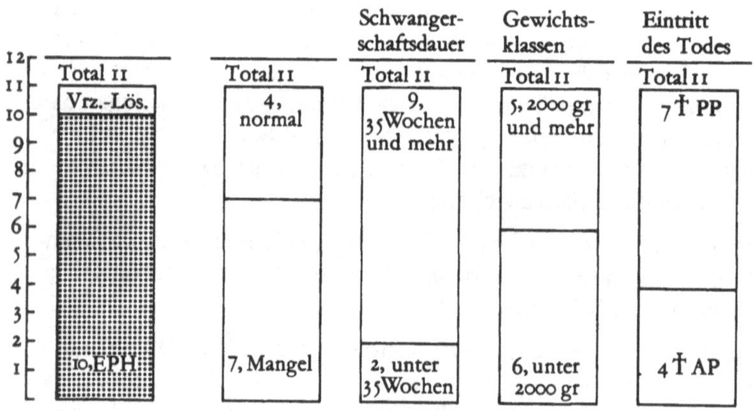

Abb. 110a 11 perinatal verstorbene, mißgebildete Kinder

Die Ursache der kindlichen Mißbildungen in der EPH-Gestose zu suchen, scheint unnütz, da ja die Organogenese zu einer Zeit stattfindet, da EPH-Symptome nicht vorliegen. Da wir aber die psychogene Genese der EPH-Erkrankung postulieren, können wir die psychisch bedingten Mißbildungen in diesen Formenkreis mit einbeziehen. Wir können die *Arbeitshypothese* aufstellen, daß der gleiche Mechanismus, der zu der Ausbildung der EPH-Symptome führt, nämlich Vasospasmus, reduzierte Organdurchblutung, Sauerstoffmangel, neben einer Mangelentwicklung auch zu Mißbildung des Föten führen kann [319, 390, 394]. Fassen wir den Begriff sehr weit, so fallen auch diejenigen Kinder darunter, die, von EPH-erkrankten Müttern geboren, trotz somatischer Normentwicklung, psychische Fehlleistungen und Retardierungen aufweisen. Katamnestische Untersuchungen solcher Kinder liegen vor [33, 234, 436, 437], wobei allerdings der psychische Zustand der Mutter nicht berücksichtigt wurde. Eine totale Schwangerschaftsbetreuung mit Psycho-Abklärung der Frauen in der Schwangerschaft und nachfolgender Untersuchung des Kindes würde die vermuteten Zusammenhänge aufdecken können.

Sind wir davon ausgegangen, die mütterliche Erkrankung als gegeben zu betrachten und davon aus die Einwirkung auf das Kind zu untersuchen, so läßt sich nun auch die ganze Geschichte umkehren. Als Beispiel diene die nachfolgende Kasuistik:

Fall 1:
Die EPH-Gestose ist ausschließlich in der 6. Schwangerschaft aufgetreten. Ein renal schwer geschädigtes Kind wird geboren. Die 7. Schwangerschaft verläuft wiederum unkompliziert. Ist das neue Kind gesund? Dann könnte man einen verhütenden, regulierenden fötalen Einfluß auf die Mutter annehmen.

Gebh. J. N. 1021/1968: G.-R., R., 38j. VI. Para

F. A. : unauffällig

P. A. : 1956–1958 Poliomyelitis, Meningitis, Pyelonephritis

G. A. : 1950, 1953, 1954, 1957, 1958 – 5 normale spontane Geburten, keine EPH-Gestose

Jetzige SS: L. P. 7. 6. 1967, Termin: 17. 3. 1968

Poliklinische Kontrolle: Ödeme seit der 35. SS-Woche:
Karpaltunnelsyndrom
Proteinurie seit 27. Woche (Spur)
Hypertonie seit 37. Woche (120/90–150/90)

Klinikaufnahme: 22. 3. 1968, 05.50 h, 41. Woche
Ödeme: generalisiert
Proteinurie: Spur
Hypertonie: fehlt (120/80)

15.10 h: Spontangeburt eines lebensfrischen Knaben 3890 g/51,5 cm, Pat. sub partu 140/90, 150/90

Wochenbett:
- Puls, Temperatur – normal
- Ödeme in 48 h überschießend ausgeschwemmt
- Proteinurie bis 5. Tag (0,26 g%/24 h)
- Hypertonie fehlt
- Phenolrot, Endogene Creatininclearance – normal
- Serum: Ges. Eiweiß: 5,3 (Hypoproteinämie) Albumin: Globulin: 1,3 normal
- Antistreptolysintiter: unter 100, normal
- Fundus oculi: normal

Kind: frühkindliche Entwicklung unauffällig

Gestosesprechstunde:	ab 3. Monat p. p. – Ödeme: fehlen – Proteinurie: geringe Spur – Hypertonie: 120/95 – Urin: Sediment o. B., spez. Gewicht 1022 – Serum: Ges. Eiweiß 6,8 g% Albumin : Globulin 1,3 – Endogene Creatininclearance: normal – Isotopennephrogramm: unauffällig Entlassung
Interkurrente Mitteilung der Patientin:	Im Alter von 7 Monaten mußte der Knabe notfallmäßig in das Kinderspital eingewiesen werden wegen Fieber über 39°, Durchfall, Exsikkose, Hypertonie, Oligurie, Urämie.
Kinderspital, Befunde	– Harnstoff 90 mg%, Hydronephrose rechts, fehlende Kontrastmittelausscheidung links (stumme Niere?), Balkenblase, Harnwegsinfekt, Blasenhalsstenose mit Urethralklappen
Procedere:	Pyelostomie bds, antibiotische Behandlung, Versuch der elektrischen Entfernung der Urethralklappen
Prognose:	unsicher
Gestosesprechstunde:	Patientin kommt mit ihrer 7. Schwangerschaft wiederum in Kontrolle, L. P. 31. 1. 1969, Termin: 10. 11. 1969
Kontrollen:	Ödeme: angedeutet Proteinurie: negativ Hypertonie: fehlt Urin: Sediment o. B., spez. Gewicht 1026 Serum: 6,3 g% (normal) Albumin: Globulin 1,1 (normal) Endogene Creatininclearance: normal Hormonbestimmungen im Bereich der Norm Alle Befunde wurden mehrere Male kontrolliert.
Klinikaufnahme:	8. 11. 1969, 04.15 h, 40. Woche, wegen Kontraktionen Ödeme: fehlen Proteinurie: angedeutet Hypertonie: fehlt Urin: Sediment o. B., spez. Gewicht 1025 09.32 h Spontangeburt eines lebensfrischen Knaben, 3260 g/51 cm, keine Mißbildungen ersichtlich
Wochenbett:	– Puls } normal – Temperatur } normal – Ödeme: keine – Proteinurie: geringe Spur – Hypertonie: fehlt – Phenolrot } normal – Endogene Creatininclearance } normal – Serum: Ges. Eiweiß: 6,4 – Albumin : Globulin 1,26 – Antistreptolysintiter unter 100 – Fundus oculi: normal

Kind:	frühkindliche Entwicklung unauffällig, keine diagnostizierbaren Mißbildungen
Gestosesprechstunde:	Die Patientin wird 3 Monate p. p. für weitere Betreuung aufgeboten
Zusammenfassung:	Nach 5 normalen Schwangerschaften macht die Patientin bei der 6. SS eine EPH-Gestose durch und wird von einem anscheinend gesunden, normalen Knaben entbunden. Abklärungen im Wochenbett bestätigen die Diagnose. In der Gestose-Sprechstunde sind die Befunde im Wesentlichen unauffällig. 7 Monate nach der Geburt muß der kleine Sohn mit einer Urämie in das Kinderspital eingewiesen werden, wo infizierte Hydronephrose, stumme Niere, Balkenblase und Urethralklappen diagnostiziert werden. Kurz darauf wird die Patientin erneut gravid. Der SS-Verlauf ist ungestört. Sämtliche Abklärungen sind unauffällig. Am 8. 11. 1969 wird sie von einem gesunden, lebensfrischen Knaben entbunden. Normale, frühkindliche Entwicklung. Die Wochenbettsabklärungen zeigen keine Anzeichen einer EPH-Gestose. Die Patientin wird in der Gestosesprechstunde weiterhin betreut. Wir beobachten gespannt die Entwicklung des neuen Sohnes.
Epikrise:	Die Patientin hat während ihren ersten 5 Schwangerschaften nie eine EPH-Gestose durchgemacht. Nur bei ihrer 6. Gravidität traten die EPH-Symptome auf. Der Knabe hatte schwere beidseitige Nierenmißbildungen, die kaum mit dem Leben zu vereinbaren sind. Die Untersuchungen von HODARI und HODGKINSON [213] haben Renin in der fötalen Niere bei Hunden und seinen Übertritt ins mütterliche Blut nachgewiesen. Wir stehen damit vor der Frage, ob die Entstehung der EPH-Gestose nicht in gewissen Fällen vom Kind gesteuert wird: vom organisch oder funktionell mißgebildeten Kind. Hat das normal entwickelte Kind einen regulierenden Einfluß auf den mütterlichen Organismus, der bei Fehlfunktionen ausbleibt und die Ausbildung der EPH-Gestose ermöglicht? Die EPH-Gestose ihrerseits hätte dann wiederum einen schädigenden Einfluß auf das ungeborene Kind, ähnlich, wie dies bei der Rhesusinkompatibilität aufgedecktwurde. Als Illustration zu dieser Hypothese lassen wir eine weitere Fallbesprechung folgen:

Fall 2:
Rezidivierende EPH-Erkrankung bei 4 Schwangerschaften, mit 3 Mangelgeburten und einem gesunden Kind.

Gebh. J. N. 1611/1963, 1448/1964, 3229/1966, 359/1969:

Gebh. J. N. 1611/1963, R.-K., P., 29j. I-Para
1448/1964,
3229/1966,
359/1969:

F. A. :	unauffällig
P. A. :	

1. Schwangerschaft:	L. P. 12. 7. 1962, Termin: 22. 4. 1963 Kontrolle beim Hausarzt, angeblich leichte Gestose
Klinikeintritt:	11. 4. 1963 in der 39. SS-Woche, wegen fraglich vorzeitigem Blasensprung. Der Schwangerschaftsverlauf sei gut gewesen, nur eine leichte „Gestose" habe sie gehabt (Angabe der Patientin). Ödeme: Praetibial Proteinurie: ++ Hypertonie: 170/110 Urin: Sediment unauffällig, spez. Gew. 1020 Ausscheidung genügend Kopfschmerzen **Diagnose:** Eklampsia imminens Behandlung nach Stroganoff 13. 4. 1963: spontaner Wehenbeginn, rasche Eröffnung des Muttermundes, – 08.00 h spontaner Blasensprung, mekoniumhaltiges Fruchtwasser, Absinken der HT auf 100, 112. Blutdruck sub partu auf 160/95, 170/110 ansteigend – 11.20 h Entbindung per Forceps, lebensfrisches Mädchen 2000 g/44,5 cm, Mangelgeburt, Plazenta spontan, viele Kalk- und Fettinfarkte.
Wochenbett:	– Überschießende Ausscheidung vom Tage der Geburt an. – Proteinurie unwesentlich (0,1 ‰ Esbach) – BD am 6. Tag normalisiert unter Hypotensiva und Diuretika – Urin: Sediment immer unauffällig, spez. Gewicht zwischen 1020 und 1006 – Fundus oculi: normal – Phenolrotausscheidung – Endogene Creatininclearance } normal
ambulant:	12. Tag p. p.: – BD 140/90 – Urin: Sediment Eiweiß Spur, 1 hyaliner Zylinder, – subjektiv beschwerdefrei – Rp. Hypotensivum, Diuretikum, salzlose Diät, Überweisung an den Hausarzt, keine weiteren Angaben
Kind:	Verlegung ins Kinderspital wegen Mangelentwicklung Entlassung am 32. Tage mit 2750 g, gute weitere Entwicklung
2. Schwangerschaft:	L. P. Mitte August 1963, Termin Ende Mai 1964
Klinikeintritt:	7. 4. 1964, 02.45 h, notfallmäßige Aufnahme in der 34. Woche wegen Eklampsie. Hausarzt stellte im November 1963 (ca. 12. Woche) eine Spur, im Dezember 1963 (ca. 16. Woche) 0,15 ‰ Eiweißausscheidung fest. Sonst keine Angaben, 2 eklamptische Anfälle zu Hause. Aufnahmebefund: Ödeme mäßig stark ++ Proteinurie +++ 20 ‰ Hypertonie 190/130

Urin: Sediment unendlich viele granulierte Zylinder
Ausscheidung: Oligurie, spez. Gew. 1038 (Eiweiß)

Diagnose: Eklampsia convulsiva

- 05.10 h: Spontangeburt, Knabe 1300 g/39 cm, Frühgeburt 34. Woche, Mangelgeburt
  Plazenta spontan. Große anaemische Infarkte, fibrinoide Nekrosen und kleine Kalksalzinkrustationen (Path.-Anat. Institut Basel 6059/64).

Wochenbett:

- Überschießende Ausscheidung 24 h nach der Geburt,
- Proteinurie klingt erst am 12. Wochenbettstag von 20 ‰ auf 0,1 ‰ ab,
- BD ist 24 h p. p. mit 125/85 normal, steigt am dritten Tag wieder an, erreicht am 5. Tag die Werte von 170/110 und normalisiert sich erst am 10. Tag nach der Geburt unter Behandlung mit Hypotensiva,
- Urin: Sediment am 2. Tage vereinzelte granulierte Zylinder, dann o. B., spez. Gewicht 1014 bis 1008,
- Hypoproteinaemie 5,0 g%
- Fundus oculi: Bild einer beginnenden Rethinopathia albuminurica bds mit Papillenödem, Netzhautblutungen, Cottonwoodherde, dyschorische Herde, Marmorierung, enggestellte Arterien, Kaliberschwankungen und positivem Überkreuzungsphaenomen.
- Transaminasen: SGOT: 45 E, SGPT: 200 E
- Phenolrotausscheidung erniedrigt
- Endogene Creatininclearance normal

18. Tag: Entlassungsbefund:

- BD 120/85
- Urin: Eiweiß Spur opal

Keine weiteren Kontrollen, Überweisung an Hausarzt

Kind: Verlegung ins Kinderspital wegen Frühgeburt und Mangelentwicklung, Entlassung am 70. Tag, geringe Kraniotabes. 2750 g, weitere Entwicklung unauffällig.

3. Schwangerschaft: L. P. 25. 11. 1965, Termin: 5. 9. 1966
Während der Schwangerschaft wegen Hypertonie mit Hypotensiva (Serpasil) und Sulfonamid (Gantanol) behandelt.

Klinikeintritt: 11. 9. 1966, 00.00 h, 41. Woche, wegen Kontraktionen.

Aufnahmebefund:
Ödeme +
Proteinurie Spur
Hypertonie 170/90
Urin: Sediment selten Erythrocyten, Ausscheidung genügend, spez. Gewicht 1022

Diagnose: EPH-Gestose
Spontaner Blasensprung, Fruchtwasser klar

05.55 h: Spontangeburt, Mädchen, 3030 g/50 cm, lebensfrisch
Plazenta spontan, weist Infarkte auf

Wochenbett:

- Ödeme werden ausgeschwemmt
- Proteinurie am 3. Tag in einer Urinportion 0,3 ‰
- BD bis am Austrittstage erhöht, zuletzt 130/90, Behandlung mit Hypotensiva (Serpasil)
- Urin: Sediment unauffällig, spez. Gewicht 1022 bis 1004
- Hypoproteinaemie 5,9 g% } erniedrigt
- Phenolrotausscheidung 31,6 %/16, 4 %/48,0 % } erniedrigt
- Endogene Creatininclearance 65 ml/Min.
- Fundus oculi: normal

Kind:

Normale frühkindliche Entwicklung
Entlassung am 9. Tag, 2830 g

4. Schwangerschaft: L. P. 10. 5. 1968, Termin: 1. 2. 1969

Schwangerschaftsverlauf:

- 22. 7. 1968/11. Woche: Ödeme, Blutdruck 180/95, Hypotensiva, Diuretika
- 22. 8. 1968/15. Woche: Ödeme, Blutdruck 210/110, 190/110, keine Proteinurie
- 16. 9. 1968/19. Woche: Eiweiß neg., Blutdruck 160/105, Hormonwerte im Urin im Normbereich
- 16. 10. 1968/24. Woche: keine Ödeme, Eiweiß neg., Blutdruck 155/100, keine subjektiven Symptome, Serumeiweiß 6,5 g%

Endogene Creatininclearance 73 ml/Min., knapp normal

Weiterer Verlauf:
Trotz Hypotensiva, Diuretica zunehmende Ödeme, geringe Proteinurie und steigender BD. Hormone unter Norm absinkend. Fundus uteri wächst langsam. Patientin weigert sich dauernd, zur Beobachtung, Abklärung und Behandlung in die Klinik einzutreten.

Klinikeintritt: 22. 1. 1969 (9 Tage vor Geburt) in der 37. Woche, nach intensiver Bearbeitung der Patientin.

Aufnahmebefund:
Ödeme ++
Proteinurie 1,8 ‰
Hypertonie 155/95, 165/100
Urin: Sediment Wachszylinder, granulierte Zylinder
Ausscheidung überschießend, spez. Gew. 1018 bis 1008
Hormone unter der Norm

Weitere Abklärungen:
Albumin : Globulin zu Gunsten der Globuline *stark* verschoben (0,86)
Hypoproteinaemie: 5,5 g%
normaler neurologischer Status (Konsiliarius)
Phenolrotausscheidung } normal
Endogene Creatininclearance } normal
Ausscheidung von 2,3 g% Eiweiß im 24 h-Urin
Fundus oculi: Kaliberschwankungen der Gefäße,
A : V = 1 : 2 bis 1 : 3 (Physiol.: 2 : 3)
Noch keine Retinitis angiospastica
Diagnose: EPH-Gestose

Verlauf:

- Ausscheidung genügend
- Proteinurie bleibt bestehen
- Durch Bettruhe und Psychorelaxantien allein sinkt der BD auf 130/90, 120/80
- HT gut, keine Wehen, Kind wächst kaum.
- Man entschließt sich zur Sectio caesarea in der 38. Woche
- Hormonbestimmung: Östron-Östradiol 167/24 h, stark erniedrigt
  Östriol 2790/24 h, stark erniedrigt Pregnandiol 59 mg/24 h, normal

31. 1. 1969, 15.10 h Sectio caesarea und Tubenligatur, Mädchen 1750 g/42 cm, Mangelgeburt, Plazenta 310 g
Plazenta, makroskopisch: kleine, 310 g schwere Plazenta; mikroskopisch: etwas vermehrte Hyalinisierung des Zottenstromas. Basal und subchorial starke Fibrinablagerung. Uteroplazentargefäße ohne Zeichen der Sklerosierung.
Diagnose: Kleine Plazenta mit normalen Reifezeichen, vereinzelte kleine Kalkinfarkte.

Wochenbett:

- Ausscheidung am Tage nach der Geburt und während 3 folgenden Tagen überschießend.
- Proteinurie fällt von 1‰ auf 0,2‰,
- BD bis am 3. Tag p. p. normal, dann, am 4. 2. 1969, Anstieg auf 140/95, 150/100 bis am 8. 2. 1969, darauf Normalisierung unter Psychorelaxantien.
- Urin: Sediment unauffällig, spez. Gewicht 1012–1006,
- Hypoproteinaemie 5,0 g%
- Eiweißausscheidung 0,45 g%/24 h
- Phenolrotausscheidung (22,3 %/39,6 %/61,9 %) reduziert
- Endogene Creatininclearance: normal
- 12. Tag Entlassung auf Wunsch und eigene Verantwortung der Patientin, BD 130/100, 140/90

Kind: Normale frühkindliche Entwicklung

Gestosesprechstunde: ab $2^1/_2$ Monate p. p.

- Ödeme ++ praetibial
- Proteinurie fehlt
- Hypertonie 180/100, 190/95, 150/95
- Urin: Sediment o. B., spez. Gewicht 1020
- Serum: Ges. Eiweiß normal
- Endogene Creatininclearance: Norm
- Isotopennephrogramm: leichte Verzögerung der Sekretionsphase links
- Intravenöses Pyelogramm: Nephroptose bds, rechts mehr als links, Malrotation bds mit Psoasrandsyndrom
- Neurologische Abklärung und EEG normal

Zusammenfassung: Eine bei Beginn der geburtshilflichen Anamnese 29jährige und 6 Jahre steril verheiratete Patientin macht bei der 1. SS eine Präeklampsie durch und wird durch Forceps von einem mangelentwickelten Mädchen entbunden, das sich in spezialärztlicher, stationärer Behandlung normal entwickelt. Die Abklärungen im

Wochenbett sind unauffällig. Bei der Entlassung sind einzig die BD-Werte (140/90) leicht erhöht. Keine weiteren zwischenzeitlichen Abklärungen.

Die 2. SS bringt die Patientin in der 34. Woche mit einer Eklampsie (2 Anfälle) in die Klinik. Die Spontangeburt eines mangelentwickelten, frühgeborenen Knaben erfolgt kurz nach dem Eintritt. Das Kind entwickelt sich normal. Die Wochenbettsuntersuchungen ergeben pathologische Nierenfunktion und zeigen das Bild einer Retinopathia albuminurica mit Blutungen und Ödemen im Fundus oculi, die sich völlig restituiert. Bei der Entlassung waren alle Befunde im Bereiche der Norm. Keine weiteren Abklärungen in der Zwischenzeit.

Bei der 3. SS ist die wiederum auftretende Gestose hauptsächlich durch Ödeme und Hypertonie charakterisiert. Am Termin wird ein normal großes, gut entwickeltes Mädchen geboren. Die Wochenbettsabklärungen zeigen eine reduzierte Nierenfunktion. Bei der Entlassung war der BD mit 130/90 diastolisch deutlich erhöht.

Auch während der letzten SS tritt eine Gestose auf. Intensive Behandlung mit Diuretica und Hypotensiva verhindern die Wachstumsverzögerung des Kindes nicht. Es bleibt schließlich ein Rückstand von 6 Wochen bestehen. Die Urinkontrolle (Wachszylinder) deutet auf eine Nephrose hin. Der Fundus oculi zeigt arteriole Spasmen. Die Nierenfunktion ist nur wenig gestört. Die Schnittentbindung wird mit einer Tubenligatur verbunden. Das mangelentwickelte Mädchen gedeiht unter Pflege der Reanimationsstation normal. Die Patientin verläßt auf eigenen Wunsch am 12. Tag p. p. die Klinik.

In der Gestosesprechstunde wird eine Hypertonie, eine reduzierte tubuläre Sekretion links, eine Nephroptosis bds und eine Malrotation beider Nieren mit Psoasrandsyndrom festgestellt.

Epikrise: Vier aufeinanderfolgende Schwangerschaften sind durch 4 verschiedene Typen des EPH-Komplexes kompliziert:

1. Schwangerschaft: Imminente Eklampsie mit Mangelgeburt
2. Schwangerschaft: Convulsive Eklampsie mit Früh- und Mangelgeburt
3. Schwangerschaft: EH-Typ mit normal entwickeltem Kind
4. Schwangerschaft: EPH-Typ mit Mangelgeburt.

Wir fragen uns: warum hat die Frau bei rezidivierender EPH-Erkrankung einmal ein normal entwickeltes Kind und dreimal small-for- date-Kinder. Was ist an diesen Schwangerschaften unterschiedlich, daß trotz gleicher Symptomatik die Dauer der Schwangerschaft wechselt und verschieden entwickelte Kinder geboren werden. Eine Antwort darauf ist nicht zu geben. Wir können aber annehmen, daß es sich um mindestens 2 genetisch verschiedene EPH-Erkrankungen handelt, 1., 2. und 4. gegenüber der 3. SS. Bei SS 3 war die Proteinurie in den Hintergrund getreten. Dies ist das einzige Merkmal dieser dritten SS. Wäre eine regulierende Wirkung, vom Kind ausgehend, anzunehmen?

Wir stellen ferner fest, daß die Patientin in keinem der Intervalle zwischen den Schwangerschaften betreut wurde. Eine ev. zugrunde liegende Erkrankung wurde nicht erfaßt.

Die symptomatische Behandlung während der SS mit Diuretika und Antihypotensiva hat keinen Erfolg gehabt. Anderseits hat in der 4. SS der BD auf Bettruhe und Sedierung allein gut reagiert.

Es lassen sich folgende Schlüsse ziehen:

1. Die Entwicklung der Kinder intrauterin ist im Einzelfall unabhängig von den Symptomen der EPH-Erkrankung. Gleichbleibende Symptome können verschiedene Auswirkungen zeitigen.
2. Damit ist auch die logische Einteilung der Schweregrade nach der *Auswirkung* der EPH-Symptome gegeben.
3. Die symptomatische Behandlung von Ödemen und Hypertonie wirkt sich auf das intrauterine Wachstum des Kindes nicht aus und hat damit einen sehr eingeschränkten Wert in der Gestose-Betreuung.
4. Die Ruhe – Bettruhe – Sedierung ist die Grundlage jeder Behandlung des EPH-Komplexes, von der nicht abgegangen werden soll.
5. Eine zwischenzeitliche Untersuchung im schwangerschaftsfreien Intervall ist unbedingt indiziert und hätte vielleicht behandlungsbedürftige Grundleiden gezeitigt.
6. In der Gestosesprechstunde wird die andauernde Hypertonie bestätigt. Wir decken Nierenveränderungen auf, die möglicherweise für die EPH-Gestose verantwortlich gemacht werden können.
7. Die Frau gebar 3 mangelentwickelte und ein normales Kind. Waren die drei Mangelgeburten schon primär entwicklungsgestört? Hat ihr fehlender Regulationsmechanismus die Ausbildung der schweren Gestose ermöglicht? Hat die SS mit normal entwickeltem Kind das Auftreten einer schweren Gestose verhindert?

Die *Arbeitshypothese*, die zu untersuchen wäre, würde lauten:

Bei einem Teil der EPH-Gestosen ist das *Kind die Ursache der Erkrankung*. Der normale, unkomplizierte Schwangerschaftsverlauf beruht auf einem Gleichgewicht zwischen den kindlichen und mütterlichen Funktionsabläufen. Das Gleichgewicht ist auf Seiten des Kindes durch Fehlfunktionen gestört, die oft mit organischen Mißbildungen vergesellschaftet sind. Sie bestehen in einem Versagen eines regulierenden Mechanismus, einer Schutzwirkung, welche normalerweise die Erkrankung an EPH-Gestose verhindert. Die fehlenden Schutzmechanismen, die organischen Mißbildungen sind vorerst *am geborenen Kinde* nachzuweisen. Die Analyse von Fruchtwasser, in graviditate gewonnen, zeigt in diesen Fällen Chromosomenaberrationen, die auf die Ursache der EPH-Gestose hinweisen.

Epikrise:

Mißbildungen bei der Mutter als Ursache der EPH-Gestose sind bekannt. Die Korrektur der Mißbildung, in gewissen Fällen durch erfolgte Schwangerschaft allein, kann Rezidive der Erkrankung vermeiden. Aufwendige Untersuchungen für die urogenitalen Malformationen stehen der einfachen, vergleichenden Blutdruckmessung an oberer und unterer Extremität gegenüber. Rezidivierende EPH-Gestosen sollten immer auf mütterliche Mißbildungen abgeklärt werden.

Die Rolle der kindlichen Mißbildungen bei der Entstehung des EPH-Komplexes ist ungeklärt. Die Häufung ist jedoch unbestritten. Die EPH-Symptome können sowohl als Ausdruck der Mißbildung angesehen werden wie auch eine gemeinsame Ursache, ev. psychogener Natur, haben. Die regulierende Funktion des Föten resp. deren Fehlen bei Mißbildungen sollte als Faktor bei der Diskussion über die Genese der EPH-Gestose berücksichtigt werden.

XI. Die psychogene EPH-Erkrankung

Nicht nur physische, auch psychische Veränderungen zeigen sich durch Ödeme, Proteinurie und Hypertonie an. Betrachten wir die Symptome einzeln:

1. Ödeme

Eine vermehrte Ausschüttung des adiuretischen Hormones [215] wird durch den psychischen Stress bewirkt [461]. BOYD, LEE & STEPHENS [58] haben im Tierversuch eine erhöhte Produktion von antidiuretischem Hormon und eine vermehrte Diurese nachgewiesen. Dies im Zusammenhang mit Lichtstimulation. Die Veränderungen blieben nach Entfernung der Augen aus, was eine direkte nervöse Beeinflussung der Hypophyse durch äußere Reize zu beweisen scheint. Das antidiuretische Hormon ist unwirksam im Schlaf, während Hypnose und bei Gehirnerkrankungen [217]. Elektrische Stimulation der Hypophyse löst die Diurese aus oder verstärkt sie [192]. Katzen, dem Anblick bellender Hunde ausgesetzt, reagieren mit einer Abnahme der Diurese, zurückzuführen auf eindeutig objektivierbaren Spasmus der afferenten Nierenarteriolen [47]. Der Spasmus sei durch vermehrte Epinephrin-Ausschüttung zu erklären. SCHOTTSTÄDT, GRACE & WOLFF [434] haben die renale Wasser- und Salzausscheidung in Ruhe, im Erregungszustand und bei Ärger dargestellt (Abb. 111). Ähnliche Ergebnisse sind durch Hypnose

Emotion	Harn ml/h	NaCl m/Äq./4 h
Ruhe	170	28
Erregung	58	3
Ruhe	200	20
Ärger	621	80

Abb. 111 Emotionsbedingte Unterschiede der renalen Wasser- und Salzausscheidung

zu erhalten. Die Hypnose allein kann zu einer Diurese führen [305], hypnotische Suggestion eines angenehmen Zustandes zu einer Wasser- und Salzretention, eine suggerierte unangenehme Situation zu einer Diurese mit Verlust von NaCl [196]. Zu erwähnen ist ferner das emotionell bedingte idiopathische Ödem, welches nur bei Frauen im reproduktiven Lebensalter auftritt. Die diuretische und diätetische Behandlung führt nur bei gleichzeitiger psychiatrischer Betreuung zum Ziel [454, 313]. Die Salz- und Wasserelimination wird also direkt durch Beeinflussung der Nierendurchblutung gesteuert. Anderseits unterliegt die Nierenfunktion den diencephal-hypophysärneurohormonalen Reglermechanismen [468], welche psychischen und vegetativen Einflüssen zugänglich sind. Die Wirkung der Nebennierenrindenhormone schließt den Kreis zur hormonalen Genese der Gestoseerkrankungen (s. S. 127ff]

2. Proteinurie

Psycho- und neurovegetative Syndrome im Urogenitalsystem sind schon seit langer Zeit bekannt und nicht umsonst bezeichnen die Chinesen die Blase als „Spiegel der Seele" (Abb. 112) [468]. Die Erregungsproteinurie bei psycho-

Nervöse Dysregulationen der Nieren

- Veränderungen der Harnmenge
- Veränderungen der Harnbeschaffenheit

Nervöse Dysregulationen des Nierenbeckens und der Harnleiter

- Störungen des Nierenbeckentonus
- Störungen des Harnleitertonus

Nervöse Dysregulationen der Harnblase

- Störungen der Blasenkapazität
- Entleerungsstörungen der Harnblase
- Reizblase
- Enuresis nocturna

Abb. 112 Psycho- und neurovegetative Urogenitalsyndrome (Nach WEBER)

vegetativ labilen Personen ist eine bekannte Erscheinung [105]. Das Vegetativum ist also für die vermehrte Durchlässigkeit der Gefäßwände verantwortlich, wie wir dies beim Auftreten der emotionellen Wasserretention und Ausbildung von Ödemen gesehen haben. Die psychogen ausgelöste Proteinurie kann aber auch die Folge der renalen Minderdurchblutung sein [115]. Die durch Arteriolenspasmen reduzierte Blutversorgung führt nicht nur zur Oligurie, sondern auch zur Gefäßläsion. Damit besteht die Möglichkeit des Übertretens von Bluteiweißkörpern in den Urin. Schließlich sei die experimentell ausgelöste Adrenalin-Albuminurie erwähnt. Sie kann als Resultat von Stressituationen betrachtet werden.

3. Hypertonie

Eine reichhaltige Literatur gibt Auskunft über die Wechselbeziehung Psyche-Blutdruckregulation [204, 205, 354, 438–440, 448, 456, 480] (s. auch Literatur bei CONDRAU und STÄHELIN [94, 444]). Bei der Hypertonie spielen funktionelle Änderungen im Kontraktionszustand der glatten Muskelelemente eine wesentliche Rolle. Ein erhöhter Tonus der glatten Gefäßmuskulatur vermag die Dehnbarkeit zu verringern und die elastischen Widerstände zu erhöhen. Es kommt durch den erhöhten Kontraktionszustand der glatten Muskulatur zu einer Zunahme der Wandspannung und konsekutiv zu einer funktionellen Verengerung der Arteriolen (Gebiet der präkapillaren Gefäße mit einem in den üblichen histologischen Präparaten aufscheinenden Durchmesser von weniger als 150 μ). Dies ist auch der Ort des Hauptwiderstandes bei der Hypertonie. Die Arteriolen hypertrophieren jedoch nicht [410]. Dieser Befund konnte durch uns bestätigt werden. Bei 10 Patientinnen, die wegen schwerer EPH-Erkrankung durch Sectio caesarea entbunden wurden, haben wir Muskelstreifen aus dem Uterus entnommen und histologisch untersuchen lassen. Die Arteriolen zeigten keine organischen Veränderungen.
Geringe Veränderungen im Gesamtquerschnitt der Arteriolen genügen aber für eine erhebliche Veränderung des peripheren Widerstandes. Die Folge davon ist eine Blutdruckerhöhung. Damit wird die Hypertonie als Resultat veränderter Reaktionsfähigkeit und unterschiedlichem Kontraktionszustand der Arteriolen definiert. Es fragt sich nun, weshalb die Arteriolen funktionell verengert sind [216, 484]. Wir suchen eine Ursache in der Psyche.

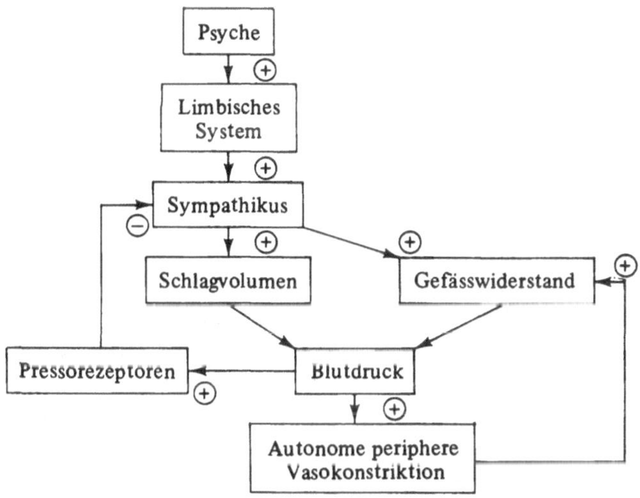

Abb. 113: Blockschaltbild zur Blutdruckregelung.
(Nach SCHAEFER)

Emotionen haben nachgewiesenermaßen einen bedeutenden Einfluß auf die cardio-vasculäre Regulation. SCHÄFER [428] hat anhand eines Blockschaltbildes die Blutdruckregelung zu erklären versucht (Abb. 113). Von UEXKÜLL [456] hat durch kontinuierliche Blutdruckmessungen gezeigt, daß emotionell gefärbte Erinnerungen Blutdrucksteigerungen bewirken. Diese Hypertonie ist mit antihypertensiven Mitteln nicht zu verhindern. Sie dauert, z. B. bei einem Angstanfall, mehrere Stunden. Sie tritt auch auf, wenn die emotionelle Erregung unbewußt ist. Meist sind die systolischen, oft auch die diastolischen Werte erhöht. Bei Studenten im Examen zeigte WICK [474] dieselbe Reaktion, ausgelöst durch die persönliche Befragung des Examinanden. Unter der Einwirkung von emotionellem Stress erfolgt eine statistisch gesicherte Erhöhung des Widerstandes in den Nierengefäßen und eine renale Mangeldurchblutung. Die Bildung von Renin wird gefördert, d. h. der ganze Renin-Angiotensin-Zirkel wird in Bewegung gebracht [342]. Dieser Mechanismus kann, durch eine Anpassung der Reizschwelle der Pressorezeptoren an die erhöhten Blutdruckwerte sogar zu einer Dauer-Hypertonie führen [456]. Nach HAUSER [193] besteht, als Folge der Stress-Situation, eine Hypersympaticotonie, welche sich über den lokalen Sympaticus in einer Vasokonstriktion am Uterus äußert. Es treten Kontraktionen mit zervikalem Überwiegen, Durchblutungsverminderungen und dadurch Hypoxie von Uterus und Plazenta auf.

Die Plazenta ihrerseits reagiert mit Kaliberschwankungen ihrer Gefäße, wie KRAUER [253] demonstriert hat, und drosselt damit die Versorgung zum Föten. Einen möglichen Funktionsablauf hat BLOMFIELD [46] in seinem Schema gegeben (Abb. 114).

Neben den Kardinalsymptomen sind weitere Veränderungen für den EPH-Komplex typisch und können als psychisch ausgelöst oder gefördert betrachtet werden: Wir erwähnen hier als ein besonders illustratives Beispiel die Gerinnung.

4. Gerinnung

Gerinnungsveränderungen als Ursache oder Folge der EPH-Erkrankung wurden in einer unübersehbaren Zahl von Arbeiten beschrieben. Als Therapeuticum des EPH-Komplexes wurde deshalb die Fibrinolyse empfohlen. [28, 59, 306, 307, 445, 446]. Daß die Gerinnung als Ursache psychische Alterationen hat, ist weniger bekannt. So berichtet DEUTSCH [109], daß Sympaticotonie eine Hypercoagulabilität und Aktivierung der Fibrinolyse bewirkte. Im Tierversuch führen extrem gesteigerte Reize bis zur intravasalen Gerinnung und Defibrinierung des Blutes. Die Beruhigung der Psyche anderseits verändert die Gerinnungsfaktoren im Sinne einer Hypocoagulabilität. MACHT [294] wies nach, daß bei ruhigen Blutspendern die Gerinnungszeit 8–12 Minuten, bei ängstlichen 4–6 Minuten und bei stark nervösen 1–3 Minuten betrug. Selbst eine so kleine Erregung wie die Angst vor der Blutentnahme bei empfindlichen Personen führt zu einer deutlichen Verkürzung der Gerinnungszeit [329]. Sie ging paralell mit dem Grade der Erregung. Die emotionell bedingte Fibrinolyse kann durch seelisches Trauma oder Angst bis zu klinischen Manifestationen, wie z. B. einer Purpura fibrinolytica führen [443].

Die Psyche ist jedoch nicht allein und ausschließlich für all diese Veränderungen verantwortlich. Das modifizierte Schema nach PAGE [334] illustriert verschiedene Faktoren, die sich gegenseitig beeinflussen (Abb. 115), wobei je nach Persönlich-

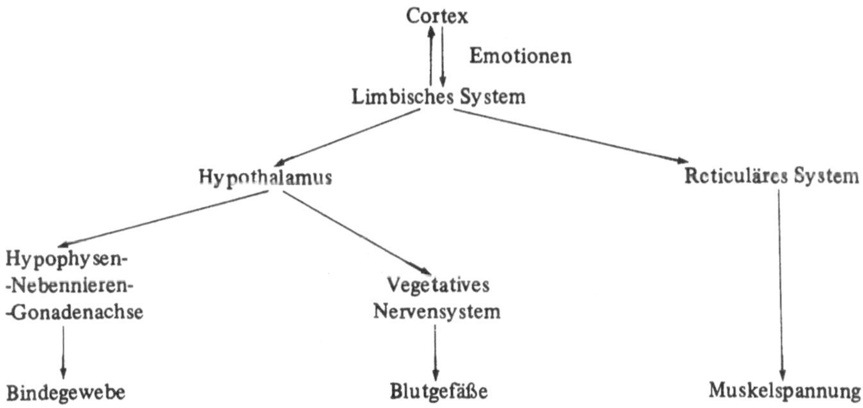

Abb. 114 Somatische Auswirkung von Emotionen

keit und Reaktionslage der eine oder andere Faktor stärker überwiegt. Auch muß von Seiten der Patientin eine konstitutionelle Bereitschaft zur pathologischen Verarbeitung der psychischen Insulte vorhanden sein. Es betrifft Menschen, die gehemmt sind, denen es nicht möglich ist, ihre Emotionen motorisch abzureagieren [104, 4, 399]. Hier können wir als Beispiel die junge Frau nehmen, die wegen vorzeitigen Kontraktionen in der Schwangerschaft zur Hospitalisation kommt. Die Anamnese zeigt familiäre, häusliche Schwierigkeiten, denen die Patientin nicht gewachsen ist. Versagt die verbale Ableitung der Probleme, das klärende häusliche Gewitter, fehlt die Aussprachemöglichkeit mit den übrigen Beteiligten, so nimmt sie Zuflucht in den Ausdruck der uterinen Kontraktionen. Dies gibt ihr einen zweifachen Benefit. Einmal ist ein Ventil geöffnet worden, der motorische Überlauf funktioniert. Anderseits ist das noch nicht reife Kind in Gefahr, geeignete Maßnahmen müssen getroffen werden, die Schwangere wird in die Klinik eingewiesen. Damit ist sie aus der Situation genommen, das Problem, wenigstens für sie selbst, wenigstens zeitweise, gelöst. Die Agressivität ist an der Schwangerschaft abreagiert worden, es folgt die Entspannung.

Die dritte Möglichkeit betrifft jedoch die gehemmte, ängstliche und innerlich gespannte Patientin. Ihr sind die spontanen Äußerungen, die kathartischen Ausbrüche und Erlebnisse nicht gegeben. Sie steht unter einem dauernden Druck,

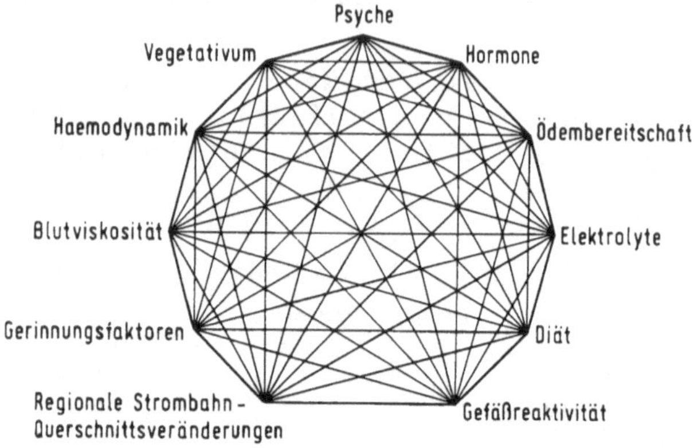

Abb. 115 Die Interrelationen verschiedener Faktoren bei der psycho-genetischen EPH-Erkrankung

ohne sich wesentlich und willentlich dagegen wehren zu können oder zu dürfen. Aus dieser Gruppe rekrutieren sich die Frauen, die psychisch bedingte Symptome des EPH-Komplexes aufweisen. Im Schema von EYSENCK* sind sie den Melancholikern, den labilen bis introvertierten Typen zuzuordnen. Aspektmäßig bilden sie keine einheitliche Gruppe, doch sind eher leptosome Typen, die schmalen, schlanken Frauen, darunter. Dieser Befund steht im Gegensatz zu den Befunden von ARESIN [15], die unter 100 Gestosepatientinnen hauptsächlich Pyknikerinnen fand. FERNANDEZ-BASTIDAS und Mitarbeiter [127, 128] beschreiben bei allen untersuchten Frauen neurotische und psychopathische Veränderungen, einige mit depressiven Charakterzügen und mit schizophrenen Zeichen.

Wir möchten aber die psychogene EPH-Erkrankung nicht als Erscheinung einer krankhaften Persönlichkeit aufgefaßt wissen, denn damit würden wir ja diese Form der Gestose als primär psychopathologisches Geschehen beurteilen und sie der Psychiatrie zuweisen. Die EPH-Symptomatik tritt bei primär gesunden Schwangern auf, die die Anforderungen der Gravidität auf ihre typische Weise verarbeiten. Davon sind natürlich ein großer Prozentsatz Neurotikerinnen und anankastische Persönlichkeiten, jedoch durchaus im Bereiche durchschnittlicher Streuungsbreite.

* Abb. 116

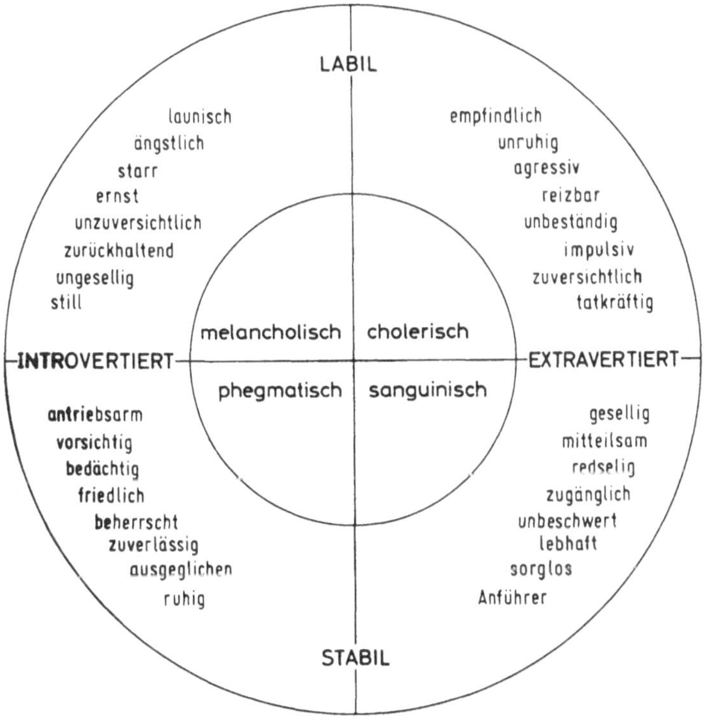

Abb. 116 Übersicht der Temperamente

5. Angst

Angst, bewußt oder unbewußt, ist ein Hauptmerkmal des psychogenen EPH-Komplexes [291, 316]. Die Angst spielte sicher auch während des Krieges eine große Rolle. Bekanntlich ist der EPH-Komplex während Kriegszeiten weniger häufig. Man führt diese Tatsache auf die gesundere Ernährung zurück. Interessanterweise ist aber während der Belagerung von Budapest 1944/45, während des spanischen Bürgerkrieges 1936–39 und in Deutschland gegen Ende des zweiten Weltkrieges 1944–45 die Frequenz an EPH-Erkrankungen wiederum angestiegen. Man kann sich vorstellen, daß Angst, psychische Spannung, einen Teil davon ausmachten. Bei unsern Patientinnen ist es jedoch die Angst vor der Geburt selbst und vor einem unglücklichen Ausgang der Schwangerschaft, Angst auch vor der Unfähigkeit, die Aufgabe als Mutter zu erfüllen, Angst, sich in den neugestalteten familiären Verhältnissen nicht zurecht zu finden. Diese Befürchtungen sind gesteigert durch vorausgegangene, negativ empfundene und nicht verarbeitete Erlebnisse wie z. B. Graviditäten, ohne Kind endend, inadäquate Reaktionen von Seiten der engern oder weitern Familie. Solche Frauen konzentrieren ihre Gedanken auf die

Genitalsphäre. Sie beschäftigen sich in monomaner Weise mit dem Uterus und dem damit verknüpften Geschehen. Daneben besteht die charakterlich oder neurotisch fixierte Unmöglichkeit, ihre Probleme in Worte zu fassen oder Gespräche, die psycho-therapeutisch lösend wirken könnten, als solche zu erfassen. Sie stehen unter einem dauernden, psychischen Druck, der kein Ventil besitzt. Damit sind die Symptome des EPH-Komplexes genügend erklärt. Spasmen von Arteriolen, auch wenn auf kleine Gefäß- oder Organbezirke beschränkt, führen

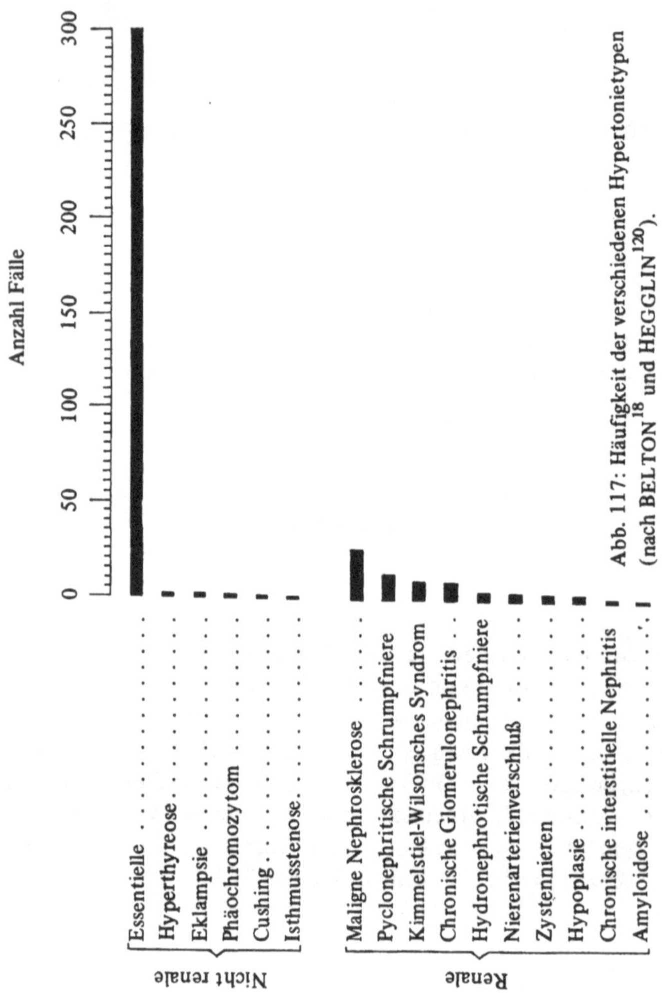

Abb. 117: Häufigkeit der verschiedenen Hypertonietypen (nach BELTON[18] und HEGGLIN[120]).

schon zu einer deutlichen Blutdruckerhöhung. Daß diese Arteriolenkrämpfe sich im Gebiete des Uterus abspielen, dem Zentrum des ganzen Problemkomplexes, ist als sicher anzunehmen. Die verminderte uterine Durchblutung wurde ja von den verschiedensten Autoren, z. T. mit Hilfe von Isotopen, festgestellt [17, 75, 321, 385]. Die Reaktionsfähigkeit der Plazentargefäße [253] läßt eine weitere Reduktion der Blutmenge in der Plazenta erwarten. Damit ist auch die Mangelentwicklung des Föten zu erklären.

Diese Symptomatik müßte also als psychosomatisch und primär psychogen betrachtet werden. Als wichtigstes Symptom ist die *Hypertonie* zu betrachten. Sie illustriert am augenfälligsten die Arteriolenspasmen und damit die Mangeldurchblutung der verschiedenen Organe. Diese Blutdrucksteigerung würden wir zu den essentiellen Hypertonien zählen, die weitaus den größten Teil der Hypertonieformen ausmachen [27, 195] (Abb. 117). Psychosomatische Erkrankungen, besonders aber die essentielle Hypertonie, sind psychotherapeutisch und pharmakologisch zu behandeln [51, 52, 316].

6. Psychotherapie

Psychotherapeutisch steht in erster Linie das Gespräch mit dem behandelnden Arzt, sei es Allgemeinpraktiker oder Geburtshelfer. Es wird also ein intensives Interesse an der Patientin und ihren innern und äußern Problemen verlangt. Das Interesse muß so geartet sein, daß die Aufforderung zum Gespräch, die Initiative zur psychotherapeutischen Sitzung vom Arzt ausgeht. Er muß auf den Gedanken kommen, daß die objektiven Symptome auf Problemsituationen in der gegenwärtigen Lage hinweisen. Die vom Privatarzt betreute Patientin (und zwar ohne häufigen Wechsel des Arztes) ist ihm gut bekannt. Die Konsultation reicht meistens zur Versicherung aus, daß wenigstens die Schwangerschaft in gutem Verlauf ist, manchmal sind auch einige Worte über das Fachliche hinaus möglich. Die Atmosphäre in einer geburtshilflichen Poliklinik ist jedoch bekanntlich ganz anders. Neben der nur bedingt individuellen administrativen Betreuung und Vorbereitung ist der Wechsel des kontrollierenden Arztes die wichtigste Unzulänglichkeit. Und es kann geschehen, daß eine Patientin bei jedem Besuch von einem andern Arzt untersucht wird. Unter diesen Umständen müßten Poliklinikpatientinnen eine höhere Rate von EPH-Erkrankungen aufweisen. Wir haben die Frequenz des EPH-Komplexes bei je 111 Frauen aus privatärztlicher und poliklinischer Kontrolle festgestellt:

	privatärztliche Betreuung		poliklinische Betreuung	
	EPH-Komplex	gesund	EPH-Komplex	gesund
Zahlen	9	102	31	80
prozentuale Anteile	8%	92%	28%	72%

Diese Zahlen sind nur bedingt richtig, da das Krankengut der Poliklinik sich wesentlich von demjenigen eines Privatarztes unterscheidet. Trotzdem zeigen sie die Wichtigkeit der persönlichen und individuellen Sorge um die schwangere Patientin

7. Verhütung des EPH-Komplexes

im Hinblick auf die *Verhütung des EPH-Komplexes* [168, 218]. Dabei ist die Abgrenzung der verschiedenen Faktoren nicht möglich. Natürlich läßt die intensive und interessierte Beschäftigung mit der graviden Frau Frühsymptome des EPH-Komplexes rascher erfassen und beheben. Anderseits wird die so affektiv gebundene Patientin Vorschriften und Verhaltensregeln eher befolgen als eine unpersönlich abgefertigte Frau. In unserer Gestosesprechstunde kontrollieren wir die Mütter nach durchgemachtem EPH-Komplex nach und übernehmen auch die ganze Sorge während einer neuen Schwangerschaft. Nur in einem verschwindend kleinen Prozentsatz sind erneute EPH-Erkrankungen, nie aber ein schwerer Fall, aufgetreten.

Neben dem therapeutischen Gespräch werden mit Vorteil *Psychorelaxantien* verschrieben. Damit läßt sich der verkrampfte Zustand lösen und der Zugang zur Patientin erleichtern. Der unbedingt erforderliche Vertrauenszustand zwischen Arzt und Patientin kann auf diese Weise hergestellt werden.

Es stellt sich nun die Frage, ob wirklich diese Form der gestörten Schwangerschaft zum Formenkreis des EPH-Komplexes zu rechnen sei. Die Beantwortung dieser Frage ist ein Problem der Definition und Einteilung. Wir haben die symptomatische Klassifizierung gewählt. Auf Grund der Symptome E, P und H ist definitionsgemäß diese Erscheinungsform zur Gestose zu zählen. Es liegt jedoch noch ein wichtiges Argument vor: die Auswirkung auf die Frucht [424]. Die folgende Fallbesprechung (Fall 2) zeigt, daß als Folge der psychogenen Gestose der Föt sich mangelhaft entwickelt und untergewichtig, small-for-date, geboren wird. Von dieser Situation zum intrauterinen Fruchttod ist es nur ein kleiner Schritt und nur ein gradueller Unterschied. Außerdem läßt sich die rezidivierende Gestose und die unterschiedliche Erscheinungsform der verschiedenen Erkrankungen erklären. Es handelt sich eben um Gestosen verschiedener Genesen, deshalb mit unterschiedlich ausgeprägten Kardinalsymptomen und wechselnder Auswirkung auf die Schwangerschaft.

Fall 1: 23-jährige IV.-Para, 3 normale Geburten, das letzte Kind 2 Tage p. p. gestorben. Diese Situation wurde rasch und adaequat verarbeitet. Bei uns trat die Patientin in der 33. Schwangerschaftswoche wegen fraglich vorzeitigem Blasensprung ein; punkto EPH-Komplex keine Befunde. In der 36. Schwangerschaftswoche anläßlich der Visite wird der Verdacht auf Gemelli geäußert (Abb. 118). Die Patientin reagiert mit einer zunehmenden Hypertonie, die sich auch durch Psychorelaxantien nicht normalisieren läßt (Typ H des EPH-Komplexes, Sympatikotonus). In der 37. Woche Klärung der Situation durch eine Schwangerschafts-Übersichtsaufnahme. Prompte Normalisierung des Blutdruckes, vorzeitiger Blasensprung (Umschlagen in vagotone Phase) und rasche Geburt eines normalgewichtigen, normal großen Kindes.

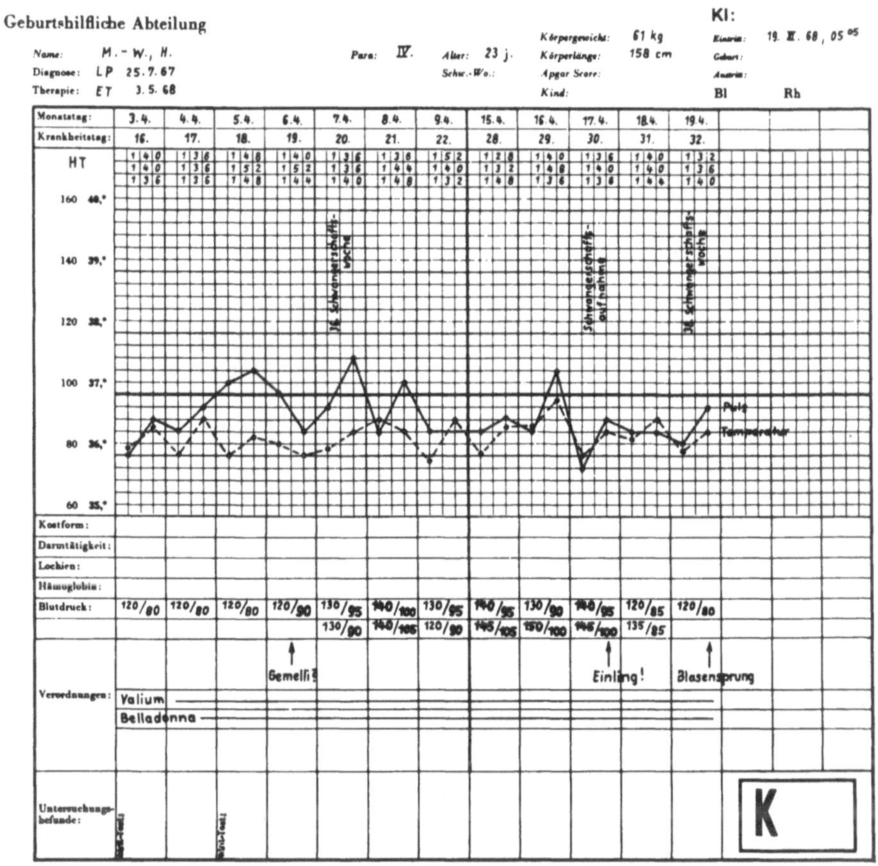

Abb. 118

S. – W., R., 24j. I. para, 11. 4. 1965 – 17. 4. 1965, 36.SS. W., 1470/1965

Anamnese: oB

Befund:

Ödeme ∅
Urin: Eiw. 8 ‰ Esbach
Granulierte Zylinder
BD 185/135
} Typ PH

Intrauteriner Fruchttod 36. SS. Wo.

Geburt: 11. 4. 1965, 09.55
♂ 45 cm / 1600 g
Mangelgeburt †

Abklärungen: 4. Tg. p. p.
Urin: Eiw. neg.
BD: 130/85

Nierenfunktionsprüfung:
Glomerulusfiltrat 154 ml/min
(Creatininclearance)
Phenolrotausscheidung normal

Fundus oculi: Angiospasticus levis

Entlassung: 17. 4. 1965

Abb. 119

Fall 2: Eine erste Schwangerschaft endet, bei drohender Eklampsie, mit einem intrauterinen Fruchttod in der 36. Woche (Abb. 119). Nach diesem unglücklichen Ausgang der Schwangerschaft wurde die Patientin intern-medizinisch abgeklärt. Dabei wurde der Verdacht auf eine abgelaufene, nichtbehandlungsbedürftige Pyelonephritis links ausgesprochen. Bei der erneuten 2. Schwangerschaft erfolgte die erste Einweisung wegen EPH-Gestose in der 23. Woche, als ihr Blutdruck während der ambulanten Kontrolle von 140/85 auf 170/110 stieg (Abb. 120). Unter Bettruhe, Diät und Psycho-

S. - W., R., 27j . II. para, 15. 12. 1967 – 13. 1. 1968, 23.–27. SS. Wo., 920/1968.

L. P.: 9. 7. 1967, T.: 17. 4. 1968

Ödeme angedeutet
Eiweiß neg. } Typ EH
BD 145/95

SS.: Normales Uteruswachstum
Kindsbewegungen + HT gut
Hormonwerte normal

Abklärungen:

Nierenfunktionsprüfung:

Konzentrationsfähigkeit bis 1020	
Phenolrotausscheidung	61,8%
Glomerulusfiltrat (Creatininclearance)	65 ml/min

Fundus oculi: normalis

Therapie: Valium

Abb. 120

relaxantien normalisierte sich das Bild. Die Patientin konnte symptomfrei entlassen werden. Eine erneute Aufnahme wurde in der 36. Woche notwendig, wiederum wegen Hypertonie (Abb. 121). Eine eingehende Besprechung zeigt eine äußerlich ruhige, innerlich aber gespannte, verkrampfte und durch das vorhergehende Erlebnis traumatisierte Frau. Sie beschäftigte sich während der letzten Wochen immer intensiver mit dem Gedanken eines erneut unglücklichen Ausgangs der Schwangerschaft. Psychische Betreuung allein ist nicht mehr ausreichend. Psychorelaxantien in hoher Dosis vermögen die Frau zu entspannen, es erfolgt kurz darauf der Blasensprung in der 37. Woche (vagotone Phase, medikamentös bewirkt) und eine Spontangeburt eines 45 cm langen, 2240 g schweren Mädchens, einer Mangelgeburt. Unmittelbar p. p. wird der Blutdruck normal.

Fall 3: Die Patientin wurde 39jährig als Primipara mit einer schweren EPH-Gestose in der 27. Schwangerschaftswoche bei uns eingewiesen (Abb. 122). Trotz einer konsequenten Therapie mit stark wirkenden Antihypertensiva sank der Blutdruck nicht. Er blieb auch noch nach dem intrauterinen Fruchttod hoch (Abb. 123). Normalisierung wurde erst post partum erreicht. Die Nachkontrollen (Abb. 124) zeigten eine essentielle Hypertonie bei sonst normalen Befunden. Eine erneute Schwangerschaft ist nun eingetreten (Abb. 125). Die Dauertherapie mit Adelphan, Valium und Kalium Effervetten bleibt. Der Blutdruck schwankt, je nach Untersucher, und kann auf annähernd normale Werte (140/75) absinken. Dabei ist der niedrige diastolische Blutdruck besonders auffällig. Vor einer prophylaktischen, einwöchigen Aufnahme in der 13. Schwangerschaftswoche erfuhren wir, daß die Patientin anläßlich ihres letzten Aufenthaltes von einer Spitalangestellten geplagt worden sei. Sie sei steif vor Schreck und Angst gewesen, wenn die betreffende Person nur schon erschienen sei. Die Spannung habe sich erst gelöst, nachdem diese Kontakte einige Zeit unterbrochen worden seien (hoher Blutdruck trotz intrauterinem Fruchttod). Wir haben die Frau trotzdem und nach entsprechender Vorbereitung aller Beteiligten, wieder in dieselbe Situation gebracht, sie hospitalisiert (Abb. 126). Dieses Bild zeigt die Auswirkung

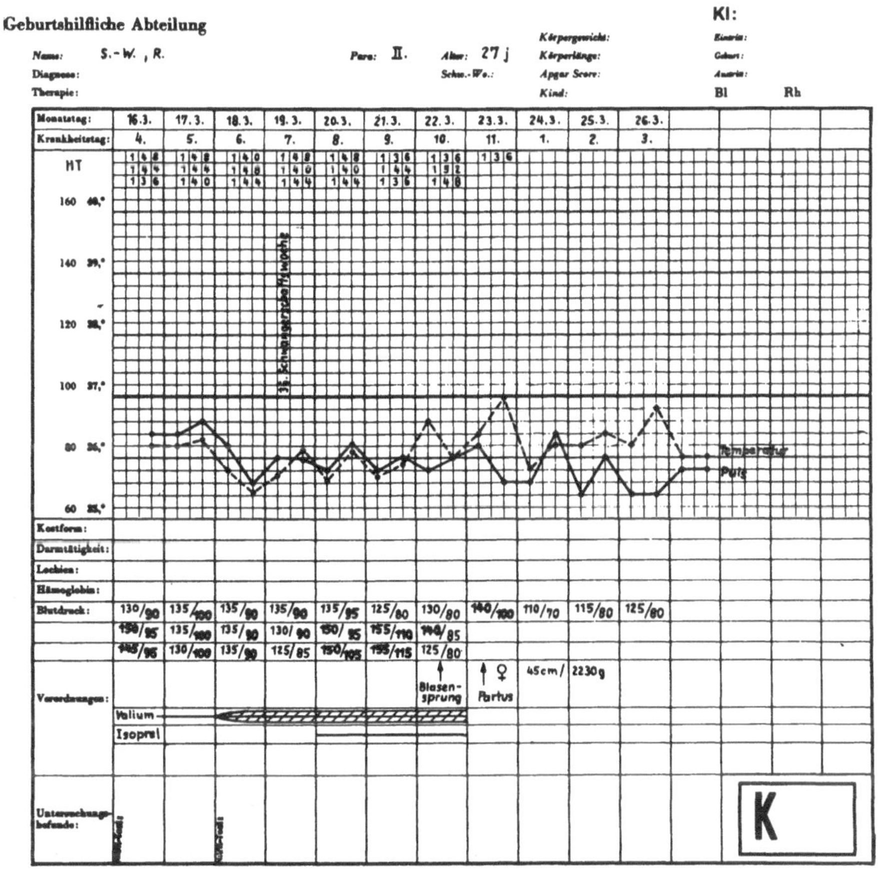

Abb. 121

auf den Blutdruck bei derselben Dauermedikation unter denselben Bedingungen wie bei der letzten Schwangerschaft. Der diastolische Blutdruck ist niedrig, der systolische Blutdruck sinkt nach anfänglichem Wert von 160 auf Werte von 140 ab. Zeitweise erreicht die Patientin sogar normale Blutdruckwerte. Der nachträgliche Kommentar der Patientin war, daß sie diesmal von der selben Person außerordentlich zuvorkommend behandelt und sogar verwöhnt worden sei. Unsere Hoffnung, dieser vaso- und psycho-labilen Frau durch eine intensive Betreuung zu einem glücklicheren Ausgang dieser zweiten und sicher letzten Schwangerschaft zu verhelfen, wurde enttäuscht. Eine vorzeitige Lösung der normal entwickelten Plazenta in der 28. Woche hat dieser Schwangerschaft ein Ende gesetzt. Das normal entwickelte Kind starb nach 2 Tagen.

S. - Z., A., 39j. I. para, 22. 10. 1965 – 22. 12. 1965, 27. SS. Wo., 3931/1965.

Anamnese: oB

Befund:

Ödeme +/+
Urin: Eiw. 6 ‰ Esbach
Granulierte Zylinder
Erythrozyten
BD: 220/110
} Typ EPH

Fundus oculi: normalis

Verlauf:

Eiweiß bleibt pos.
trotz Diät + Bettruhe

Bd bleibt 200/110, 190/120
trotz Sedativa, Hypotensiva

Intrauteriner Fruchttod

Geburt: 3. 12. 1965
♂ 46 cm / 1900 g †

Abklärungen: 9. Tg. p. p.
Eiweiß opal
BD 150/85

Nierenfunktionsprüfung:

Phenolrotausscheidung 81,2 %
Glomerulusfiltrat 200 ml/min
(Creatininclearance)

Fundus oculi: Angiospasticus levis

Entlassung: 22. 12. 1965

Abb. 122

Analyse:

Die Voraussetzung für eine psychische Genese der Nephropathie umfaßt:

1. ein labiles, leicht zu beeinflussendes cardiovaskuläres und vegetatives System,
2. eine äußerlich ruhige, innerlich aber gespannte, brennende Patientin,
3. die psychische Bereitschaft zur pathologischen Verwertung von Problemen.

Zusätzlich ist bei unsern Patientinnen eine Fehlsteuerung im Arzt/Patienten-Verhältnis zu erkennen. Patientin 1 mißtraut uns, daß wir ihr in ihren sozialen und finanziellen Nöten auf die Dauer helfen können. Fall 2 hat eine dauernde, Fall 3 eine zeitweise Angst um die bestehende Schwangerschaft. Fall 2 mißtraut der ganzen Ärzteschaft, der ganzen Klinik, der ganzen Einrichtung für den Fall, daß es schief geht. Fall 3 hat ein absolutes Vertrauen gegenüber dem sie allein behandelnden Arzt. Die Therapie besteht im Fall 1 in der Aufklärung, der Beseitigung des Problems, im Fall 2 hat die psychische Betreuung versagt, die Psychorelaxantien nur in hohen Dosen und nur teilweise gewirkt. Die Probe auf's Exempel: die Geburt hat die Patientin in einen Ruhezustand versetzt. Bei Fall 3 ist es die Behandlung und Betreuung durch *einen* Arzt (Abb. 127).

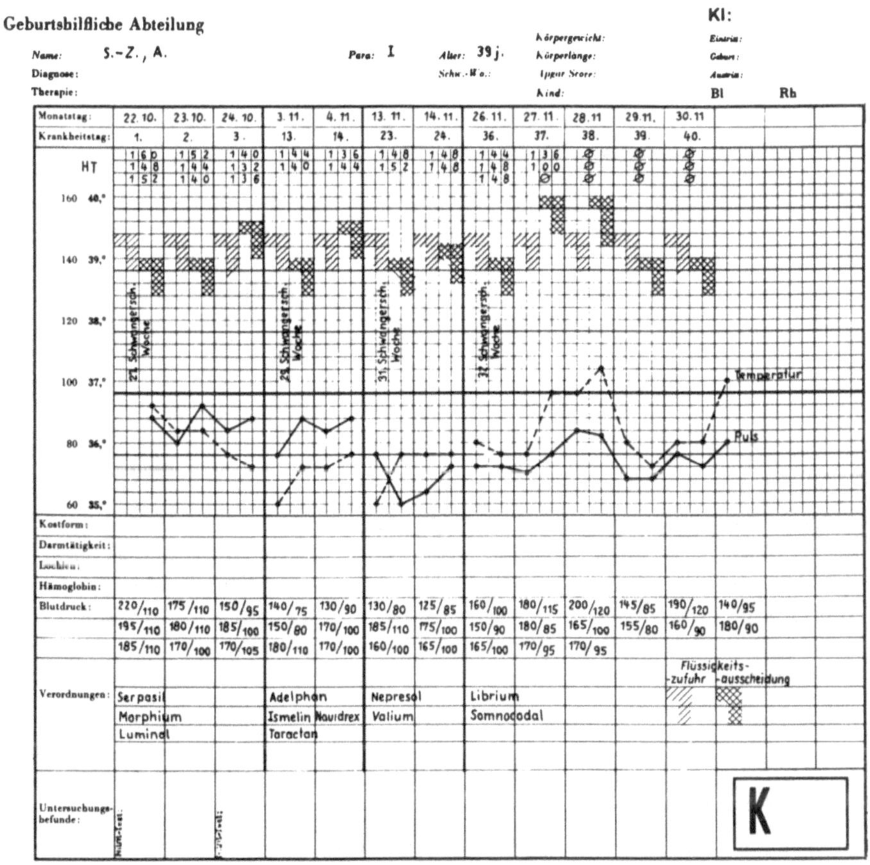

Abb. 123

S. - Z., A., 41j., *Kontrollen p. p. 1966/67.*

Ödeme Ø
Eiweiß geringe Spur
BD 155/95, 150/90, 135/80

Dauertherapie:
Adelphan
Valium 2 mg
Kalium Effervetten

Untersuchungen in der *Gestosesprechstunde* und *internmedizinische Abklärungen:*
Essentielle Hypertonie
bei normaler Funktion aller übrigen Organe (inklusive der Nieren).

Abb. 124

S. - Z., A., 42j. II. para, ambulant

L. P.: 15. 12. 1967, T.: 23. 9. 1968

Befund:

Ödeme ∅
Urin: Eiw. neg. – geringe Spur < 0,15 g% in 24 h } Typ H
BD: 160/90 – 140/75

SS: normales Uteruswachstum
Kindsbewegungen seit der 17. W.
Hormonwerte normal

Abklärungen:

Nierenfunktionsprüfung

Konzentrationsfähigkeit bis 1023
Phenolrotausscheidung 76,3 %
Glomerulusfiltrat 70–77 ml/min
(Creatininclearance)

Fundus oculi: normalis

Dauertherapie: Adelphan
Valium 2 mg
Kalium Effervetten

Abb. 125

Epikrise:

Die Kardinalsymptome des EPH-Komplexes geben nicht eine einheitliche Erkrankung an, sondern sollen für uns ein Leitfaden für ein tiefer liegendes Problem, für eine tieferliegende Erkrankung darstellen. Für unsere Gruppe ist es insbesonders das Symptom der Hypertonie, welches auf psychische und soziale Konfliktsituationen hindeutet. Diese Probleme sind für die Patientin/Arzt-Beziehung besonders wichtig und können weitgehend auf diese Weise gelöst werden.

Anhang: Adipositas

Das seelische Geschehen hat durch seine Wirkung über den Hypothalamus einen tiefgreifenden Einfluß auf die endokrinen Organe und auf den Stoffwechsel (Abb. 128). Die Psyche reguliert einerseits direkt, anderseits über das endokrine System den Fettstoffwechsel. Psychische Belastung und Veränderungen können so zur Adipositas führen [2]. Die Adipositas ist in diesen Fällen somit das Resultat der ungemeisterten Psychosituation, hat aber außerdem eine endokrine Komponente, d. h. wird durch die Psyche indirekt beeinflußt. Diese endokrine Beeinflussung könnte sich z. B. in Form eines Prädiabetes oder latenten Diabetes zeigen.

Die Adipositas an und für sich disponiert zu den Symptomen des EPH-Komplexes. Am häufigsten findet sich eine Hypertonie [136, 202]. Die EPH-Gefährdung ist bei der übergewichtigen Frau 3 bis 5 x größer als bei normalgewichtigen Schwangern, und erreicht Werte bis 45 % [6, 90, 93, 120, 135, 137, 220, 228, 245, 252 328, 359, 431, 478]. Die Arteriolosklerose ist doppelt so häufig anzutreffen. Die 0_2-Versorgung ist durch die alveolare Hypoventilation mangelhaft oder ungenügend. So kann die fötale Entwicklung zu Untermaßigkeit führen [289]. Die

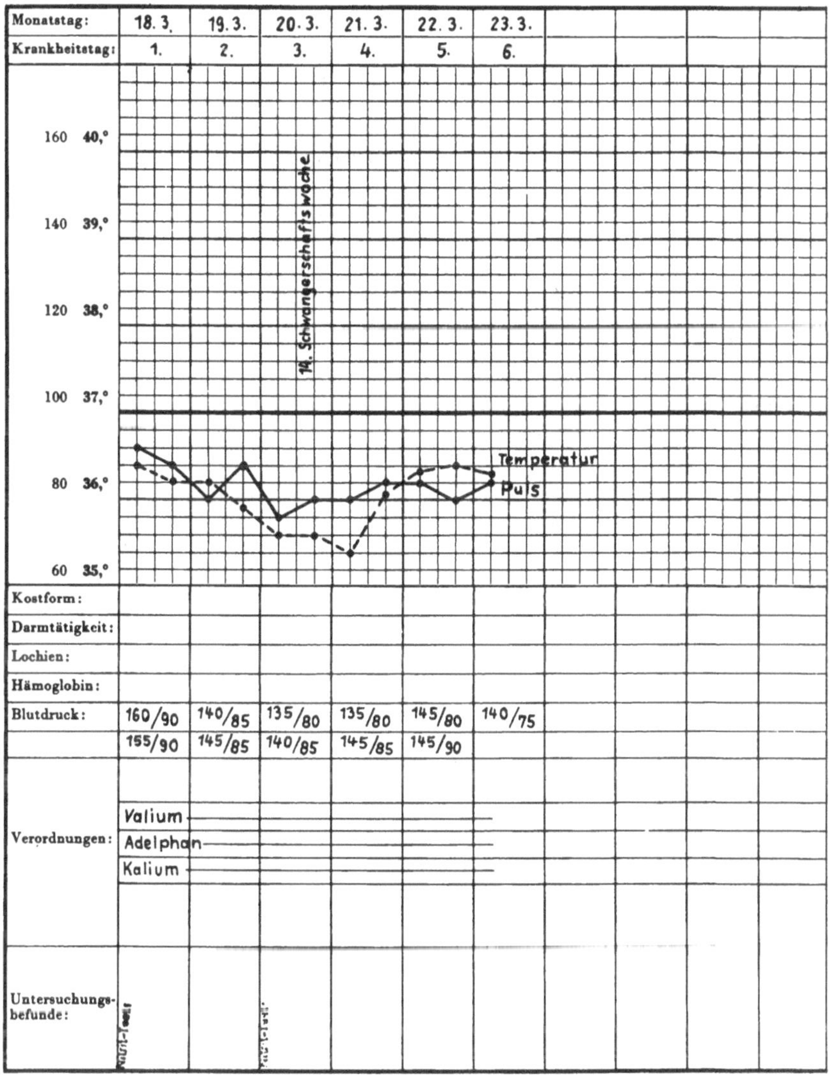

Geburtshilfliche Abteilung

Name: S.-Z., A. *Para:* II *Alter:* 42 j. *Körpergewicht:*
Diagnose: *Schw.-Wo.:* *Körperlänge:*
Therapie: *Apgar Score:*
Kind:

Monatstag:	18.3.	19.3.	20.3.	21.3.	22.3.	23.3.				
Krankheitstag:	1.	2.	3.	4.	5.	6.				
Kostform:										
Darmtätigkeit:										
Lochien:										
Hämoglobin:										
Blutdruck:	160/90	140/85	135/80	135/80	145/80	140/75				
	155/90	145/85	140/85	145/85	145/90					
Verordnungen:	Valium —									
	Adelphan —									
	Kalium —									
Untersuchungsbefunde:										

Form Nr. 11 1000 4.72

Abb. 126

	Fall 1 *M.-W.*	Fall 2 *S.-W.*	Fall 3 *S.-Z.*
EPH-Komplex:			
Typ	H	EH	H
BD syst.	tief	tief	stark wechselnd
BD diast.	hoch	hoch	tief
	Dauertonus erhöht	Dauertonus erhöht	
Mögliche Ursache:	Akute Probleme (Gemelli)	abgeheilte fragliche Pyelonephritis li. traumatisierende erste SS.	essentielle labile Hypertonie traumatisierende erste SS.
Problem:	Sozial/Finanziell	dauernde Angst um die jetzige SS. Mißtrauen	zeitweise Angst um die jetzige SS. absolutes Mißtrauen absolutes Vertrauen
Therapie:	Aufklärung (Röntgenbild)	Psychische Betreuung Psychorelaxantien Probe aufs Exempel (Geburt)	Betreuung durch *einen* Arzt
Resultate:			
Nierenfunktion in Graviditate	–	leicht reduziert	normal
Fundus oculi	–	Angiospasticus levis	normal
Hormonwerte	normal	leicht erniedrigt	normal
Kind	normal	Mangelgeburt	†
Placenta	normal	normal	vorzeitig gelöst

Abb. 127

diabetische Komponente zeigt sich in Form von dysmaturen Riesenkindern. Wir lassen als Illustration eine Fallbesprechung folgen. Das Problem soll in einer spätern Arbeit behandelt werden [383].

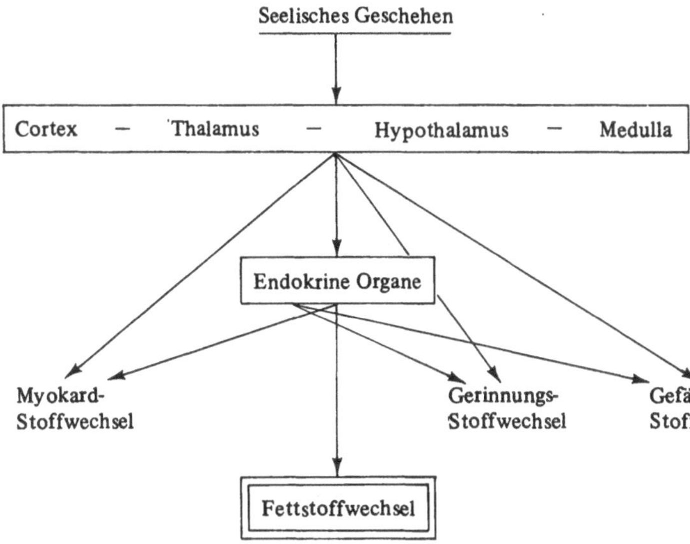

Abb 128 Auswirkung seelischer Ereignisse auf endokrine Organe, sowie direkt und indirekt auf die Stoffwechselfunktionen. (Lit. 194)

Fallbesprechung:

Massive Gewichtszunahme, generalisierte Ödeme als einziges EPH-Symptom bei 19jähriger, lediger Primipara in unglücklichen sozialen und familiären Verhältnissen. Geburt einer Mangelgeburt und Beherrschung der Gewichtszunahme durch zentrale Steuerung.

Gebh. J. No. 2049/1968: G., Y., 19jährige I-Para, ledig

F. A.	
P. A.	unauffällig
G. A.	
Jetzige Schwangerschaft:	L. P. 4. 9. 1967, Konzeption 18. 9. 1967, Termin: 13. 6. 1968, SS-Kontrollen auswärts, Gravidität angeblich ungestört
Klinikaufnahme:	16. 6. 1968, 11.15 Uhr, 41. Woche, wegen Kontraktionen – Ödeme: generalisiert (162 cm, 88 kg) – Proteinurie: fehlt – Hypertonie: fehlt – Urin: Sediment o. B., spez. Gewicht 1020 – Fundus oculi normalis
	21. 6. 1968, 42. Woche, 06.30 h Geburtseinleitung wegen vorzeitigem Blasensprung. Fruchtwasser mekoniumhaltig, Kopf hoch, HT schwankend, Geburtsstillstand, 09.20 h Sectio caesarea, lebensfrisches Mädchen 2630 g/45 cm, Mangelgeburt, Übertragung Plazenta: Fett- und Fibrininfarkte, kleine choreale Zotten

Wochenbett:

- Puls- und Temperaturanstieg
- Thrombose: Antikoagulantienbehandlung
- Ödeme: ausgeschwemmt in 4 Tagen
- Proteinurie: am 2. Tag 0,3 ‰
- Hypertonie: fehlt
- Urin: Sediment: Cystitis (Antibiotika) spez. Gewicht 1012
- Serum: Hypoproteinämie (5,4 g%) AST unter 100
  Albumin : Globulin 0,92 (erniedrigt)
- Phenolrotausscheidung 25,0/37,4/62,4 (erniedrigt)
- Endogene Creatininclearance normal

Kind:

Frühkindliche Entwicklung unauffällig

Gestosesprechstunde:

ab 2. Monat p. p. 162 cm/79 kg
- Ödeme: keine
- Proteinurie: keine
- Hypertonie: keine
- Urin: Sediment o. B., spez. Gewicht 1025
- Serum: Eiweiß 5,4/6,9
- Albumin : Globulin 2,1 (erhöht)
- Endogene Creatininclearance 61 ml/Min, 70 ml/Min.
- Isotopennephrogramm: normal
- Intravenöses Pyelogramm: fraglich pyelonephritische Residuen

Aussprache:

1. Kontrolle, 2 Monate p. p.
Die Patientin ist ledig und wohnt bei den Eltern. Vor der SS sei sie ein schlankes Mädchen von 58 kg (162 cm) gewesen. Im 4. Monat der SS habe ihr Freund das zu erwartende Kind anerkannt, alles sei in bester Ordnung gewesen. Dann aber habe er sie sitzen gelassen. Aus Verzweiflung darüber habe sie begonnen, sehr viel Süßigkeit zu essen. Sie sei als Verkäuferin in der Backwarenabteilung eines Konsums angestellt gewesen und habe häufig Erdbeertörtchen konsumiert. Ihr Gewicht habe rapid zugenommen. Trotz Warnungen und Vorschriften ihres Frauenarztes habe sie sich nicht halten können. Sie habe insgesamt ca. 30 kg während der SS zugenommen. Jetzt, 2 Monate p. p., wiegt sie noch 79 kg, d. h. sie hat nur 9 kg abgenommen.

2. Kontrolle, 3 Monate p. p.
Zum Glück sei der Freund nicht wieder gekommen. Er sei ein Filou. Eine neue Bekanntschaft habe sie nicht. Trotz Diätvorschriften und Medikamenten noch immer 78,5 kg.

3. Kontrolle, 3 Wochen später
Es sei etwas in Vorbereitung, vielleicht komme der Freund doch wieder zu ihr zurück, schließlich sei er ja auch der Vater ihrer Tochter. Gewicht: 75,5 kg, Abnahme von 3 kg in 3 Wochen.

Zusammenfassung:

Eine 19jährige, ledige Primipara nimmt in der SS 30 kg zu und wird mit ausgeprägten, generalisierten Ödemen eingeweisen. Vorzeitiger Blasensprung, mekoniumhaltiges Fruchtwasser, absinkende Herztöne, hoher Kopf bei Terminüberschreitung geben die Indikation zur Schnittentbindung.

Es wird eine Mangelgeburt mit deutlichen Übertragungszeichen entwickelt. Die Plazenta weist Infarkte auf. Im Wochenbett zystopyelitisches, thrombotisches Geschehen. Behandlung mit Antibiotika und Antikoagulantien. Proteinurie, Hypoproteinämie und erniedrigte Phenolrotausscheidung sind als Zeichen der EPH-Gestose aufzufassen. In der Gestosesprechstunde normalisieren sich die Befunde.

Epikrise: Die 19jährige, ledige Primipara hat vor der SS das Normgewicht, nimmt aber während der SS massiv (30 kg) zu. Die Gewichtszunahme beruht hauptsächlich auf Wasserretention, die Patientin wird mit generalisierten Ödemen eingewiesen. Typ E des EPH-Komplexes, sekundär diätetisch bedingt bei „Psycho"-Situation, denn die Diätvorschriften wurden nicht befolgt. Als Kompensation für den Verlust ihres Freundes ißt sie viel Süßigkeiten. Trotzdem entwickelt sich das Kind schlecht. Mekonium, niedrige Herztöne deuten auf intrauterine Asphyxie. Mangelgeburt und infarzierte Plazenta geben ein weiteres Indiz für die EPH-Gestose.

Die Abklärungen im Wochenbett zeigen eine geringe Hypoproteinämie, in der Gestose-Sprechstunde wird ein leicht reduziertes Glomerulusfiltrat festgestellt. Sonst keine pathologischen Befunde.

Mit beginnender Normalisierung der sozialen Verhältnisse kann die Patientin auch wieder ihr Gewicht reduzieren.

Wir haben also, neben den Ödemen eine reale, auf Fetteinlagerung beruhende Gewichtszunahme. Diese Adipositas hat sich auf Grund der Psycho-Konflikte entwickelt und ist offenbar durch diese Probleme steuerbar. Die EPH-Gestose manifestiert sich als monosymptomatische E-Form und ist einerseits durch die zentral gesteuerte Adipositas, anderseits durch die Psycho-Situation bedingt. Die Auswirkung auf den Föten zeigt sich durch Mangelentwicklung an.

Es wird aufschlußreich sein, den weitern Verlauf, besonders aber die nächste SS zu verfolgen, ev. unter veränderten Bedingungen. Die soziale Situation muß vorher abgeklärt werden. Erwünschte und mögliche Hilfe soll frühzeitig geleistet werden. Es wird sich zeigen, ob diätetische Empfehlungen befolgt werden, oder ob zeitweilige Hospitalisation sich aufdrängt, denn diese Mangelentwicklung des Kindes hätte sehr wohl zum intrauterinen Absterben des Föten führen können.

XII. Die endokrine Genese der EPH-Erkrankung

Die symptomatische Einteilung illustriert nur die Erscheinungsform der Erkrankung. Der Phänotypus kann verschiedene Ursachen, auch solche endokriner Natur, haben [346, 442]. Treten pathologische, endokrine Zustandsbilder in der Schwangerschaft einmalig, erstmalig oder ausschließlich auf, und weisen sie die EPH-Symptome monosymptomatisch oder kombiniert auf, so müssen wir sie als zum EPH-Komplex zugehörig bezeichnen. Diese Forderung erhält ihre besondere Berechtigung dann, wenn auch das Kind Schaden leidet, sei es durch intrauterine Fehlentwicklung oder sogar durch Absterben. Umgekehrt müssen wir uns bei jedem EPH-Fall, bei jeder Mangelgeburt und jedem intrauterinen Fruchttod die Frage nach der eventuellen endokrinen Entgleisung der Mutter fragen. Somit beschränkt sich das Problem der endokrinen Genese auf die
Frage 1: welche endokrinen Erkrankungen zeigen die EPH-Symptomatik, ||
2: bei welchen von ihnen leidet der Föt Schaden?

Die EPH-Symptomatik zeigt sich bei folgenden hormonalen Störungen:

1. Diabetes mellitus
2. Hyperthyreose
3. Phäochromocytom
4. Diabetes insipidus
5. Addison.

Wir wollen die einzelnen Erkrankungen untersuchen und bei jeder von ihnen die Frage der kindlichen Schädigung besprechen.

1. Diabetes mellitus

Uns interessiert nicht der manifeste Diabetes, bei dem ja in bis 85 % der Fälle eine EPH-Erkrankung auftritt [139, 346]. Die sekundären Veränderungen, insbesondere die Mikroangiopathien, sind die Basis, auf der sich eine Pfropfgestose aufbauen kann. Diese Patientinnen stehen in der Regel unter intensiver Betreuung, so daß damit Gefahren für Mutter und Kind auf ein Minimum reduziert werden. [95, 96, 156, 395, 396, 433, 476, 477, 485]. Wir wollen auch nicht die Pfropfgestosen besprechen, die sich auf Grund einer Pyelonephritis bei der rund 5 mal höheren Infektanfälligkeit der Diabetikerinnen entwickelt [242, 211].

Uns beschäftigen vor allem die subklinischen Formen. Der *latente Diabetes* wird nur durch Glucosebelastung oder durch die Belastung der Schwangerschaft erkenntlich. Der *Prädiabetes* ist klinisch nicht nachzuweisen, wohl aber in seiner Auswirkung auf den Föten und auf die Mutter. Bei beiden Formen treten funktionelle Veränderungen am Gefäß- und Nervensystem auf [283]. Die Gewichtszunahme während der Schwangerschaft ist übermäßig und nicht ausschließlich Ödembedingt. Die Kinder haben bei der Geburt ein Gewicht erreicht, das weit über der Norm liegt (vergl. Fall 1). Der Verdacht auf einen subklinischen Diabetes liegt aber nicht immer auf der Hand. Das Hydramnion kann fehlen. Das rasche Wachstum des Kindes beginnt oft erst im letzten Trimenon. Die Kinder werden normgewichtig oder gar klein von Gestalt, wenn sich zusätzlich (in bis 85 % der Fälle) eine EPH-Erkrankung einstellt. In solchen Situationen also gibt uns der EPH-Komplex den Hinweis, nach einem Diabetes zu forschen. Die EPH-Symptome treten bei weitern Schwangerschaften wiederum auf, so daß RUST [396] fordert, rezidivierende EPH-Patientinnen seien diabetologisch abzuklären [288]. Ist aber der Diabetes in der 1. Schwangerschaft unvermutet und nicht nachweisbar, so kann er bei der folgenden Gravidität deutlicher zum Vorschein kommen (vergl. Fall 2).

> Wir sehen also im Diabetes die Ursache der EPH-Symptomatik. Die Symptome beruhen in diesen Fällen auf der Störung des hormonalen Gleichgewichtes, sind also endokrinen Ursprungs.

Dies wäre also das Beispiel einer endokrinen EPH-Erkrankung. In gewissen Fällen kann diese Form des EPH-Komplexes rückkoppelnd sich auf den Föten auswirken. Während wir *einerseits übermassige Kinder* sehen bei deutlicher EPH-Erkrankung mit voll ausgeprägten Symptomen (vergl. Fall 3), sind in andern Situationen die Kinder trotz prädiabetischer Stoffwechsellage, *klein und mangelhaft entwickelt.*

Der endokrine EPH-Komplex auf Grund des gestörten Zuckerhaushaltes könnte somit weiter in eine *Föt-aktive* und eine *Föt-passive* Gruppe eingeteilt werden. Diese Gruppeneinteilung mit entsprechenden Untersuchungen zu untermauern oder zu widerlegen, ist ein in Zukunft zu bearbeitendes Problem. Stellvertretend für unser Beobachtungsgut lassen wir hier Kasuistik 1, 2 und 3 folgen:

Fall 1:
Frühgeburt in der 35.SS-Woche mit typischen Zeichen der Frühreife und der Hypoglycämie in den ersten Lebenstagen. Bei der Mutter wird ein Prädiabetes vermutet bei einer Glucosebelastungskurve an der obern Grenze der Norm.

Gebh. K. G. NO. 1668/1969 M.-E., T., 21j.-Primipara

F. A.:	unauffällig, kein Diabetes
P. A.:	1965 Appendektomie in Italien, kein Diabetes
Schwangerschaft:	L. P. Ende Sept. 1968, Termin: anfangs Juli 1969 Kontrolle auswärts, angeblich Proteinurie in der 12. SS-Woche

Klinikaufnahme: 22. 5. 1969, 00.45 h, in der 35. Woche wegen Kontraktionen
- Ödeme +/+
- Proteinurie: opal
- Hypertonie: 175/95
- Glycosurie: fehlt
- Sediment: granulierte Zylinder

03.40 h frühzeitiger Blasensprung, kein Hydramnion, Fruchtwasser stark mekoniumhaltig

04.10 h Spontangeburt eines Mädchens von 3050 g/47 cm, Plazenta spontan, vollständig

Wochenbettsverlauf:
- Puls und Temperatur unauffällig
- Ödeme werden während 5 Tagen ausgeschwemmt (überschießende Ausscheidung)
- Proteinurie während 7 Tagen, bis 0,4 g%/24 h
- Hypertonie nur am Tage der Geburt
- keine Glycosurie
- Urinsediment o. B.

Abklärungen:
- Leichte Hypoproteinämie von 5,9 g% (untere Normgrenze 6,2 g%)
- Rest N, Harnstoff, Bilirubin, Leberfunktionsprüfungen normal
- Phenolrot mit 36,0/29,5/65,5 fraglich erniedrigt
- Endogene Creatininclearance normal
- Nüchternblutzucker 93 mg%
- Fundus oculi normalis
- Antistreptolysintiter mit 50 Todd-E im Bereiche der Norm
- Glucosedoppelbelastung an der obern Grenze der Norm

Kind:* lebensfrisches Mädchen mit allen klinischen Zeichen der Frühreife (viel Vernix, Lanugobehaarung an Schulter, Rücken und Steiß, Fingernägel erreichen die Fingerkuppe nicht), jedoch mit dem Geburtsgewicht eines Terminkindes. Hypoglycämie am 1. Tag mit 39 mg%, Blutglucose mit Glucosezufuhr durch Magensonde auf 64 mg% am 4. Tage steigend

Gestosesprechstunde: Kontrollen ab 2. Monat p. p.
- Ödeme fehlen
- Proteinurie: geringe Spur (weniger als 0,15 g/24 h)
- Hypertonie: fehlt
- Urin: keine Glycosurie, Sediment unauffällig, Spez. Gewicht 1017–1034
- Serum: Gesamteiweiß 6,1 g%
  Albumin : Globulin 1,13 (Norm 1,22 ± 0,16) Glucose 85 g%
- Endogene Creatininclearance 83 ml/Min.
- Isotopennephrographie: normal

Entlassung

* Wir danken Herrn Dr. R. GAMP, Leiter der Reanimationsstation des Frauenspitals Basel, für die Angaben.

Epikrise: Eine 21jährige Primipara wird 5 Wochen vor dem Termin von einem dysmaturen Kind entbunden, das gewichtsmäßig dem Termin, befundmäßig der SS von 35 Wo. entspricht. Es besteht beim Eintritt das Bild eines klassischen EPH-Syndroms. Die EPH-Abklärung bestätigt auch labormäßig die Eintrittsdiagnose. Die Diabetesabklärung zeigt Normwerte an der obern Grenze der Norm.

Die Untersuchungen der Gestosesprechstunde zeigen nur eine angedeutete Erhöhung des Blutglucosewertes von 93 mg% (Norm bis 90 mg%).

Wir dürfen auf Grund der Ergebnisse eine mittelschwere EPH-Erkrankung annehmen bei gleichzeitig bestehendem Prädiabetes. Dieser Prädiabetes ist klinisch kaum nachzuweisen, manifestiert sich jedoch in der Gestalt des übergwichtigen, frühgeborenen Kindes sowie in den Symptomen des EPH-Komplexes. Wir erwarten bei einer nächsten SS einen nachweisbaren, einen latenten Diabetes, und die entsprechende Auswirkung auf das Kind. Wir rechnen in diesem Fall mit einer rezidivierenden Gestose endokriner Genese. Die prophylaktischen und therapeutischen Maßnahmen können also bei der folgenden Gravidität frühzeitig eingeleitet werden und damit EPH-Symptome und intrauterine Fehlentwicklung des Kindes vermeiden.

Fall 2:
Diabetes, der im Verlauf von 3 Schwangerschaften manifest wird, der zu 2 übergewichtigen Kindern führt. Die Anteile von EPH-Gestose und Diabetes am zweimaligen intrauterinen Fruchttod können nicht differenziert werden

Gebh. K. G. No. 654/1968 P.-S., A., 33j.-II. Para

F. A.: unauffällig

P. A.: unauffällig

G. A.: 1962: normale Spontangeburt am Termin, Mädchen, 3530 g/51,5 cm

jetzige SS: L. P. 9. 5. 1967, Termin: 15. 2. 1968, Kontrollen bei Hausarzt, angeblich alles o. B.

Klinikaufnahme: 17. 2. 1968, 19.02 h, in der 41. Woche, wegen Kontraktionen, 162 cm/95 kg,
- Adipositas
- Ödeme +/+
- Proteinurie: Spur opal
- Hypertonie: 140/100
- Urin: Zucker pos, Sediment o. B.
- kein Hydramnion

19. 2. 1968 Wehenbeginn, Absterben des Kindes sub partu,

04.35 Spontangeburt 4400 g/56 cm, frischtoter Knabe

Pathologisch anatomische Befunde (Path. Institut der Universität Basel, Vorsteher Prof. Dr. H. U. ZOLLINGER)
- Plazenta 3480/68: Verkalkungen, fibrinoide Nekrosen, schwere phlegmonöse Entzündung der Eihäute

- Kind 340/68: Massive Aspiration von infiziertem Fruchtwasser, Blutung in Pleura, Thymuskapsel und Epikard, Leberverfettung, Leberriß

Wochenbettsverlauf:

- Puls und Temperatur unauffällig
- Ödeme: nicht mehr nachweisbar
- Proteinurie: in Spuren während 2 Tagen (0,2 g%/24 h)
- Hypertonie nur am Tage der Geburt
- keine Glycosurie
- Urinsediment o. B.

Abklärungen:

- Rest N, Harnstoff, Bilirubin, Leberfunktionsprüfungen, Phenolrotausscheidung und endogene Creatininclearance o. B.
- nüchtern Blutglucose 82 g%
- Antistreptolysintiter unter 100 Todd E, normal
- Fundus oculi normalis
- Glucosedoppelbelastung an der obern Grenze der Norm (Prädiabetes)

Gestosesprechstunde:

ab $2^1/_2$ Monaten p. p.

- Ödeme: fehlen
- Proteinurie: geringe Spur, dann neg., weniger als 0,15 g%/24 h
- Hypertonie: fehlt
- Urin: keine Glucosurie
  Sediment: unauffällig
- Serum: Gesamteiweiß 6,3 g%
  Albumin : Globulin: 0,88 (stark erniedrigt)
- nüchtern Blutglucose 78 g% (Norm)
- Endogene Creatininclearance 108 ml/Min (Norm)
- Isotopennephrographie: lagebedingte Abflußbehinderung aus dem rechten Nierenbeckenhohlraumsystem bei ausreichender tubulärer Sekretionsleistung bds.

3. Schwangerschaft:

L. P. 27. 5. 1968, d. h. c. $3^1/_2$ Monate p. p.
SS-Verlauf vorerst ungestört

12.–19. 10. 1968, 20. Woche Hospitalisation wegen Pyelonephritis gravidarum

- Gesamteiweiß im Serum 6,4 g%
- Glucosedoppelbelastung: latenter Diabetes, diätetische Maßnahmen
- Alle übrigen Befunde und Funktionsprüfungen im Bereiche der Norm, insbesondere EPH-Symptome und Glucosewerte im Urin und im Serum

30. 1. 1969: (36. Woche) Gewichtszunahme insgedamt 13 kg, Bauchumfang 115 cm

- Ödeme +/+
- Proteinurie: fehlt
- Hypertonie: 140/90
- Urin: Glycosurie fehlt, Sediment o. B. spez. Gewicht 1027
- Serum: Gesamteiweiß 6,8 g%
  Glucose 82 mg%
- Nierenfunktionsprüfungen: normal

– Hormonbestimmungen im 24 h-Urin im Bereiche der Norm

13. 2. 1969, 38. Woche: keine Kindsbewegungen, keine HT

13.–24. 2. 1969, 38. Woche: Hospitalisation wegen intrauterinem Fruchttod

16. 2. 1969: 11.05 h Geburt aus I. reiner Steißlage nach Einleitung und Blasensprengung, Knabe, 4600 g/53 cm, tot, Mazeration III.°,
Plazenta spontan, vollständig

Pathologisch anatomische Befunde
– Plazenta No. 3363/69: kleine Infarkte, Chorionzotten mittelgroß, dicht gelagert, entzündliche Infiltrate der Decidua
– Kind No. 329/69: Mazeration III°, leichte Aspiration, Atelektase

Wochenbettsverlauf: Furunkulose, sonst völlig unauffällig, sämtliche Befunde im Bereiche der Norm, ausgenommen die Glucosedoppelbelastung, die einen latenten Diabetes anzeigt.

Gestosesprechstunde: Kontrolle ab 2. Monat p. p.
– keine EPH-Symptome
– keine klinischen Diabetesmanifestationen
– Urinbefunde o. B., spez. Gewicht bis 1028
– Endogene Creatininclearance 92 ml/Min
– Isotopennephrographie: lagebedingtes Abflußhindernis rechts, sonst unauffällig.

Entlassung

Zusammenfassung: Die 33jährige II-Para, 33 kg übergewichtig, tritt 1968 mit allen EPH-Symptomen am Termin in die Klinik ein. Sub partu stirbt das Riesenkind ab (4400 g/56 cm). Bei sonst unauffälligen Abklärungsresultaten im Wochenbett zeigt die Glucosedoppelbelastung hoch-normale Werte. Ein Prädiabetes muß als Ursache des übergewichtigen Kindes sowie als Prädisposition für die schwere phlegmonöse Entzündung der Eihäute und des infizierten Fruchtwassers vermutet werden. Die Abklärungen der Gestosesprechstunde bringen keine wesentlich neuen Resultate.

Die neue Schwangerschaft, mit Konzeption ca. 3 Monate p. p., wird durch eine Pyelonephritis gestört. Die Zuckerbelastung zeigt jetzt, in der 20. SS-Woche, einen latenten Diabetes, der mit diätetischen Maßnahmen behandelt wird. Die EPH-Symptome sind spärlich (E, H), die weitere Entwicklung ist unauffällig. In der 37. SS-Woche stirbt das Kind intrauterin ab. Nach Einleitung wird ein toter Knabe von 4660 g und 53 cm geboren. Die Wochenbettsabklärungen und die Untersuchungen in der Gestosesprechstunde zeigen außer dem latenten Diabetes mit seinen Komplikationen (Furunkulose) keine pathologischen Befunde.

Epikrise: Der Diabetes dieser Patientin war bei der 1. Schwangerschaft noch nicht existent. In der zweiten Schwangerschaft manifestierte er sich als EPH-Gestose und durch fötale Makrosomie. Die Anteile von Diabetes, EPH-Komplex und Geburtsleitung am Verlust des

Kindes können nicht getrennt werden. Während der 3. Schwangerschaft wird der Diabetes latent und damit durch Belastung nachweisbar. Die EPH-Symptome sind spärlich, eine Therapie ist nicht erforderlich. Die diätetischen Maßnahmen erweisen sich als ungenügend. Das Kind stirbt 3 Wochen vor dem Termin ab. Sämtliche Abklärungsresultate sind, bis auf den Diabetes, im Bereiche der Norm.

Es hat sich also im Laufe von 7 Jahren ein Diabetes entwickelt, der sich als EPH-Komplex sowie durch die fötale Makrosomie ausgedrückt hat. Die EPH-Gestose, gesondert betrachtet, müßte als essentiell taxiert werden, da ein anderes Leiden außer dem latenten Diabetes nicht nachgeweisen werden konnte. Die Glucosestoffwechselstörung macht die EPH-Gestose jedoch zu einer endokrinen Gestose.

Fall 3:
Drohende Eklampsie (El) und fötaler Gefahrenzustand indizieren die Schnittentbindung. Das Kind zeigt die Zeichen der Fötopathia diabetica, die Glucosebelastung der Mutter ergibt einen latenten Diabetes.

Gebh. K. G. No. 1303/1969, E.-R., E., I-Para

F. A.: unauffällig

P. A.: Angina, rezidivierend, sonst o. B.

G. A.: unauffällig

Jetzige SS: L. P. 24. 6. 1968, Termin: 2. 4. 1969,
Kontrolle beim Hausarzt, angeblich alles o. B.

Klinikaufnahme: 16. 4. 1969, 10.45 h, in der 42. SS-Woche, 163 cm, 73 kg (20 kg Gewichtszunahme)
- Ödeme +/+
- Proteinurie: +++ (8,5 ‰)
- Hypertonie: 150/100
- Subjektiv: Kopfschmerzen, Oberbauchsyndrom, motorische Unruhe der Patientin
- Urin: Zucker negativ, Sediment o. B.
- vorzeitiger Blasensprung, stark mekoniumhaltiges Fruchtwasser

16. 4. 1969, 13.20 h: Sectio caesarea wegen EI, Gefährdung des Kindes, Mädchen, 4120 g/52 cm

Pathologisch-anatomischer Befund:
- Plazenta No. 7455/69: reife Plazenta, fibrinoide Nekrosen, eitrige Entzündung der Eihäute

Wochenbettsverlauf:
- Puls unauffällig
- Temperatur: febril bis am 6. Wochenbettstag
- Ödeme: innerhalb der ersten 24 h p. p. völlig ausgeschieden
- Proteinurie: dauert an bis am 11. Tage p. p. mit Werten von 2 bis 0,3 ‰ (1,09 g%/24 h)
- Hypertonie: normalisiert sich am 2. Tage nach der Geburt
- Keine Glycosurie
- Urinsediment: o. B.

Abklärungen:

- Rest N, Harnstoff, Bilirubin, Leber- und Nierenfunktionsprüfungen im Bereiche der Norm
- nüchtern Blutglucose 89 g%
- Antistreptolysintiter 100 Todd E (Norm)
- Fundus oculi normalis
- Glucosedoppelbelastung: latenter Diabetes

Kind: Lebensfrisches, übermaßiges Mädchen, typische Fötopathia diabetica, mit cushingoidem, pastösem Aussehen und leichter Zyanose des Gesichtes. Schwere Hypoglycämie während der ersten 4 Tage (1. Tag nicht nachweisbar, 2. Tag 3 mg%, 3. Tag nicht nachweisbar, 4. Tag 17 mg %), weitere frühkindliche Entwicklung unauffällig.

Gestosesprechstunde: ab 2. Monat p. p.

- Ödeme fehlen
- Proteinurie: Spur, 0,73 g% in 24 h
- Hypertonie: normalisiert
- Urin: keine Glycosurie, Sediment o. B.
- Serum: Gesamteiweiß 7,0 g%
  Albumin : Globulin: 1,74 (erhöht)
  nüchtern Glucose: 86 g%
- Endogene Creatininclearance: 66 ml/Min (erniedrigt)
- Isotopennephrographie: leichte funktionelle Abflußverzögerung bds
- Intravenöses Pyelogramm: auffallende Spastizität beider Nierenbecken und Ureteren. Beträchtliche Nephroptose rechts (3 Wirbelkörperhöhen), angedeutete Ptosis links ($1^1/_2$ Wirbelkörperhöhe).

Entlassung

Zusammenfassung: Eine 24jährige Primipara kommt mit den klassischen objektiven und subjektiven Symptomen der imminenten Eklampsie, mit Übertragung und vorzeitigem Blasensprung und stark mekoniumhaltigem Fruchtwasser. Das Kind wird abdominal entbunden. Es ist übergroß, 4120 g/52 cm, lebensfrisch

Im Wochenbett bildet sich die Proteinurie nur langsam zurück, die andern EPH-Symptome verschwinden innerhalb der ersten 24 Stunden. Die Abklärungen zeigen einen typischen latenten Diabetes.

Die Abklärungen der Gestosesprechstunde zeigen eine persistierende Proteinurie, reduzierte endogene Creatininclearance und beidseitige Exkretionsstörung im Isotopennephrogramm. Im intravenösen Pyelogramm ist neben der Spastizität der ableitenden Harnwege vor allem die Nephroptose auffällig.

Epikrise: Der latente Diabetes, primär nicht erkannt, macht sich hier als Eklampsia imminens sichtbar mit entsprechender Auswirkung auf das Kind. Der EPH-Komplex und die Gefährdung des Kindes geben die Indikation zur Sectio caesarea. Die Stoffwechselstörung wird durch die Glucosebelastung im Wochenbett evident. In der Gestosesprechstunde kann eine reduzierte renale Funktion in der endogenen Creatininclearance, im Isotopennephrogramm und im intravenösen Pyelogramm festgestellt werden (vergl. Kap. IX, Niere). Diabetes, wie auch EPH-Komplex sind an der Gefährdung des Kindes (mekoniumhaltiges Fruchtwasser) beteiligt. Die Entbindung erfolgte in letzter Minute. Auf den latenten Diabetes haben die Symptome der EPH-Erkrankung wie auch die Entwicklung eines übergroßen Kindes hingewiesen und hätte wahrscheinlich in der Schwangerschaft durch Glucosebelastungsprüfungen diagnostiziert werden können. Dadurch hätte auch die Gefährdung des Kindes vermindert werden können.

Epikrise:

Die EPH-Symptomatik kann diabetisch bedingt sein. Die Symptome sollen uns zur Abklärung der vorliegenden hormonalen Störung führen [283]. Nach PFEIFFER [340, 341] ist, bei entsprechendem Laboraufwand, jetzt auch der klinisch sonst nicht faßbare Prädiabetes zu erkennen.

Die Leitung der Schwangerschaft erfordert große Aufmerksamkeit und auch großes Geschick, da sich sowohl ein dysmatur-übergewichtiges Kind, ein rechtes Diabetes Kind, entwickeln kann, wie auch eine Mangelgeburt, wie sie häufig beim EPH-Komplex angetroffen wird.

2. Hyperthyreose

DIECKMANN [111] gibt an, daß bei 70% aller EPH-Erkrankungen ein Hyperthyreoidismus vorhanden sei, daß die *EPH-Erkrankung umso unwahrscheinlicher werde, je normaler die Schilddrüse funktioniere.* Die Hypertonie müßte also in den meisten Fällen auf eine larvierte oder präklinische Form der Hyperthyreose zurückzuführen sein [42, 100]. Die ausgesprochen Basedow'schen Erkrankungen lassen nur selten eine Schwangerschaft zu. Die gesteigerte Schilddrüsenfunktion ist in der Schwangerschaft physiologisch, ohne allerdings die typischen klinischen Zeichen aufzuweisen [16, 146, 233, 298, 299, 300, 301, 302, 314, 331, 487]. Tritt das Kardinalsymptom der Hyperthyreose auf, die Hypertonie, so muß der Fall, laut Definition, als monosymptomatische EPH-Erkrankung, Typus H, aufgefaßt werden. Die Hypertonie ist endokrin, hyperthyreotisch bedingt, somit können wir hier von einer monosymptomatischen endokrinen EPH-Erkrankung sprechen. Es ist zudem eine essentielle EPH-Erkrankung, da bei den larvierten und präklinischen Hyperthyreosen nach dem Wochenbett sämtliche Befunde zur Norm zurückkehren.

Dies alles wäre Wortklauberei, wenn die Hyperthyreose nicht auch das Kind betreffen würde [119]. Fall 4 illustriert stellvertretend für unsere übrigen Beobachtungen die Entwicklung der Hyperthyreose von der präklinischen und kaum zu erfassenden Form bis zum klassischen Bild der Hyperthyreose. Dabei hat sich zur Hypertonie auch die Proteinurie gesellt, die häufigste und auch unangenehmste Kombination.

Fall 4:
Zwei Mangelgeburten, eine davon nicht lebensfähig, können auf eine sich im Laufe der Jahre und durch die Schwangerschaft manifestierende Hyperthyreose zurückgeführt werden.

Gebh. K. G. No. 3075/1966: W.-B., H., 37jährige II-Para

F. A.:	unauffällig
P. A.:	1947 Nierenentzündung, auswärts behandelt
G. A.:	1959 durch EPH-Symptome komplizierte 1. Schwangerschaft mit generalisierten Ödemen, Proteinurie bis 3,5 ‰ und Blutdruckwerten auf 245/140 ansteigend. Intermittierende Cystitiden. Am Termin wurde die Patientin von einem Mädchen, 1820 g/44 cm, entbunden, das nach 4 Tagen starb. Postpartal verschwanden Ödeme und Proteinurie. Unter Nepresol sank der BD auf 140/110, nach Entlassung auf 120/90, jetzt ohne Medikamente 1960 wurde auswärts eine leichte Hyperthyreose diagnostiziert (Schweißausbrüche, Blutandrang im Kopf, Unruhegefühl, leichte Erregbarkeit, Haarausfall, Neigung zu Herzklopfen und Atemnot, Grundumsatz + 57 %). Blutdruckwerte um 135/80 und Puls mit 80/Min. im Bereiche der Norm. Mit Thyreostatica, dann nur noch sedierender Behandlung, konnte die Hyperthyreose beherrscht werden. Die Patientin war symptomlos und beschwerdefrei.
Jetzige SS:	L. P. 24. 8. 1966, Termin: 2. 6. 1967. Kontrolle durch Gestosesprechstunde. Die Schwangerschaft entwickelte sich bis zur 37. Woche unauffällig, Ödeme nur angedeutet, Gewichtszunahme total 6 kg, Proteinurie in Spuren, bis höchstens 0,3 g% im 24 h-Urin. Hypertonie labil, von der 27. Woche an: 140/90 bis 150/100, in Rückenlage auf Kollapswerte absinkend.
Klinikaufnahme:	4. 5. 1967, 20.15 h in der 38. SS-Woche, prophylaktisch und auf Wunsch der Patientin wegen Unwohlseins – Ödeme: +/+ – Proteinurie: Spur (unter 0,5 mg%) – Hypertonie: 170/110, 160/110 5. 5. 1967, ca. 09.40 h Wehenbeginn 17.20 h Sectio caesarea wegen mangelndem Geburtsfortschritt, bei EPH-Gestose und Verlust des ersten Kindes. Mädchen, 2730 g/48 cm
Wochenbettsverlauf:	– Puls und Temperatur unauffällig – Ödeme nicht nachweisbar – Proteinurie: fehlt – Hypertonie schwankend zwischen 125/85 und 150/90 – Urinsediment: o. B.

	Abklärungen: Reduzierte Phenolrotausscheidung (20,8 %, 15,9 % = 36,7 %), sonst keine pathologischen Befunde
Kind:	Kleines, leicht untermassiges Mädchen, mit allen klinischen Zeichen der Reife. Normale frühkindliche Entwicklung.
Gestosesprechstunde:	Kontrolle ab 6 Wochen p. p. – Ödeme: keine – Proteinurie: keine – Hypertonie: wechselnd, 130/100, 155/75, 155/105. Serpasil-Medikation ohne therapeutischen Effekt – Urin: Sediment normal, spez. Gewicht bis 1028 – Albumin : Globulin: 2, 1 (erhöht) – Nierenfunktionsprüfungen im Bereiche der Norm – Isotopennephrogramm: unauffällig Vorerst Wohlbefinden. Keine Anzeichen der vorher festgestellten leichten Hyperthyreose. Dann, ab 4. Monat p. p. zunehmende Müdigkeit, Patientin ist geschlagen, schlapp, klagt über Nervosität, über vermehrten Hunger; sie magert von 52 auf 46 kg ab. Typischer Aspekt des Morbus Basedow mit Protrusio bulbi, Glanzaugen, feinschlägigem Tremor. Die Abklärungen der medizinischen Poliklinik, Basel, ergeben die Diagnose einer floriden Thyreotoxikose bei Stroma basedowifikata.
Zusammenfassung:	Die 30jährige Patientin verliert das erste Kind, eine Mangelgeburt, 4 Tage nach der Geburt. Es besteht eine typische EPH-Gestose. Ein Jahr später wird eine leichte Hyperthyreose festgestellt, die mit Sedativa allein beherrscht werden kann. Bei der zweiten Schwangerschaft, 7 Jahre später, tritt praktisch eine monosymptomatische H-Gestose bei labilem Blutdruck auf. Die übrigen Symptome treten kurzfristig am Ende der Gravidität auf und geben, zusammen mit mangelndem Geburtsfortschritt und mit der belasteten Anamnese, Indikation zu Sectio caesarea. Das Kind ist reif, aber untergewichtig (small-for-date) und entwickelt sich dann normal. Die Wochenbettsabklärungen sind bis auf eine reduzierte Phenolrotausscheidung unauffällig. Im Laufe der Kontrollen der Gestosesprechstunde entwickeln sich die typischen Zeichen eines Morbus Basedow. Diese klinische Diagnose wird durch die internmedizinische Untersuchung bestätigt. Floride Thyreotoxikose bei Stroma basedowifikata.
Epikrise:	Die Hyperthyreose der Patientin wurde erstmalig nach der 1. Schwangerschaft nachgewiesen. Die Schwangerschaft selbst war durch eine EPH-Gestose kompliziert, die zu einer lebensunfähigen Mangelgeburt führte. Die Hyperthyreose muß also latent schon während der ersten Gravidität bestanden haben. Sie hat sich als EPH-Komplex manifestiert und ist mindestens teilweise für die Mangelentwicklung des Kindes und dessen Tod verantwortlich. Sie kann aber p. p. durch Sedativa allein beherrscht werden und benötigt später keine Medikation mehr.

Während der 2. Schwangerschaft tritt von der 27. Woche an eine latente Hypertonie auf, praktisch als monosymptomatische H-Gestose. Die Auswirkung auf das Kind ist wiederum in der manifesten Retardierung zu suchen.

Die Wochenbettskontrollen sind, auch punkto Schilddrüsenfunktion, völlig bland. Ähnlich wie nach der 1. SS beginnt sich 4 Monate p. p. das Bild des Morbus Basedow abzuzeichnen, der durch die internistische Abklärung bestätigt wird.

Bei der Patientin liegt also seit Jahren eine subklinische hyperthyreote Stoffwechsellage vor, die sich während der SS in Form der EPH-Gestose manifestiert, die zu Wachstumsrückstand des Kindes führt und erst einige Monate p. p. klinisch faßbar wird. Die EPH-Gestose kann somit als endokrine Ursache angesprochen werden.

Fall 2:
Manifeste Hyperthyreose mit zwei mangelentwickelten Kindern.

Gebh. K. G. No. 605/1969: 26jährige II-Para (Kleinwuchs 144 cm)

F. A.: unauffällig

P. A.: 1968 in Italien Hyperthyreose festgestellt.

G. A.: 1966 Schwangerschaft unauffällig, Spontangeburt am Termin, Knabe 2600 g/47 cm, Mangelgeburt. EPH-Gestose?

Jetzige SS: Von der Anamnese ist uns vorerst nichts bekannt
L. P. 28. 5. 1968, Termin: 8. 3. 1969. Die Schwangerschaft wird durch den Hausarzt kontrolliert. Eine labile Hypertonie habe seit der 28. Woche bestanden.

Klinikaufnahme: 12. 2. 1969, 13.30 h, 37. SS-Woche, wegen Kontraktionen
- Ödeme: sehr stark praetibial
- Proteinurie: fehlt
- Hypertonie: 165/105, 180/110, 160/110

15.35 h Spontangeburt, Mädchen, 2290/44 cm

Wochenbettsverlauf:
- Puls erhöht bis 120
- Temperatur unauffällig
- Ödeme werden überschießend ausgeschieden
- Proteinurie: fehlt
- Hypertonie: labil, von 110/80 bis 155/110
- Urin: Sediment unauffällig
- Exophtalmus, klinischer Verdacht auf Hyperthyreose

Abklärungen:
- Reduzierte glomeruläre Filtration 35 ml/Min.
- Plasma Jod 9,0 $\mu\gamma$/% (Norm 3,4–7,2)
- Achillessehnenreflex: 260 msec (Norm 280–360 msec)
- Grundumsatz + 44 %
- Diagnose: Hyperthyreose

Kind: Entwicklung punkto Reife entsprechend der Schwangerschaftsdauer von 37 Wochen. Gewichtsmäßig ca. 4 Wochen retardiert. Frühkindliche Entwicklung unauffällig.

Gestosesprechstunde: ab 2 Monate p. p.

- Ödeme: keine
- Proteinurie: 1,82 g% in 24 h
- Hypertonie: fehlt
- Urin: Sediment o. B., spez. Gewicht 1032
- Albumin : Globulin 1,2
- Gesamteiweiß im Serum, endogene Creatininclearance und Isotopennephrogramm im Bereiche der Norm

Die *konsiliarische Untersuchung* in der medizinischen Poliklinik ergibt, daß die Patientin wegen Hyperthyreose seit 1 Jahr vor der Geburt in Behandlung ist und auch in Italien deswegen untersucht und behandelt wurde.

Diagnose: Typische Stroma basedowificata

Zusammenfassung: Die 24jährige Patientin wird nach ungestörter Schwangerschaft von einer Mangelgeburt entbunden. Mit 26 Jahren wird eine Hyperthyreose festgestellt und behandelt. Die 2. Schwangerschaft wird durch den Hausarzt betreut; er diagnostiziert eine labile Hypertonie von der 28. Woche an.

Die Patientin tritt mit starken Ödemen, jedoch fehlender Proteinurie und mit mittelstarker Hypertonie in der 37. Woche unter Wehen in die Klinik ein.

Im Wochenbett bleibt die labile Hypertonie. Das Glomerulumfiltrat ist reduziert, die klinischen Zeichen (Exophthalmus, Pulserhöhung) deuten auf eine Hyperthyreose hin, die Abklärungen bestätigen den Befund. Die Reife des Kindes entspricht der SS-Dauer von 37 Wochen, die Maße einer Retardierung von ca. 4 Wochen.

In der Gestosesprechstunde wird eine Proteinurie festgestellt. Die Abklärung der medizinischen Poliklinik ergibt eine schon längere Zeit bekannte Hyperthyreose. Es wird die Diagnose einer Stroma basedowificata gestellt.

Epikrise: Die Hyperthyreose ist vor der 2. SS manifest geworden. Schon die 1. SS endet jedoch in einer Mangelgeburt, sodaß die damals präklinische Existenz einer Schilddrüsenüberfunktion angenommen werden kann. Die neue Gravidität fällt in die uns unbekannte, jedoch manifeste Hyperthyreose, die sich nur als labile Hypertonie von der 28. Woche an anzeigt. Das Kind ist im Wachstum stark retardiert. Seine übrige Entwicklung entspricht jedoch der SS-Dauer.

Die hyperthyreotische Stoffwechselentgleisung zeigt sich als hauptsächlich monosymptomatische EPH-Gestose an. Da die Hyperthyreose nicht bekannt ist, muß die Hypertonie als EPH-Erkrankung bezeichnet werden, dies umso mehr, als das Kind sich zur Mangelgeburt entwickelt, was für den EPH-Komplex typisch ist. Die Diagnose der Hyperthyreose kann in diesem Fall schon im Wochenbett gestellt werden.

Epikrise:

Die Überfunktion der Schilddrüse in der Schwangerschaft ist physiologisch und weist keine klinischen Zeichen auf. Sie geht aber fließend in einen pathologischen Funktionszustand über, der sich als monosymptomatische Gestose, Typus H, manifestiert und sich entwicklungshemmend auf das ungeborene Kind auswirken kann. Wenn rein graviditätsbedingt, so normalisiert sich der Zustand post partum sehr rasch. Bei der weitern Abklärung bleibt also nur noch die Gruppe der manifesten Hyperthyreotiker übrig. Alle andern Fälle, insbesondere auch diejenigen mit Mangelgeburten, bleiben ungeklärt. Somit sollten Verdachtsfälle schon in der Schwangerschaft erfaßt und damit einer differenzierten Therapie zugeführt werden können. Von den Funktionstesten hat sich der Photomotograph als einfach und wenig aufwendig erwiesen [315]. Daneben sind Bestimmungen des Grundsatzes, des Jodhaushaltes, der Schilddrüsenhormone und des Cholesterolspiegels angegeben worden, Untersuchungen, die in schwereren Fällen und zur genaueren Abklärung angezeigt sind. [3, 63, 82, 140, 155, 164, 174, 188, 189, 190, 259, 297, 303, 317, 412, 457, 464, 471].

Von den endokrinen Störungen bei Phäochromocytom, Diabetes insipidus und Morbus Addison haben wir keine Fälle selbst beobachten können, da ihr Zusammentreffen mit einer Schwangerschaft selten ist. Sie sollen aber, der Vollständigkeit halber, erwähnt werden.

3. Phäochromocytom

Es ist ein Tumor des jugendlichen Alters (20.–40. Lebensjahr) [171, 336]. Wenn bei Jugendlichen eine Hypertonie besteht, so ist mit 0,5 % Wahrscheinlichkeit ein Phäochromocytom die Ursache [175]. 85 % aller Fälle waren in Zusammenhang mit einer Schwangerschaft aufgetreten [10, 21, 32, 49, 62, 101, 119, 141, 229, 309, 429, 460]. Das hervorstechendste Symptom ist das Auftreten von anfallsweisen Blutdruckkrisen. Daneben besteht aber die uns interessierende Form des Dauerhochdruckes unter dem Bild der essentiellen oder renalen Hypertonie [258]. Tritt dieses Krankheitsbild erstmalig in der Schwangerschaft auf, so läßt es sich von einer EPH-Gestose nicht unterscheiden [83, 101, 200, 201], umsomehr, als Ödeme und Proteinurie als weitere Symptome hinzutreten können und die Kinder bei der Geburt Untermaßigkeit aufweisen [32, 49, 486]. Die Mortalität der Mutter wird mit über 50 % angegeben, diejenige der Kinder schwankt zwischen 24 % und 40 % [10, 345]. Eine weitere Komplikation kann die vorzeitige Plazentarlösung sein, die durch die Blutdruckkrisen bedingt sein soll [337]. ZOLLINGER [486] hat die pathologisch-anatomischen Veränderungen der Niere als Auswirkung von Adrenalin-Noradrenalin und der Hypertonie aufgefaßt. Das dominierende Merkmal ist die Vasokonstriktion, welche rückkoppelnd wiederum für die Hypertonie verantwortlich ist, anderseits auch die Oligurie bis Anurie verursacht. Diese Arteriolenspasmen sind auch im Fundus oculi nachzuweisen [49] und könnten eine reduzierte Durchblutung des Uterus und damit die fötale Wachstumsretardierung zur Folge haben.

Der Nachweis von Katecholaminen im Urin ist die sicherste und unschädlichste Methode [258, 345, 346]. Provokationsteste sollen in der Schwangerschaft unterlassen werden [79, 430]. Die Diagnose sollte in der Schwangerschaft gestellt werden, da die operative Behandlung die Mortalität beträchtlich senken kann.

Epikrise:

Die Ödeme, die Proteinurie, besonders aber die Hypertonie können in ihrer Symptomatik ein Phäochromocytom beinhalten. Diese Vermutungsdiagnose verstärkt sich, wenn die EPH-Symptome in der Schwangerschaft auftreten und damit das Bild der EPH-Gestose bieten, weil 85 % der Phäochromocytome mit einer Schwangerschaft verknüpft sind. Ein weiteres Indiz ist der krisenartige Blutdruckanstieg, sowie die labile Hypertension. Die Kinder entwickeln sich zu small-for-date-babies. Wir haben also eine endokrin bedingte, typische EPH-Gestose.

Da die Mortalitätsziffer für Mutter und Kind von 40 % bis 50 % durch geeignete Maßnahmen stark gesenkt werden kann, muß die Diagnose frühzeitig gestellt werden. Die EPH-Symptome sollen uns also auf das zugrunde liegende oder begleitende Leiden aufmerksam machen. Wir können mit Hilfe der Katecholaminbestimmungen im Urin die Diagnose rechtzeitig stellen und damit die Patientin der spezifischen (meist chirurgischen) Behandlung zuführen. Dauaus folgt die Forderung, daß bei Patientinnen mit EPH-Symptomen die Katecholaminausscheidung im Urin bestimmt werden soll, insbesondere dann, wenn die Hypertonie im Vordergrund steht.

4. Morbus Addison

Eine Reihe von Autoren [92, 224, 249, 273, 435] berichten von Frauen mit Morbus Addison in der Schwangerschaft. Das Hauptsymptom ist die *Hypertonie;* durch die Störung im Hormonhaushalt, insbesondere der Aldosteron-Sekretion, treten manchmal zusätzlich *Ödeme* auf. Damit wäre die Bedingung für eine polysymptomatische Gestose, Typus EH, erfüllt. Die Auswirkung auf den Föten ist unbedeutend, wenn die Patientin mit Nebennierenrindenextrakt adäquat eingestellt ist. Andernfalls ist der Prozentsatz des intrauterinen Fruchttodes und auch die mütterliche Sterblichkeitsziffer hoch. Die EH-Gestose ist also endokrin bedingt, soll aber nicht symptomatisch, sondern ganz spezifisch behandelt werden. Die Kombination von Morbus Addison mit einer Schwangerschaft ist ein sehr seltenes Ereignis.

5. Diabetes insipidus

Rund 100 Fälle von Diabetes insipidus und gleichzeitig bestehende Gravidität wurden in der Weltliteratur bis jetzt publiziert [401, 413]. Dabei ist der „Schwangerschafts-Diabetes insipidus" von besonderer Bedeutung, da er erst in der Gravidität auftritt und nach dem Wochenbett nicht mehr nachweisbar ist. Er kann sich auf dem Boden eines Mangels an antidiuretischem Hormon (ADH) entwickeln, anderseits prädisponieren präexistierende renale Schäden, wie interstitielle Nephritiden, Pyelonephritiden und Hydronephrosen durch Parenchymdestruktion zur Ausbildung der Störung der Phase II der Harnkonzentration (ADH-abhängig) [9, 356, 357]. Die dadurch bewirkte Störung des Gleichgewichts zwischen Flüssigkeitsausscheidung und -Zufuhr kann sich trotz vermehrter Urinausscheidung in Ödemen manifestieren [230]. Die präexistierenden renalen Schäden zeigen sich in den Symptomen der Pfropfgestose und in den pathologischen Resultaten der Nierenfunktionsprüfung. Ein schädigender Einfluß auf die Frucht wird verneint. Es liegen aber Berichte von Mangelgeburten vor, die eine Wachstumsretardierung auf Grund des Diabetes insipidus annehmen lassen [154, 465].

Epikrise:

Der Diabetes insipidus zeigt sich somit in der Schwangerschaft nicht nur durch die Polydipsie und Polyurie, sondern auch in Form der monosymptomatischen E-Gestose (Mit Ödemen). Unvollständig ausgebildete Symptome des Diabetes insipidus, d. h. nur geringe Polydipsie und Polyurie, die klinisch noch nicht auffällig sind, sollten bei gleichzeitig bestehenden EPH-Symptomen (besonders Ödemen) die Vermutungsdiagnose eines schwangerschaftsbedingten Diabetes insipidus stellen lassen. Da neben der hormonalen Störung der an der Diurese beteiligten Hormone die Erkrankung eine primäre organische und funktionelle renale Störung haben kann, weisen die Ödeme neben der endokrinen Genese auch auf die zugrunde liegenden Leiden im Falle einer Pfropfgestose hin.

Schluß:

Die Störungen des endokrinen Haushaltes sind in der Schwangerschaft besonders wichtig, weil davon die intrauterine Entwicklung des Kindes betroffen werden kann. Diese Störungen äußern sich in den Symptomen des EPH-Komplexes und müssen deshalb diesem zugeordnet werden. Meistens sind es monosymptomatische Formen, wobei die Hypertonie am häufigsten auftritt. Die Therapie muß differenziert und der endokrinen Störung angepaßt sein. Daraus ergeben sich zwei Forderungen:

1. Die EPH-Symptome sollen als Leitfaden zur Auffindung der sie verursachenden endokrinen Erkrankung dienen.
2. Die differenzierte Therapie soll sogleich einsetzen und erreicht damit eine verbesserte perinatale mütterliche und kindliche Sterblichkeitsziffer.

XIII. Prophylaktische und therapeutische Maßnahmen

1. Prophylaxe

Eine Prophylaxe vor der ersten Schwangerschaft ist heute praktisch unmöglich. Dafür müßte ein genauer Status der prospektiven Mutter vorliegen. Wir müßten die Funktion sämtlicher Organe unter Belastung kennen. Die Untersuchungen sind aber zu aufwendig, die Gesundenuntersuchung und die Beratung vor Heirat und vor der beabsichtigten Schwangerschaft werden nur in den allerseltesten Fällen durchgeführt. Bei dieser Gelegenheit haben wir allerdings die Möglichkeit durch eine genaue Anamnese, durch Kontrolle der sozio-hygienischen Umstände, durch Einholen eventueller früherer Untersuchungsbefunde und durch dann gezielt anwendbare klinische und Labor-Untersuchungen Erkrankungen und Zustände aufzudecken, auf die sich bekannterweise eine Pfropfgestose superponieren kann, respektive Situationen klarlegen, die für eine EPH-Gestose prädisponieren (reno- und/oder vasculäre Erkrankungen, Pyelonephritiden, psychische Grenzfälle etc.).

Mit der Beendigung einer durch EPH-Gestose komplizierten Schwangerschaft beginnt jedoch die Prophylaxe für den Verlauf der nächsten Gravidität. Sie besteht in der gewissenhaften Abklärung der möglichen Ursache (n), wie in den vorhergehenden Kapiteln beschrieben. In vielen Fällen ist dann die entsprechende Intervallbehandlung möglich:

Antibiotische Behandlung einer Pyelonephritis oder Bacteriurie
Medikamente für essentielle Hypertonie.
Gewichtsreduktion bei Adipositas
Operative Eingriffe bei renaler Ursache der EPH-Gestose
Korrektur mütterlicher Mißbildungen
Betreuung psychisch bedürftiger Frauen
Sanierung psycho-sozial-hygienischer Mißstände
Diätetische Maßnahmen bei latentem Diabetes
Dämpfung einer Hyperthyreose.
etc.

Definition:

E Ödeme:
Inadaequate Gewichtszunahme in der Schwangerschaft, meistens bedingt durch Wasseransammlung in den Geweben,

d. h. mehr als durchschnittlich 500 g/Woche
mehr als durchschnittlich 2000 g/Monat
mehr als durchschnittlich 13 kg/Schwangerschaft

Nachweisbare Beinödeme (praetibiale) sind dann ein Gestosesymptom, wenn sie nach Nachtruhe am Morgen nicht verschwunden sind (anamnestisch).

(Die übermäßige, alimentär bedingte Gewichtszunahme ist nicht abgetrennt, weil sie

1. schwierig zu erkennen ist,
2. weil Übergewicht an und für sich zur EPH-Gestose prädestiniert.)

P Proteinurie:
Übersteigt die ausgeschiedene Eiweißmenge 0,5 ‰ Esbach im 24 h-Urin, so liegt eine Proteinurie vor.

(Die Methode nach Esbach wurde wegen ihrer Einfachheit beibehalten. Der Anteil der geformten Bestandteile des Sediments an der Proteinurie übersteigt nur selten die 0,5 ‰-Grenze bei fehlenden klinischen Zeichen eines Harnwegsinfektes.)

H Hypertonie:
Letzter normaler Wert 135/85 mmHg, erster pathologischer Wert 140/90 mmHg.

(Bei vorbestehender Hypertonie gilt ein BD-Anstieg von systolisch 30 mmHg und mehr und von diastolisch 15 mmHg und mehr als Hypertonie.)

Die Klinik, aus deren Sicht ja diese Arbeit geschrieben wurde, ist nur ein Glied in der Kette der Kontaktpersonen, die eine EPH-Gestose Patientin von der frühesten Kindheit an betreuen. (Abb. 129). Jede dieser Betreuer kann ihren Beitrag zur Prophylaxe der EPH-Gestose leisten.

Meistens suchen die Patientinnen erst im schwangern Zustande medizinischen Rat. Es stellt sich somit für den Betreuer die Frage nach der frühest möglichen Erfassung der EPH-Symptomatik. Die Organisation Gestose hat dafür die heute allgemein und weltweit akzeptierten Definitionen gegeben.

Die Untersuchungstechnik wurde bewußt so einfach als möglich gehalten. Damit ist auch dem medizinischen Hilfspersonal die Diagnose der EPH-Gestose möglich. Die großzügige Abgrenzung der pathologischen Symptomatik garantiert die Er-

Lebenssituation	Signifikanz	Kontaktperson	und ihre Aufgabe
Mutter mit EPH-Gestose:			
Mangelgeburt Frühgeburt	schlechter Start	Neonatologe Pädiater	optimale Betreuung
Pyelonephritis des kleinen Mädchens	prädisponiert für Pfropf-EPH-Gestose	Hausarzt, Pädiater	Frühe, ausreichende und genügend lange Behandlung
Unerwünschte Schwangerschaft der ledigen Mutter	schlechte psycho-soziale und hygienische Umstände	Sozialarbeiter Fürsorger Abtreiber	Sanierung der Verhältnisse
Drohende, ev. stattgefundene Fehlgeburt	urogenitale Mißbildung?	Gynäkologe	Korrektur der Mißbildungen wenn möglich
Interkurrente Erkrankungen	Substrat für Pfropf-EPH-Gestose gebildet?	Hausarzt, Internist	Fachgerechte Behandlung
Schwangerschaft mit Frühsymptomatik	Pfropf-EPH-Gestose	Gynäkologe	Früherfassung und Behandlung
EPH-Gestose	Transitorische EPH-Gestose	KLINIK	Hospitalisation Behandlung Geburtsleitung!!!
Mangelgeburt Frühgeburt	Schlechter Start des Kindes	Neonatologe Pädiater	Optimale Betreuung
Unglücklicher Ausgang, Tod des Kindes, Mißbildungen	Psyche??	KLINIK	Abklärungen im Wochenbett, Führung der Patientin
Postpartale Untersuchungen im schwangerschafts-freien Interval	Ganzes Spektrum	Wer?? Klinik (Spezialist) Gynäkologe Internist Hausarzt Sozialarbeiter	Gründliche, breitgestreute und detailierte Nachsorge
Manifester Diabetes Pyelonephritische Schrumpfniere Hypertonie Hyperthyreose	Manifest im spätern Lebensalter	Hausarzt, Internist	Frühzeitige und intensive Behandlung
Urämisches diabetisches Koma Apoplexie	Todesursache	Pathologe	Rückschlüsse für Forschung

Abb. 129 Lebenssituationen und Prophylaxe Möglichkeiten

fassung auch der Frühtormen. Es sind gerade die Frühformen, die wir betreuen wollen, denn:

Je früher die Prophylaxe beginnen kann,
unter Umständen sogar bevor Symptome auftreten (Beratung),
umso besser sind unsere Resultate.

Je besser die Prophylaxe, umso niedriger die Frequenz
1. der Fälle mit EPH-Gestose
2. der imminenten und convulsiven Eklampsien
3. der Früh-, Mangel- und Totgeburten.

Je früher die Symptome auftreten
und je resistenter sie sich gegenüber unserer Therapie erweisen,
umso schlechter ist die Prognose für Mutter und Kind.

Neben diesen einfachen klinischen Untersuchungen geben wir eine Auswahl von Abklärungen und Kontrollen an, wohl wissend, daß nicht jeder Arzt alle ausführen kann. Je mehr Abklärungen durchgeführt werden, desto genauer ist die Diagnose. Die Unterteilung nach Schweregrad und eventuell nach unterschiedlicher Genese wird möglich. Viele der Vorschläge sind für den praktizierenden Arzt, für den Gynäkologen ausführbar. Kompliziertere Untersuchungen, apparativ aufwendige Kontrollen sind nur in Spitälern oder größeren Kliniken möglich.

4. Abklärungen und Kontrollen

1. Harnuntersuchung

11. Urinausscheidung, besser Flüssigkeitsbilanz
12. Spezifisches Gewicht (enteiweißter Morgenurin)
13. Mikroskopische Untersuchung
    13.1 nativ
    13.2 Sediment (Zylinder, Erythrozyten, Leucozyten, Bakterien)
14. Chemische Untersuchungen
    14.1 Bakteriensuchteste (GRIESS'sches Reagens, TTC, auch als Streifentest)
    14.2 Gallenfarbstoffe
15. Quantitative und qualitative Keimbestimmung

2. Blutuntersuchung

21. Serumproteine
22. Serumcreatinin
23. Electrolyte (Kalium !!!)
24. Angiotensinase?
25. Leberproben (Bei Verdacht auf Leberbeteiligung)

3. Organfunktionsproben

31. Niere
    - 31.1 VOLHARD'scher *Konzentrations*versuch
    - 31.2 Phenolrotausscheidung
    - 31.3 Clearance mit Creatinin (endogenes)
      mit Paraaminohippursäure
      mit Inulin
32. Augenhintergrund
    - 32.1 Ophthalmoskopie
    - 32.2 Spezielle ophthalmoskopische Untersuchungen
      z. B. Fluoreszenzangiophotographie
      Flickertest
33. Psychische Betreuung (Psychiater?)
34. Elektroencephalographie
35. Frucht
    - 35.1 Amnioskopie
    - 35.2 Amnocentese
    - 35.3 Ultraschall
    - 35.4 Schwangerschaftsübersicht (?) Nur in Klinik!
    - 35.5 Hormonbestimmungen, ev. nach Belastung
    - 35.6 Durchblutungskontrolle von Uterus und/oder Placenta
    - 35.7 Überwachung der kindlichen Vitalfunktionen
      HT-Kontrolle
      Wehentätigkeit
      Kindliches EKG
      Blutgasanalyse
      etc.

Bei der Diagnosestellung liegt uns besonders die Erkennung der Pfropf-EPH-Gestose am Herzen. Sie stellt eine besondere Gefahr für Mutter und Kind dar. Die Therapie soll so früh als möglich und so spezifisch als möglich erfolgen und schon während der Schwangerschaft angestrebt werden.

2. Therapie

Die therapeutischen Maßnahmen lassen sich *prinzipiell* auf einige wenige Richtlinien reduzieren:

Wertigkeit

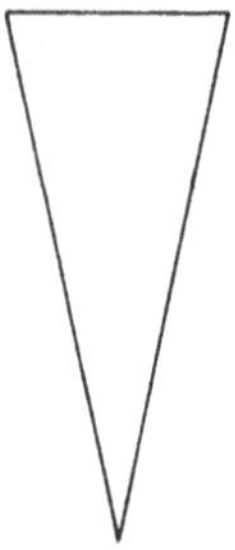

Ziel	Maßnahmen
1. Das Kind muß gut wachsen	Bettruhe, Diät β Receptorenstimulantien
2. Proteinurie soll verschwinden	Bettruhe, Diät
3. Ödeme/Gewichtszunahme reduzieren	Bettruhe, Diät (Diuretica ??)
4. Blutdruck soll sich normalisieren	Bettruhe, Diät (Antihypertensiva?)

Wertigkeit

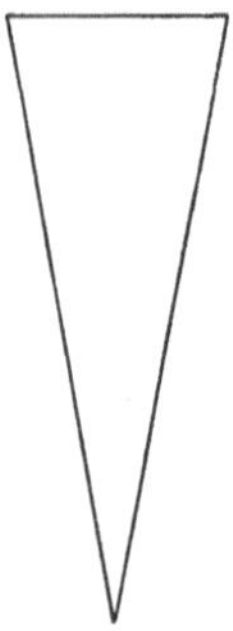

Maßnahmen

1. Ruhe – Bettruhe
2. Diät
3. Milieuwechsel
4. Genaue Überwachung – klinisch
   – biochemisch
   – Monitor
5. Psychorelaxantien – Sedativa
6. β Receptorenstimulantien
7. Hypotensiva
8. Diuretica

Die Symptomatik ist dann von untergeordneter Bedeutung, wenn das Kind sich in jeder Beziehung normal entwickelt. Die Behandlung der Symptome allein, ohne dadurch eine Besserung des Zustandes der Patientin zu erreichen („Blutdruckkosmetik"), ist sehr gefährlich (Cave Erfordernishochdruck).

Die *spezielle Behandlung* läßt sich in 2 Stufen einteilen und richtet sich nach dem Vorwiegen des einen oder andern Symptoms (Abb. 131 bis 134)

1. Behandlungsstufe

A. Diät: Salzarm bis salzlos bis ausschließlich Fruchtsaft
Vorwiegend vegetarisch
Eiweißzufuhr durch Milch, Eier, Milchprodukte

Ödeme	Gewichtszunahme	Diät	Medikamente
–	8–10 kg	salzarm vegetarisch	–
+ prätibial	12–15 kg	Fruchtsaft salzlos	Valium 2, 2, 5 mgr p. o.
++ Gesicht Hände	15–18 kg	Fruchtsaft Obst-Reis-Tag	Valium 5, 5, 10 mgr. p. o.
+++ Generalisiert	über 18 kg	Fruchtsaft Flüssigkeitszufuhr reduzieren	Valium 5, 5, 10 mgr p. o. ev. Mannit-Infusion ev. Lasix 1 Amp. i.m.

Abb. 130 Ödembehandlung in graviditate und sub partu

Ausscheidung	Diät	Medikamente
über 1000 cc/24 h	salzarm vegetarisch	–
600 bis 400 cc/24 h = ca. 25 cc/h	Fruchtsäfte	ev. Infusionen (Spez. Gewicht!)
Oligurie unter 400 cc/24 h	nichts per os	Mannit, ev. Lasix
Anurie länger als 6 h	nichts per os	Verlegung künstliche Niere

Abb. 131 Urinausscheidung und ihre Beeinflussung in graviditate, sub partu und post partum

Urinsediment		
granulierte Zylinder	Erythrozyten	Diät
neg.	neg.	Salzarm-vegetarisch
neg.	mäßig	Salzarm-vegetarisch
einzelne	viel	Fruchtsaft, salzlos, ev. gesalzenes Brot normale Milch
viel	viel	Fruchtsaft, salzlos

Abb. 132 Urinsediment und seine Beeinflussung

Proteinurie	Diät	Mobilisierungsstufe
neg	salzarm vegetarisch	voll mobilisiert
+ bis 1 ‰ Esbach	Fruchtsaft salzlos	Bettrand
++ bis 2 ‰ Esbach	Fruchtsaft Obst-Reis-Tag	Bettruhe
+++ über 2 ‰ Esbach	Fruchtsaft	Bettruhe

Abb. 133 Die Behandlung der Proteinurie in graviditate und sub partu

B. Ruhe: a) Arbeitsunfähigkeit, Dispens von aller anderer als Hausarbeit
b) Teilweise Bettruhe, spätes Aufstehen, Bettruhe nach dem Mittagessen, frühes Zubettgehen abends (Fernsehen!!!)
c) Totale Bettruhe, ev. Stationär.

C. Sedierung, Psychorelaxantien, Spasmolytica

z. B.			
Valium	2 bis 10 mgr	1 bis 3 mal täglich
Nobrium	5 bis 10 mgr	
Librium	5 bis 10 mgr	
Tacitin	10 mgr	

2. Behandlungsstufe

Die folgenden Maßnahmen sind eingreifender Natur. Kritiklos und ohne Überwachung des Föten angewendet können sie ein falsches Gefühl des Therapieerfolges verleihen. Es hat sich ja gezeigt, daß trotz all dieser neuen Medikamente der Anteil der kindlichen Todesfälle, bedingt durch mütterliche Erkrankungen und placentaren Ursachen in den letzten 60 Jahren nicht gesenkt werden konnte. (Abb. 135).

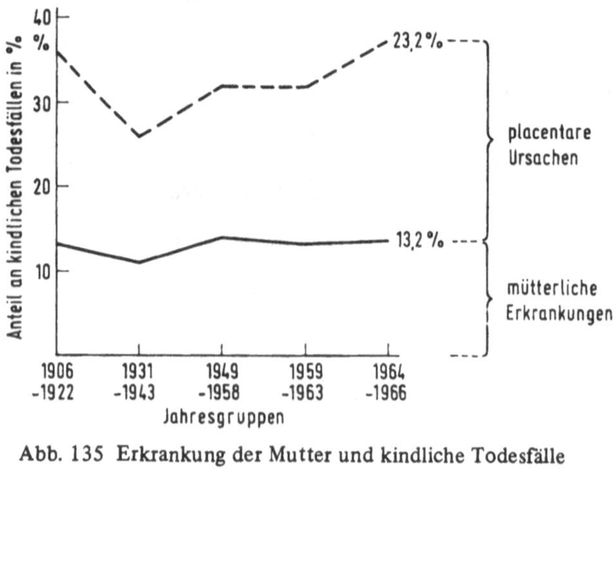

Abb. 135 Erkrankung der Mutter und kindliche Todesfälle

Blutdruck	Diät	Psychorelaxantien	Hypotensiva	Vasodilatantien (Buphenin)
bis 135/85	salzarm vegetarisch	–	–	–
bis 140/90	Flüssigkeitsbeschränkung, salzarm, salzlos	Valium 2, 2, 5 mgr p. o.	–	–
bis 160/100	Fruchtsaft Obst-Reis-Tag	Valium 5, 5, 10 p. o.	Serpasil 3 x 0,1–0,25 p. o.	Buphenin 3 x 1 bis 6 x 1 Tabl. (3 bis 6 x 1 Isoptin)
über 160/100	Flüssigkeitsmenge festlegen Infusionen	Valium 4 x 10 mgr p. o. oder i. m.	Serpasil 1–4 mal 0,5–1 mgr i. m.	Buphenin 3–6 x 1 Amp i. m. ev. in Infusion

Rasch ansteigender BD → Entbindung operativ, vaginal oder abdominal

langsam ansteigender Blutdruck

→ persistierender Blutdruck →

Entbindung

Abb. 134 Blutdruckwerte und ihre Behandlung in graviditate und sub partu

Aus diesem Grunde ist die Anwendung der Behandlungsmaßnahmen D bis F hauptsächlich bei hospitalisierten und genau überwachten Patientinnen zu empfehlen (Herztonschreibung, Ultraschallkontrollen, Amnioskopie, Hormonbestimmungen).

D. Vasodilatantien (β Receptorenstimulantien)

z. B. Dilydrin, Duvadilan, Isuprel } 6 mal 1 Tabl.
in Kombination mit Isoptin 6 mal 1 Tabl.

E. Antihypertensiva

z. B. Serpasil	bis 3 mal 1 mgr.
Adelphan	3 mal 1 Tabl.
Nepresol	3 mal 1 Tabl.

F. Diuretica

z. B. Esidrex, Hygroton, Lasix } 3 Tabl. wöchentlich
Kaliumkontrolle und ev. Kalium-Ersatz

Für die hospitalisierte Patientin hat sich ein Verordnungsblatt bewährt, auf welchem täglich die neue, angepaßte Therapie eingetragen werden kann (Abb. 136).

3. Die imminente und convulsive Eklampsie

Die *imminente und convulsive Eklampsie* (EI und EC) brauchen als schwere Krankheitsbilder, mit hoher mütterlicher und kindlicher Mortalität, mit manchmal dauernden gesundheitlichen Schädigungen der Patientin und auch ihres Kindes, *ganz besondere und intensive Vorkehrungen.*

I. Allgemeines

A. Vorbereitungen bei Anmeldung der Patientin
1. Mundkeil
2. Narkosedienst und Laboratorien verständigen
3. Isolierung, Verdunkelung, Schalldämpfung vorbereiten
4. Medikamente (s. u.) und Instrumente bereitlegen
   (ev. rasche vaginale oder abdominale Entbindung)

B. Häufige Kontrollen der Patientin durch den Arzt
1. Neubeurteilung der Situation in kurzen Abständen
2. Neuanpassung der Maßnahmen an das bei EI und EC rasch wechselnde Zustandsbild

Name:
Datum:

EPH-Gestose

1. Verdunkeltes, ruhiges Zimmer ☐
2. Blutdruck ¼- ☐ ½- ☐ 1- ☐ 2- ☐ 3- ☐ stündlich
   1x ☐ 2x ☐ täglich
3. Urinkontrolle:
   a) Dauerkatheter ☐
   b) Ausscheidungsbilanz ☐
   c) Urinsediment 1x ☐ 2x ☐ ..... ☐ täglich
   d) Esbach 1x ☐ 2x ☐ ..... ☐ täglich
   c) Spezifisches Gewicht morgens ☐ abends ☐ 3x täglich ☐
   in jeder Urinportion ☐
4. Weißes Blutbild ☐
5. Venenkatheter ☐
6. Gestoseabklärung
   Blutentnahme für Rest N ☐ Na ☐
   Harnstoff ☐ K ☐
   Gesamteiweiß ☐ Chloride ☐
   Serumelektrophorese ☐ Bilirubin ☐
   .... ☐ ..... ☐
7. Infusionen: Glucose 5 % .... cc ☐
   Plasma .... Einheiten ☐
   Mannit .... cc ☐
   .... ☐
8. Medikamente:
   Valium 5 mgr ☐ p. o. ☐ 1x ☐
   10 mgr ☐ i. m. ☐ 2x ☐ täglich
   i. v. ☐ 3x ☐
   Morphin 0,01 mgr i. m. ☐
   Luminal 0,2 gr l. m. ☐
   Serpasil 0,1 mgr ☐ p. o. ☐
   1 mgr ☐ i. m. ☐
   Lasix 1 Amp l. m. ☐
   .... ☐
   .... ☐
9. Diät: nichts per os ☐ ☐
   800 cc Fruchtsaft ☐
   Salzlos ☐
   Salzarm ☐

KEINE BESUCHE

10. Konsilium Augenarzt ☐
11. Tocograph ☐

12. Bromosulfophthaleintest ☐
13. Phenolrot ☐
14. Endogene Creatinin-Clearance ☐
15. Schwangerschaftsübersichtsaufnahme ☐

Abb. 136 Verordnungsblatt bei EPH-Gestose

II. Spezielles

C. Abschirmung der Patientin
   1. Einzelzimmer
   2. Schalldämpfung
   3. Verdunkelung
   4. Keine Manipulationen an der Patientin bevor sie gut sediert ist

D. Erste Untersuchungen
   1. Blutdruckmessung sofort, dann alle 15 bis 30 Minuten
   2. Genauer Schwangerschaftsstatus

E. Medikamente

Leitsatz: Rasche, ausreichende Sedation

Die folgenden empfohlenen Maßnahmen wechseln rasch, je nach Zustandsbild in ihrer Dringlichkeit, Applikationsform und -Dauer. Ein starres Schema kann nicht aufgestellt werden. Häufige, genaue Kontrollen lassen zu jedem Zeitpunkt die Ausgangslage für die weitere Therapie erkennen.

Leitsatz: Prinzip der adaptiv-flexiblen Politik

1. Sedation
   a) 10 bis 20 mgr. Valium langsam i. v. (cave Atemstillstand)
   b) Magnesium -sulfat (-gluconat)
   Initialdosis 6 gr. i. v. über 5 Minuten (mit Stoppuhr!!!)
   Später Dauertropf (1 gr pro Stunde)
   c) Distraneurin 1,5 %ige Lösung i. v.

vorerst:	30 Tropfen pro Minute
nach ca. 10 bis 15 Minuten:	20 Tropfen pro Minute
später, Erhaltungsdosis:	8 bis 12 Tropfen pro Minute.

Nach Stabilisierung der Situation

Weitere diagnostische Maßnahmen:

.... Blutentnahme zur Bestimmung von
- Blutgruppe
- Testblut
- Gesamteiweiß
- Rest N
- Harnstoff
- Alkalireserve

- Natrium
- Kalium
- Chlor
- Haemoglobin
- Haematokrit
- Blutbild

Zwei Flaschen Blutkonserven sollen ausgetestet und bereitgestellt werden.

.... Infusion (durch Venenkatheter)
Kein NaCl
Cave Überhydrierung, Ödeme, Oligurie, Lungenödem, Ausscheidung

.... Ausscheidungskontrolle (durch Dauerkatheter).
mit Kontrolle a) der stündlichen Urinmenge
b) des spezifischen Gewichtes in jeder Urinportion
c) der Eiweißausscheidung
d) des Sedimentes (mehrmals täglich)

2. Hypertoniebekämpfung
   a) Serpasil i. v. i mgr (bis 10 mgr pro Tag)
   b) Nepresol i. v. 1,25 bis 2,5 mgr pro dosi
      (cave hypotoner Schock)
3. Anregung der Diurese
   a) Mannit 50 cc 20 %ige Lösung als Tropfinfusion
   b) Lasix 1 Amp. i. m. (cave Hypokaliaemie)

III. Zusätzliche diagnostische und therapeutische Möglichkeiten

A. Gerinnungsfaktoren }
B. Clott-test } bei Verdacht auf Gerinnungsstörung
C. Humanalbumin bei profunder Hypoalbuminämie
D. Hochprozentige Glucoseinfusion
(Kalorienzufuhr für Mutter und Kind, Diureseanregung)
E. Aderlaß und Bluttransfusion (Austauschtransfusion?)
F. Coencym A (Leberbeteilugung)

IV. Geburtsleitung

abhängig von
A. Zeitpunkt der Schwangerschaft
B. Stand der Geburt
C. Therapieerfolg

Eine rasche, schonende Entbindung ist anzustreben. Die Ursache der EPH-Gestose (die Frucht) wird dadurch entfernt. Die Besserung tritt schlagartig ein.

V Wochenbett

Zur Belastung der Schwangerschaft ist diejenige der EPH-Gestose, im Speziellen der imminenten und convulsiven Eklampsie hinzugekommen. Das Wochenbett ist deshalb durch vermehrte Komplikationen belastet:

A. Verzögerte Erholung bei reduziertem AZ
B. Häufig E, P und/oder H über längere Zeit
C. Anämie
D. Vermehrt Thrombosen und Embolien
E. Erhöhte Anfälligkeit für Infektionen
F. Langsame, oft per secundam Heilung von Episiotomien und Laparotomieincisionen nach Sectio caesarea
G. Rückfälle in die EPH-Symptomatik bei zu rascher Forcierung

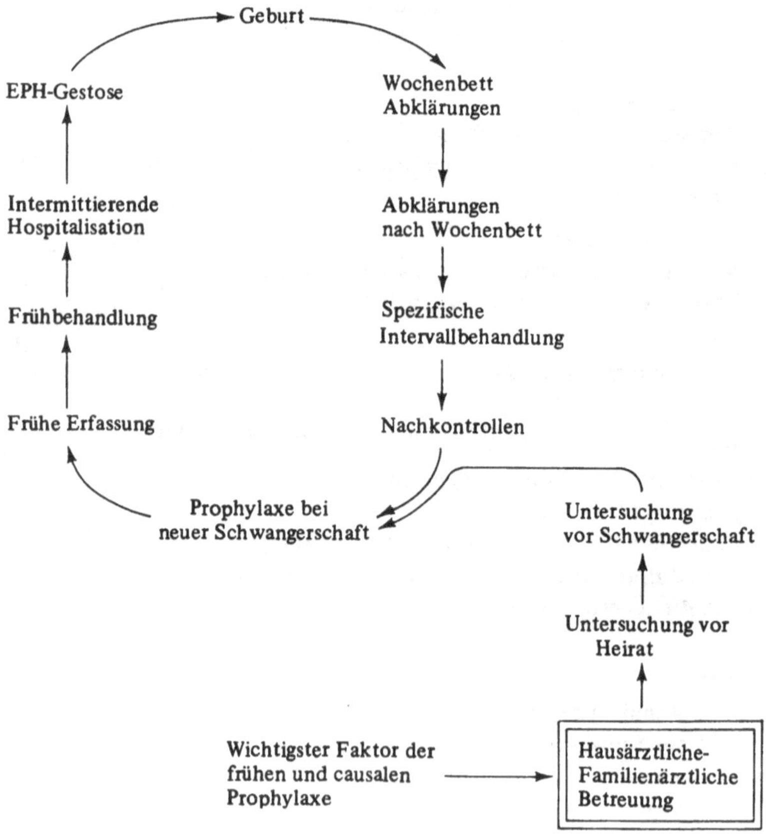

Abb. 137 Kontinuierliche Betreuung der Gestosepatientin

Entsprechende Maßnahmen betreffen:

A. Verlängerte Hospitalisation
B. Salzarme, vegetarische, fettarme Diät
C. Zufuhr von Eiweiß durch Eier, Milch und Milchprodukte
D. Thrombose- und Embolieprophylaxe
E. ev. Albumin-Plasma-(Blut? -)-Infusionen
F. ev. Antibiotische Abschirmung
G. Roborantien
H. Abklärungen
I. Planung für die nächste Schwangerschaft:
   1. Weitere Betreuung der Patientin
   2. Untersuchung durch Spezialisten ab 3 Monate post partum vorbereiten
   3. Gezielte Intervalbehandlung einleiten

Damit hat sich der Kreis geschlossen. Die entbundene Patientin wird in den Kreislauf der Abklärungen – Diagnostik – Behandlung – Kontrolle – Prophylaxe – Betreuung der neuen Schwangerschaft eingeschaltet. (Abb. 137)

Anhang: Medikamente

1. Valium (Roche)

Chlorbenzodiazepin:	Anxiolytisch, vegetativ regulierend sedativ-hypnotisch, muskelrelaxierend anticonvulsiv
Indikation:	Psychatrie, Erregungszustände, erhöhte Reflexbereitschaft, Muskelspasmen zentraler und peripherer Genese.
Kompatibilität:	Soll allein gespritzt werden Löslich auch in 0,9 % Na Cal 5 % Glucose 10 % Glucose
Form:	Ampullen a 2 ml zu 10 mgr.

2. Dilydrin (Medichemie)

Duvadilan (Philips-Duphar)
Dilatol (Tropon)

Buphenium hydrochloricum erweitert die peripheren Gefäße

Indikation:	Durchblutungsstörungen Wehenhemmung Erhöhung der Durchblutung
Form:	Tabl. zu 6 mgr. Ampullen zu 5 mgr.
Verabreichung:	6 x 1 Tabl. täglich
Nebenwirkungen:	Flush des Gesichtes, Tachycardie, motorische Unruhe, Angstgefühle (besonders bei intravenöser Applikation).

3. **Isoptin (Knoll)** Ipoveratritum hydrochloricum erweitert die Koronarien, antagonisiert die Nebenwirkungen des Buphenins.

Indikation:	Zur Beseitigung oder Milderung der subjektiven Beschwerden bei Bupheninthherapie
Form:	Tabl. a 0,04 mgr.
Verabreichung:	6 mal 1 Tabl. täglich, zusammen mit dem Buphenin

4. **Magnesium-sulfat**
(Häufig von den spitaleigenen Apotheken hergestellt)

Form:	empfohlen: 20 %ige Lösung = 200 mgr pro ml
Verabreichung:	a) Initialdosis : 6 gr. langsam i. v. über 5 Minuten (mit Stoppuhr) b) Dauertropf: 50 ml 20 %ige Lösung in 500 ml 5 %iger Glucoselösung. Infundieren mit 20 Tropfen pro Minute = 1080 mgr pro Stunde. (Empfohlene Dosis: 1 gr pro Stunde) **Antidot: Calciumgluconat**

5. **Distraneurin (Hemineurine/Lab. Debat)**

Form:	1,5 %ige Lösung
Verabreichung:	In den ersten 10 Minuten 30 Tropfen pro Minute i. v. Dann 45 Minuten lang 20 Tropfen pro Minute Erhaltungsdosis 8 bis 12 Tropfen pro Minute
Wirkungsoptimum:	Erreicht bei Somnolenz bis Schlaf, aus dem die Patientinnen jeder Zeit aufweckbar und ansprechbar sind. Sie können aktiv kooperieren.
Potenzierung:	Möglich durch andere Sedativa und Hypnotica
Beachtet:	Kein Analgeticum. Deshalb Zusatz eines Analgeticums gelegentlich notwendig Kein Antihypertensivum. Senkt den Blutdruck über die Sedation. Cave Antihypertensiva wegen eventuellem rapidem Blutdruckabfall.
Wirkung:	Antikonvulsiv, sedativ, hypnotisch. Zentraler Angriffspunkt.
Cave:	Kumulationsgefahr von Magnesium sulfat und Hemineurin bei Oligurie
Cave:	Mindesturinmenge erforderlich: 30 ml pro Stunde
Cave:	Patellarsehnenreflex muß vorhanden sein
Cave:	Atemfrequenz soll mehr als 14 pro Minute sein

6. **Serpasil (Ciba)**
Rauwolfia Reinalkaloid, Reserpin.

Form:	Ampullen zu 1 ml a 1 mgr 2,5 mgr.

7. **Nepresol (Ciba)**
Dihydrazinophthalazin

Wirkung:	langsam einsetzend langdauernd verbessert Nieren- und Gehirndurchblutung (?)
Kontraindikation:	Koronarschaden Myocardschaden
Beachte:	Geringere Dosierung wenn kombiniert mit andern Hypotensiva
Form:	Ampullen zu 25 mgr. Trockensubstanz und 2 ml Lösungsmittel = 12,5 mgr pro ml Für den Gebrauch bei EI oder EC weiter verdünnen: z. B. 25 mgr in 25 ml Lösung = 1 mgr pro ml
Appilkation:	1 bis 2 mgr pro dosi i. v.

8. **Mannit (Mannitol 20% Hausmann)**
Inerte Hexose, osmotisches Diureticum

Form:	Glasflasche zu 500 ml
Verabreichung:	100 ml in 30 Minuten = 20 gr in 20 Minuten = 40 Tropfen pro Minute. Steigerung möglich
Cave:	Überhydrierung, Ödeme, Lungenödem.

9. **Lasix (Hoechst)**
Furosemid

Wirkung:	Rasch einsetzend, bis ca 4 Stunden dauernd
Form:	Ampullen mit 2 ml zu 0,02 gr
Verabreichung:	i. m. oder i. v.

XIV. Abschließende Betrachtungen

Die EPH-Gestose hat sich als ein Symptomenkomplex erwiesen, der sich weit in viele Spezialgebiete und ihre Untergruppen verästelt. Die Grundlage einer erfolgreichen Erforschung besteht in der einheitlichen und allgemein akzeptierten Nomenklatur, die nichts präjudiziert.

Die Schweregrade sind nicht mit den Symptomen zu korrellieren und müssen nach ihren Auswirkungen auf Mutter und Föten beurteilt werden. Dadurch wird sichtbar, daß die Symptome je nach ihrem Ursprung verschiedenartige Auswirkungen haben. Von selbst entstehen somit Gruppen einheitlicher Genese. Die Symptome sind die Wegweiser zur ursächlichen Diagnose und damit zur kausalen Therapie.

Die Genesen, die verschiedenen Ursachen der EPH-Gestosen abzugrenzen, ist die Aufgabe der Nachbetreuung. Wir erreichen damit die bessere Erkenntnis der verschiedenen Mechanismen, die zur EPH-Symptomatik und, in gewissen Fällen, zur Schädigung von Mutter und Kind führen. Wir sind zudem in der Lage, die Mutter adaequat und differenziert zu behandeln. Auf diese Weise können wir die Sterblichkeits- und Erkrankungsziffer von Mutter und Kind senken. Wir haben aber außerdem die Möglichkeit, die zugrunde liegenden Veränderungen, Erkrankungen und Mißbildungen zu erfassen und therapeutisch anzugehen. Damit erreichen wir eine Reduktion der EPH-Morbidität und sekundär auch der EPH-Mortalität. Dieses Programm ruht auf mehreren Pfeilern. Das unentwegte Interesse am Wohlergehen der Mutter und an der guten, ungestörten Entwicklung des Kindes in Utero ist grundlegende Voraussetzung. Die gewissenhafte, lückenlose und schon vor der Schwangerschaft beginnende Kontrolle, die Leitung der Geburt, die Nachsorge von Mutter und Kind über Jahre hinaus im Sinne einer totalen Betreuung gibt uns wertvolle Aufschlüsse für andere Patientinnen. Ohne Mithilfe von Sozialfürsorge, von geschultem Personal in Labor, Poliklinik, Gebärsälen und auf Wochenbettstationen sind unsere Anstrengungen kaum erfolgreich. Die Spezialisten der andern Kliniken stehen mit ihrem Wissen und ihrer Erfahrung bei unseren Abklärungen, unserer Vor- und Nachsorge bei. Und schließlich läßt die wohlwollende Kritik der Kollegen und Mitarbeiter vermeiden, daß wir uns mit vorgefaßter Meinung in einer Sackgasse verrennen.

Die Anstrengung, der Aufwand ist groß. Er rechtfertigt sich jedesmal dann, wenn eine gesunde Mutter mit einem gesunden Kind entlassen werden kann.

Literaturverzeichnis

[1] ABDUL-KARIM, R. and N. S. ASSALI: Pressor response to angiotensin in pregnant and non pregnant women. Amer. J. Obstet. Gynec. **82**, 246 (1961).

[2] ABITO, M. M.: Weight gain in pregnancy. Amer. J. Obstet. Gynec. **104**, 140–157 (1969).

[3] ADAMS, R.: Labeling of erythrocytes in vitro with radioiodine-tagged l-triiodothyronine as an index of thyroid function: an improved hematocrit correction. J. Clin. Endocrinol. **20**, 1366 (1960).

[4] ALEXANDER, F.: Psychosomatic medicine. (Norton, London 1950).

[5] ALEXANDER, L. and J. NEWTON: Acute renal failure after attempted external cephalic version. J. Obstet. Gynaec. brit. Cwlth. **76**, 711–712 (1969).

[6] ALEXANDER, S. A. and J. P. DOWNS: Influence of weight gain in pregnancy. Amer. J. Obstet. Gynec. **66**, 1161 (1953).

[7] ALVAREZ, R. R. de, J. F. AFONSO and D. J. SERRARD: Serum protein fractionation in normal pregnancy. Amer. J. Obstet. Gynec. **82**, 1096 (1961).

[8] ALVAREZ, R. R. de and J. M. O'LANE: Influence of chlorothiazide on water and electrolyte excretion in preeclampsia. J. amer. med. Ass. **168**, 2226–2234 (1958).

[9] ANASTASAKIS, S. und E. BUCHBORN: Störungen der Harnkonzentrierung bei chronischen Nephropathien. Klin. Wschr. **44**, 289 (1966).

[10] ANDREOLI, A.: Adrenalectomy in pregnancy (La chirurgia surrenalica in suoi riflessi sulla gravidanza). Minerva ginec. **14**, 139–142 (1962).

[11] ANDRIANI, A. e G. L. CASTAGNETTI: Indagine sulla radioattivita nel latte di puerpere sotto poste ad esame radio nefrografico con hippuran ^{131}J. Minerva ginec. **20**, 118–121 (1968).

[12] ANGER, H. O.: Survey of radioisotope cameras. I. S. A. Transactions **5**, 311–334 (1966).

[13] Annalen der Schweiz. Meteorologischen Zentralanstalt: Schweiz. Meteorologische Zentralanstalt 1965/1966.

[14] ANSELMINO, K. J., L. BECK und A. BUNTSCHECK: Über den Rückgang der Kindersterblichkeit bei der hypertensiven Spätgestose seit der Anwendung blutdrucksenkender Medikamente und vermehrter Schwangerschaftsbetreuung. Geburtsh. Frauenheilk. **24**, 923–929 (1964).

[15] ARESIN, L.: Über die Korrelationen psychosomatischer Probleme bei Schwangerschafts-Früh- und Spätgestosen. 2. Internationaler Kongreß für psychosomatische Medizin in der Geburtshilfe und Gynäkologie, Wien 1965 (Ed. E. Werner).

[16] ARTNER, J. und E. GOLOB: Zum Problem der Schilddrüsenfunktion in der Schwangerschaft. Geburts-Frauenheilk. **24**, 325 (1964).

[17] ASSALI, N. S.: Measurement of uterine blood flow and uterine metabolism with N_2O method in normotensive and toxemic patients. Clin. Res. **2**, 102 (1954),

[18] ASSALI, N. S. and L. RAURAMO: Measurement of uterine blood flow and uterine metabolism. Amer. J. Obstet. Gynec. **79**, 86 (1960).

[19] BAIRED, D. T., P. W. GASSON and A. DOIG: The renogram in pregnancy. With particular reference to the changes produced by alteration in posture. Amer. J. Obstet. Gynec. **95**, 597–603 (1966).

[20] BAKOS, K., O. ANDRYSEK, J. ANDRYSKOVA, M. BLEKTA, J. BENDL, S. VALNICEK and M. CHYTIL: Isotope nephrography during pregnancy and late toxemie. Cas. Lek. Ces. **104/27–28**, 745–748 (1965).

[21] BARNES, C. G.: Medical disorders in obstetric practice, Blackwell Scientific Publications. (Oxford 1962).

[22] BAUMGARTEN, K.: Kritik zur Spannungsgestose und ihrer Behandlung mit Relaxantien. II. Symp. Bern 1963. Relaxation und Sedation des menschlichen Uterus. Fortschr. Geburtsh. Gynäk. **19**, 129–149 (Karger, Basel/New York 1964).

[23] BEAZLEY, J. M., E. P. LEAVER and G. M. SMITZ: Placental localisation using 99^{m} Technetium-labelled serum albumin. J. Obst. Gynaecol. Brit. Cwlth. **75**, 470–473 (1968).

[24] BECK, L.: Über die Behandlung der Schwangerschaftshypertension mit blutdrucksenkenden Arzneimitteln. Med. Welt 1956, 1309.

[25] BECK, L.: Die Therapie der Spätgestosen mit blutdrucksenkenden Arzneimitteln. Geburtsh. Frauenheilk. **17**, 1010 (1957).

[26] BECK, L.: Läßt sich die kindliche Mortalität bei der Spätgestose durch die Behandlung mit blutdrucksenkenden Medikamenten verringern? Geburtsh. Frauenheilk. **19**, 407 (1959).

[27] BELTON, R.: Pathologisch-anatomische Auswertung von 481 Fällen mit Hypertonie. Cardiologie **19**, 108–126 (1951).

[28] BENAGIANO, G. e L. MARZETTI: Coagulazione intravasale e fibrinolisi. Contributo sperimentale allo studio della terapia della nefropatia gravidica. Quad. clin. ostet. ginec. **19**, 335–345 (1964).

[29] BENDER, M. A.: Somatic chromosome aberrations in occupationally irradiated humans. Symposium on accidental irradiation at place of work, Nice 1966.

[30] BENDER, M. A. and P. C. GOOCH: Somatic chromosome aberrations induced by human whole-body irradiation: The "Recuplex" critical accident. Radiat. Res. **29**, 568–282 (1966).

[31] BENHAM, G. H. H.: Pregnancy and coarctation of the aorta. J. Obstet. Gynaec. Emp. **56**, 606 (1949).

[32] BENNET, M. and G. MATHER: Phaeochromocytoma in pregnancy. Lancet **1**, 811 (1959).

[33] BERG, B. van den, and J. YERUSHALMY: The relationship of the rate of intrauterine growth of infants of low birth weight to mortality, morbidity and congenital anomalies. J. Pediat. **69**, 531 (1966).

[34] BERGER, M.: Placentare Ischämie und Gestose. Abhandlungen der Dtsch. Akademie der Wissenschaften zu Berlin, Klasse für Medizin, Jahrg. 1966 No. 3, 279–292.

[35] BERGER, M.: Relaxation und Sedation des menschlichen Uterus. Untersuchungen über die medikamentöse Relaxation des menschlichen Uterus. Fortschr. Geburtsh. Gynäk. **16**, Bibl. gynaec. Fasc. **27**, 3–50 (Karger, Basel/New York 1963).

[36] BERGER, M.: Die placentare Ischämie in der Pathogenese der Toxämie. II. Symp. Bern 1963. Relaxation und Sedation des menschlichen Uterus. Fortschr. Geburths. Gynäk. **19**, 118–128 (Karger, Basel/New York, 1964).

[37] BERGER, M. und R. BRÖNNIMANN: Zur Ätiologie der Toxikose in Schwangerschaft und Wochenbett. Gynaecologia **148**, 85–92 (1959).

[38] BERGER, M and D. CAVANAGH: Toxemia of pregnancy. Amer. J. Obstet. Gynec. 87, 293–305 (1963).

[39] BERGER, M. and J. LANGHANS: Angiotensinase activity in pregnant and non-pregnant women. Amer. J. Obstet. Gynec. **98**, 215–227 (1967).

[40] BERGER, M. und W. NEUWEILER: Relaxation und Sedation des menschlichen Uterus. Hoffmann-La Roche. (1964)

[41] BERGER, M. und W. NEUWEILER: Angiotensin II in der Gravidität. Geburtsh. Frauenheilk. **24**, 810 (1964).

[42] BIBERGEIL, H.: Hypophyse und Schilddrüse; in Kyank, H. und Gülzow, M.: Erkrankungen während der Schwangerschaft (Thieme, Leipzig 1966).

[43] BLACK, W. P., R. G. LUKE, J. D. BRIGGS and A. C. KENNEDY: Post- partum isotope renogram studies in hypertensive toxemia of pregnancy. J. Obstet. Gynaec. Brit. Cwlth. **72**, 970–975 (1965).

[44] BLANC, P.: Etude des traces électrophorétiques dans 64 observations de grossesses pathologiques. Thèse, Lyon 1954.

[45] BLEEK, H. und H. VEITH: Über elektrophoretische Eiweißuntersuchungen bei Gestosen in der Spätschwangerschaft. Klin. Wschr. **30**, 895 (1952).

[46] BLOMFIELD, L. B.: Rheumatism and Emotion. Symp. Muskel und Psyche, Wien 1963, 142–149 (Karger, Basel/New York 1964).

[47] BLOMSTRAND, R. and F. LÖFGREN: Influence of emotional stress on the renal circulation. Psychosom. Med. **18**, 420–426 (1956).

[48] BOCCI, A. und M. MASSOBRIO: Nomenklatur, Klassifikation und Epidemiologie der Spätgestose in der klinischen Geburtshilfe von Italien und Frankreich. Diskussion über die Spätgestose, Gynaecologia **166**, 385–396 (1968).

[49] BORSO, N. e. A. BONOMO: Feocromocitoma e gravidanza. Amer. J. Obstet. Gynec. **40**, 187–199 (1968).

[50] BOSCH, E. G. and S. J. STEIGRAD: Isotope placental localization. Equipment and technique suitable for all obstetrical hospitals. Med. J. Austr., 631–634, April 1968.

[51] BOSS, M: Einführung in die psychosomatische Medizin. Innere Medizin und ihre Grenzgebiete, Bd. 6 (Rossier, P. H. und Spühler, O., Bern, 1954).

[52] BOSS, M.: Kleine und große Psychotherapie der essentiellen Hypertoniker. Acta psychosomatica, Documenta Geigy No. 3, 1959.

[53] BOSSART, H. et B. DELALOYE: La placentographie par injection de sérum albumine humaine marquée à l'iode 132. Technique de localisation placentaire. J. Suisse de Méd. **93**, 958 (1963).

[54] BOUWDIJK-BASTIAANSE, M. A. van: Zur Ätiologie der Schwangerschaftstoxikose. Triangel **11**, 138–146 (1955).

[55] BOUWDIJK-BASTIAANSE, M. A. van: Ätiologische Betrachtungen zum Toxikoseproblem. Amer. J. Obstet. Gynec. **68**, 151 (1954).

[56] BOUWDIJK-BASTIAANSE, M. A. van, and J. L. MASTBOOM: Toxaemias of pregnancy. Churchill, London 1950.

[57] BOUWDIJK-BASTIAANSE, M. A. van and J. L. MASTBOOM: Kidney and pregnancy (with an experimental part concerning the ischemia of the gravid uterus in dogs). Gynaecologia **127**, 1 (1949).

[58] BOYD, E., B. K. LEE, and M. E. T. STEPHENS: Effect of optical stimuli on output of urine in albino rats. Endocrinology **32**, 27–32 (1943).

[59] BRAIN, M. C. K.-B. KUAH and H. G. DIXON: Heparin treatment of haemolysis and thrombocytopenia in preeclampsia. J. Obst. Gynaec. Brit. Cwlth. **74**, 702–711 (1967).

[60] BRANDSTETTER, F. und E. SCHUELLER: Hämodynamik der Niere in der normalen und pathologischen Schwangerschaft. Zbl. Gynäk. **76**, 161 (1954).

[61] BRANDSTETTER, F. und E. SCHUELLER: Die Clearanceuntersuchung in der Gravidität. (Karger, Basel/New York 1956).

[62] BRANN. W. C., W. G. PURYERA and R. R. LANDES: Pheochromocytoma in pregnancy. J. Urol., Baltimore **76**, 323 (1956).

[63] BRAY, W. E.: Clinical Laboratory Methods; 5. ed. (C. V. Mosby Co., St. Louis, 1957).

[64] BRECKENRIDGE, A.: Angiotensin-infusion test. Lancet II: 209–212 (1965).

[65] BREHM, D.: Tonsillogene Vergiftung und Schwangerschaft. Zbl. Gynäk. **2**, 73–74 (1967).

[66] BRET, A. J. und J. CHEYNIER: Blutdruck in der Schwangerschaft und perinatale Kindersterblichkeit. Rev. Franç. Gynéc. **61**, 85 (1966).

[67] BREWER, T. H.: Role of malnutrition, hepatic dysfunction and gastrointestinal bacteria in the pathogenesis of acute toxemia of pregnancy. Amer. J. Obstet. Gynec. **84**, 1253–1256 (1962).

[68] BREWER, T. H.: Metabolic toxemia of late pregnancy. (Charles C. Thomas, Publishers, Springfield, 111. 1966).

[69] BREWER, T. H.: Good prenatal nutrition prevents toxemia of late pregnancy. Postgrad. Med. **39**, A 119–A 124 (1966).

[70] BREWER, T. H.: Metabolic toxemia of late pregnancy: a disease entity. Diskussion über die Spätgestose, Gynaecologia **167**, 1–8 (1969).

[71] BREWER, T. H. and V. HJELTE: Bromosulfophtalein conjugation in toxemia of late pregnancy. Amer. J. Obstet. Gynec. **92**, 1114 (1965).

[72] BREZOWSKY, H. und H. DIETEL: Die Wetterabhängigkeit der Eklampsie. Z. Geburtsh. Gynäk. **170**, 213–222 (1969).

[73] BROWN, J. J., D. L. DAVIS, P. P. DOAK, A. F. LEVER, J. I. S. ROBERTSON and M. TREE: The presence of renin in human amniotic fluid. Lancet: 64–66 (1964).

[74] BROWN, J. J., D. L. DAVIES, P. P. DOAK, A. F. LEVER and J. I. S. ROBERTSON: Plasma renin concentration in the hypertensive disease of pregnancy. J. Obstet. Gynaec. Brit. Cwlth. **73**, 410 (1966).

[75] BROWNE, J. C. M. and N. VEALL: Maternal placental blood flow in normotensive and hypertensive women. J. Obstet. Gynaec. Brit. Empire **60**, 141 (1953).

[76] BROWNE, S. J.: Aetiology of preeclamptic toxemia and eclampsia; fact and theory. Lancet **I**, 115 (1958).

[77] BRUMFITT, W., D. A. LEIGH and R. N. GRÜNEBERG: Long term follow-up of bacteriuria in pregnancy. Lancet **I**, 603–605 (1968).

[78] BUMM, E.: Grundriß zum Studium der Geburtshilfe. (Bergmann, Wiesbaden, 1907).

[79] CANNON, J. F.: Pregnancy and pheochromocytoma. Obstet. Gynec. N. Y. **11**, 43 (1958).

[80] CAREY, H. M.: Protoveratrine in the treatment of hypertension during pregnancy. New Zealand med. J. **58**, 467–479 (1959).

[81] CAUWENBERGE, H. van et G. CESSION: L'importance du système renine-angiotensine au cours de la grossesse. Problème d'actualité. Presse méd. 76, 1159–1161 (1968).

[82] CHANEY, A. L.: Protein-bound iodine. Adv. clin. Chem. 1, 81 (1958).

[83] CHERNY, W. B.: Diskussion zu Hendee, A. E., R. D. Martin and Waters, III. W. C.: Hypertension in pregnancy.
Toxemia or phaeochromocytoma. Amer. J. Obstet. Gynec. 105, 71–72 (1969).

[84] CHESLEY, L. C.: persönl. Mitt.

[85] CHESLEY, L. C.: Renal responses of pregnant and non pregnant women. The isopressor doses of angiotensin II. Amer. J. Obstet. Gynec. 87, 410 (1963).

[86] CHESLEY, L. C., D. M. SLOAN and R. M. WYNN: Effects of posture and angiotensin II upon renal function in pregnant women. Amer. J. Obstet. Gynec. 90, 281 (1964).

[87] CHESLEY, L. C., O. E. TALLEDO, C. S. C. BOHLER and F. P. ZUSPAN: Vascular reactivity to angiotensin II and norepinephrine in pregnant and non pregnant women. Amer. J. Obstet. Gynec. 91, 837 (1965).

[88] CHESLEY, L. C. and J. H. TEPPER: Effects of progesterone and estrogen on the sensitivity to angiotensin II. J. clin. Endocrin. 27, 576 (1967).

[89] CHESLEY, L. C., R. M. WYNN and N. SILVERMAN: Renal effects of angiotensin II infusion in normotensive pregnant and non pregnant women. Circulat. Res. 13, 232 (1963).

[90] CHOSSON, J.: Grossesse et accouchement chez les obèses. Gynéc. Obstét. 63, 13 (1964).

[91] CLEMETSON, C. A. B.: Aortic hypoplasia and its significance in the aetiology of preeclampsic toxaemia. J. Obstet. Gynaec. Brit. Empire 67, 90 (1960).

[92] COHEN, M.: Addison's disease complicated by toxemia of pregnancy. Arch. int. Méd. 81, 879 (1948).

[93] COJA, N., M. SIMON-NEUMANN und V. BALTESCU: Gewichtszunahme in der Schwangerschaft. Obstet. si Ginec. 5, 393 (1964).

[94] CONDRAU, G.: Psychosomatik der Frauenheilkunde. (Hans Huber, Bern/Stuttgart, 1965).

[95] CONSTAM, G. R.: Der Diabetes während der Schwangerschaft. Praxis 55, 1356–1360 (1966).

[96] CONSTAM, G. R., L. JOST, T. RUST und H. WILLI: Diabetes und Schwangerschaft. Schweiz. med. Wschr. 93, 1611 (1963).

[97] CORNING, H. K.: Lehrbuch der topographischen Anatomie. (M. F. Bergmann, München, 24. Auflage, 1949).

[98] CRAMER, H.: Isotopennephrographische Untersuchungen bei Schwangerschaftstoxikose. Geburtsh. Frauenheilk. 26, 585–587 (1966).

[99] CROSSLEY, J., M. C. ELDER and K. M. MEUR: Placental localization using 51 Cr. tagged erythrocytes. J. Obstet. Gynaec. Brit. Cwlth. 75, 474–476 (1968).

[100] CUGNIOLIO, G.: Osservazioni sugli effetti del trattamento tiuracilico nell'ipertiroidismo in gravidanza. Atti Soc. reg. Ostet. Ginec. 2, 92 (1953).

[101] DEAN, R. E.: Pheochromocytoma and pregnancy. Obstet. Gynec. 11, 35 (1958).

[102] DECKART, H., H. POCKRANDT und ISBRUCH: Erweiterung der Placenta-praevia-Diagnostik durch Isotopenplazentographie mit 131 J- und 132 J-markiertem Humanserumalbumin. Zbl. Gynäk. 87, 1348–1355 (1965).

[103] DEDES, M.: Das Isotopennephrogramm im Frühwochenbett und 3 Monate später. Symposium über die Spätgestose (EPH-Komplex) Basel, 1969 (Schwabe & Co., Basel, 1969).

[104] DELAY, J.: Introduction à la médecine psychosomatique. (Masson, Paris 1961).

[105] DELIUS, L.: Psychovegetative Syndrome. (Thieme, Stuttgart 1966).

[106] DERRICK, J. R. and HANNA, Ed.: Abnormal renal mobility and hypertension. Amer. J. Surg. **106**, 673–677 (1963).

[107] DERRICK, J. R. and K. R. T. TYSON: The Association of aberrant renal arteries and systemic hypertension. Surgery **48**, 907–912 (1960).

[108] DERRICK, J. R. and K. R. T. TYSON: The surgical significance of aberrant renal arteries in relation to systemic hypertension. Circulation **24**, 1192–1196 (1961).

[109] DEUTSCH, E.: Psyche und Blutgerinnung. Mensch und Psyche, Symposium Wien, 1963, pp. 167–177 (Karger, Basel/New York 1964).

[110] DIECKMANN, W. J.: Toxemias of pregnancy. 2nd Ed. (Mosby Co., 1952).

[111] DIECKMANN, W. J.: Diskussion zu Taylor, H. C. and Scadron, E. N.: Hormone factors in the toxemias of pregnancy. Amer. J. Obstet. Gynec. **37**, 963 (1939).

[112] DIXON, H. G.: The behaviour of the blood pressure in pregnancy associated with coarctation of the aorta. J. Obstet. Gynaec. brit. Emp. **62**, 83 (1955).

[113] DÖDERLEIN, G.: Prae-Eklampsie. Editoriale der Riv. Ostet. Ginec. prat. **50**, 669–678 (1968).

[114] DÖRDELMANN, P.: Szintigraphie zur Erfassung der Plazentadurchblutung. Symposium über die Spätgestose (EPH-Komplex) Basel, 1969 (Schwabe & Co., Basel (1969).

[115] DOUGLAS, A. P. and D. N. S. KERR: A short textbook of kidney disease. (Pitman Medical Publishing Co. Ltd., London 1969).

[116] EDSMAN, G.: Accessory vessels of the kidney and their diagnosis in hydronephrosis. Acta radiol., Stockh. 42 26–32 (1954).

[117] EHRAT, R.: Die Mißbildungen der Neugeborenen an der Universitäts-Frauenklinik Zürich, 1921–1944. Med. Diss. Zürich 1948.

[118] ELLIOTT, P.: Fetal salvage in retarded intrauterine growth of the fetus. Austr. N. Z. J. Obstet. Gynec. 7, 13–17 (1967)

[119] ELSAS, L. J., R. WHITTEMORE and G. N. BURROW: Maternal and neonatal grave's disease. J. amer. med. A. **200**, 250–252 (1967).

[120] EMERSON, G. R.: Obesity and its association with the complications of pregnancy. Brit. med. J. **2**, 516 (1962).

[121] ENZ, H. R.: Strahlenbelastung durch Isotope. Persönl. Mitt. 1967.

[122] ERNST, S.: Intrauterine Umwelt und Mißbildung. Zbl. Gynäk. **73**, 401–409 (1951).

[123] ETTERICH, M. und M. KELLER: Der klinische Wert der Elektrophorese bei Schwangerschaftstoxikosen. Gynaecologia **135**, 255–258 (1953).

[124] FARKAS, G.: Eklampsie und Kaiserschnitt. Zbl. Gynäk. **88**, 40 (1966)

[125] FAIRWEAKER, J. D.: Polycystic disease of the kidney complicating pregnancy. J. Obstet. Gynaec. brit. Cwlth. **71**, 277 (1964)

[126] FANCONI, G.: Pränatal bedingte Krankheiten und Anomalien; in Fanconi, G. und Wallgren, A.: Lb. d. Pädiatrie, S. 38 7. Aufl. (Benno Schwabe, Basel/Stuttgart 1963).

[127] FERNANDEZ-BASTIDAS, M. A., H. ROMERO, B. RESTREPO and A. MENDEZ: Psychosomatic factors in toxemias of pregnancy. 1. Intern. Kongr. f. psychosomat. Med. u. Mutterschaft. (Paris 1962, Gauthier-Villars).

[128] FERNANDEZ-BASTIDAS, M. A., H. ROMERO, B. RESTREPO and A. MENDEZ: Psychosomatic factors in toxemias of pregnancy. 2. Intern. Kongr. f. psychosomat. Med. in der Geburtshilfe und Gynäcologie, Wien 1965.

[129] FEINE, U.: Strahlenbelastung des Föten. Pers. Mitt. 1967.

[130] FERBER, Chr.: Zur klinischen Bedeutung der Miß- und Fehlbildungen der oberen Harnorgane, II. Teil. Zbl. Chir. 88, 975–986 (1963).

[131] FINNERTY, F. A. jr.: Treatment of mild toxemia. Clin. Obstet. Gynec. 9, 944–353 (1966).

[132] FINNERTY, F. A. jr.: Drug treatment of toxemia of pregnancy. Mod. Med., Minn. 35, 68–75 (1967).

[133] FINNERTY, F. A. and F. J. jr. BEPKO: Diuretics decrease, perinatal mortality and prematurity. American Heart Association, Atlantic City, 1964.

[134] FINNERTY, F. A. jr. and F. J. jr. BEPKO: Lowering the perinatal mortality and the prematurity rate. J. Amer. Med. Ass. 195, 135–138 (1966).

[135] FISH, J. S. and W. H. GALLOWAY: The relationship of pregnancy weight gain to toxcemia. Amer. J. Obstet. Gynec. 78, 743 (1959).

[136] FISH, J. S., R. A. BARTHOLOMEW, E. D. COLVIN, W. H. jr. GRIMES, W. M. LESTER and W. H. GALLOWAY: Relationship of pregnancy weight gain to toxemia. Amer. J. Obstet. Gynec. 78, 743–754 (1959).

[137] FISHER, J. J. and J. FREY: Obesity in pregnancy. Obstet. Gynec. 11, 92 (1958).

[138] FOCHEM, K. und P. WAGENBICHLER: Beitrag zur Problematik der Veränderungen im Ureter und Nierenhohlsystem in der Schwangerschaft. Geburtsh. Frauenheilk. 29, 278–285 (1969).

[139] FÖLSCH, E. und U. ZEIDLER: Diabetes und Eklampsie. Zbl. Gynäk. 85, 618–625 (1963).

[140] FOGEL, R. L.: Achilles tendon reflex test (photomotogram) as a measure of thyroid function. N. Y. J. Med. 62, 1159 (1962).

[141] FOX, L. P., J. GRANDI, A. H. HOHNSON, W. G. WATROUS and M. J. JOHNSON: Pheochromocytoma associated with pregnancy. Specialty team management and review. Amer. J. Obstet. Gynec. 104, 288–295 (1969).

[142] FRANKLIN, K. J.: The uterorenal reflex, the haemex phaenomenon. J. Obstet. Gynaec. Brit. Cwlth. 69, 506–507 (1962).

[143] FRANKLIN, K. J. and N. E. WINSTONE: A review of some experimental findings of obstetrical interest. J. Obstet. Gynaec. Brit. Emp. 62, 29–36 (1955).

[144] FREIS, E. D. and J. F. KENNY: Plasma volume, total circulating proteins, and "available fluid" abnormalities in preeclampsia and eclampsia. J. clin. Invest. 27, 283 (1948).

[145] FRIDRICH, R.: Pers. Mitt., Basel, 1969.

[146] FRIDRICH, R., E. T. RIPPMANN und V. KAUFMANN: Die Beeinflussung der Bindungsfähigkeit der thyroxinbindenden Proteine durch die Schwangerschaft Schweiz. med. Wschr. 99, 833–839 (1969).

[147] FRIDRICH, R., R. MEUDT und E. T. RIPPMANN: Nuklearmedizinische Probleme bei der Erfassung der Placentarfunktion. Symposium über die Spätgestose (EPH-Komplex) Basel, 1969 (Schwabe & Co., Basel 1969).

[148] FRIEDBERG, V.: Untersuchungen über den Blutdruck in der Schwangerschaft. Geburtsh. Frauenheilk. **18**, 333–335 (1958).

[149] FRIEDBERG, V.: Diskussionsbeitrag über die Nomenklatur der Spätgestosen. Diskussion über die Spätgestose, Gynaecologia **164**, 329–335 (1967).

[150] FRIEDBERG, V. und E. HOCHULI: Schwangerschaftstoxikosen; in Käser, O.: Lehrbuch Gynäkologie und Geburtshilfe, Vol. **II**, 455–515 (Thieme, Stuttgart 1967).

[151] FRIEDBERG, V. und H. KREMLING: Erkrankungen der Nieren und der ableitenden Harnwege; in Käser, O.: Gynäkologie und Geburtshilfe, Vol. **II**, pp. 374–391 (Thieme, Stuttgart 1967).

[152] FRIEDBERG, V.: Die Schwangerschafts-Spät-Toxikosen; in Schwalm H. und Döderlein G.: Klinik der Frauenheilk. u. Geburtsh. **III**, 251–306 (Urban & Schwarzenberg, München–Berlin 1965).

[153] FRIEDMAN, M., A. SELZER und H. ROSENBLUM: Coarctation of the aorta and hypertension. J. clin. Invest. **20**, 107 (1941).

[154] FRITZSCH, W. und G. KNAPPE: Diabetes insipidus und Schwangerschaft. Zbl. Gynäk. **90**, 302–307 (1968).

[155] GARGILL, S. L. and M. F. LESSES: Diseasea of the thyroid gland. (Oxford University Press, New York 1955).

[156] GARNET, J. D.: Pregnancy complicated by diabetes. Amer. J. Obstet. Gynec. **79**, 140–147 (1960).

[157] GECELTER, L.: Radio isotope renography in pyelonephritis of pregnancy. South Afr. Med. J. **41**, 965–969 (1967).

[158] GETZOFF, P. L. and R. FOWLER: Severe pyelonephritis of pregnancy. South. med. J. **52**, 638–642 (1959).

[159] GHEI, P. N.: Electrophoretic pattern of serum proteins in toxaemia of pregnancy. J. Obstet. Gynaec. India **24**, 248–253 (1963).

[160] GITLIN, R.: Das dynamische Gleichgewicht des intra- und extravasculären Eiweißes. Science **118**, 3063 (1953).

[161] GLASS, H. I., J. JACOBY, B. WESTERMANN and J. C. CLARK: Placental localization by inhalation of radioactive carbon monoxide. J. nucl. Med. **9**, 468–470 (1969).

[162] GOECKE, C. und G. SCHWABE: Vorschlag einer Stadien-Einteilung der Gestose. Zbl. Gynäk. **87**, 1439–1443 (1965).

[163] GÖRETZLEHNER, G. and A. K. RIETHLING: The presence of a vasoconstrictive substance in toxemia. Amer. J. Obstet. Gynec. **101**, 397–400 (1968).

[164] GOLD, A.: Some aspects of the diagnosis and treatment of hypothyroidism. Postgrad. Med. **31**, 95 (1962).

[165] GOLDBLATT, H.: Experimental hypertension induced by renal ischemia. Harvey Lect. **33**, 1933–1938.

[166] GOLDBLATT, H. F.: Studies on experimental hypertension; the pathogenesis of experimental hypertension due to renal ischemia. Ann. intern. Med. **11**, 69 (1937).

[167] GOLDBLATT, H. F.: Studies on experimental hypertension; production of the malignant phase of hypertension. J. exp. Med. **67**, 809 (1938).

[168] GORDON, R. E. and K. K. GORDON: Social factors in the prediction and treatment of emotional disorders of pregnancy. Amer. J. Obstet. Gynec. **77**, 1074–1083 (1959).

[169] GORDON, G. and R. T. MCKAY: Preeclampsia associated with hypoplasia of the aorta. J. Obstet. Gynaec. brit. Cwith 5, 785 (1964).

[170] GOWER, P. E., B. HASWELL, M. E. SIDAWAY and H. E. de WARDENER: Follow-up of 164 patients with bacteriuria of pregnancy. Lancet 990–994 (1968).

[171] GRAEFF, de J. and B. J. V. HORAK: The incidence of phaeochromocytoma in the Netherlands. Acta med. scand. **176**, 583–593 (1964).

[172] GRAF, H., U. FEINE, U. BOEST und V. PROBST: Prognose und Rezidiv bei Spättoxikose. Geburtsh. Frauenheilk. **24**, 551–71 (1964).

[173] GRAF, J.: Die Therapie der Spättoxikosen und perinatale kindliche Mortalität Therapiewoche **15**, 986 (1965).

[174] GRAY, C. H.: Clinical chemical pathologie. (Edward Arnold. Ltd. London, 1959).

[175] GRAHAM, J. B.: Pheochromocytoma and hypertension. Intern. Obstet. Surg. **92**, 105 (1951).

[176] GROSS, F.: Renin und Hypertensin, physiologische oder pathologische Wirkstoffe? Klin. Wschr. **36**, 693 (1958).

[177] GROSS, F.: A renin-like substance in the placenta and uterus of the rabbit. Lancet **I**, 914 (1964).

[178] GROSS, F.: Renin-like substance in placenta and uterus of rabbit. Lancet **II**, 590 (1964).

[179] GROSS, F.: Renin-angiotensin system, aldosterone and sodium balance. Recent Progr. Hormone Res. **21**, 199 (1965).

[180] GROSS, F.: Renin-Angiotensin-System und Hochdruck. Wien. klin. Wschr. **77**, 609–614 (1965).

[181] GROSS, F.: Aktivität des Renin-Angiotensin-Systems und Sekretion von Aldosteron während der Schwangerschaft. Geburtsh. Frauenheilk. **26**, 141–154 (1966).

[182] GROSS, F. and K. D. BOCK: Some contributions to the pharmacology of synthetic angiotensin. Circulation **25**, 193 (1962).

[183] GUILHEM, P., A. PONTONNIER et G. PONTONNIER: Etude statistique du débit de l'utérus gravide par le 133 Xenon. Presse méd. **73**, 2355–2358 (1968).

[184] GUILHEM, P., A. PONTONNIER et G. PONTONNIER: Mesure du débit utérin par le 133 Xénon chez la femme enceinte. Gynéc. Obstét. **64**, 313 (1965).

[185] GYÖNGYÖSSY, A. und A. TAMAS: Über die Ursachen der Frühgeburten und der perinatalen Sterblichkeit bei Eklampsie. Abhandl. Dtsch. Akademie der Wissenschaft zu Berlin, **3**, 511–518 (1966).

[186] HAMMER-JACOBSEN, E.: Genetically significant radiation doses in diagnostic radiology. Acta radiol., Stockh., Suppl. 222 (1966).

[187] HAMMER JACOBSEN, E.: Congenital malformation induced by radiation. A brief survey of the literature. Strahlentherapie **116**, 152–158 (1961).

[188] HAMOLSKY, M. W.: The thyroid hormone-plasma protein complex in man. A new in vitro method for study of "uptake" of labelled hormonal components by human erythrocytes. J. Clin. Endocrinol. **17**, 33 (1957).

[189] HAMOLSKY, M. W.: Hypothyroidism: its manifestations and treatment. Med. Clin. N. Amer. **46**, 1213 (1962).

[190] HAMOLSKY, M. W.: The plasma protein-thyroid hormone complex in man. III. Further studies on the use of the in vitreo red blood cell uptake of I 131-l-triiodothyronine as a diagnostic test of thyroid function. J. Clin. Endocrinol. **19**, 103 (1959).

[191] HARTEL, J.: Die Spätgestose und deren Behandlung mit einem neuen Saluretikum. Med. Wschr. **16**, 21–25 (1962).

[192] HATERIUS, H. O.: Evidence of pituitary involvement in experimental control of water diuresis. Amer. J. Physiol. **128**, 606–513 (1940).

[193] HAUSER, G. A.: Die Rolle des neurovegetativen Nervensystems in der Gynäcologie und Geburtshilfe. Fortschr. Geburts. Gynäk. 10 (Karger, Basel/New York 1960).

[194] HAUSS, W. H.: Herz-Kreislauf und Emotion. Symp. Muskel und Psyche Wien 1963, 155–166 (Karger, Basel/New York 1964).

[195] HEGGLIN, R.: Differentialdiagnose innerer Krankheiten, 9. Aufl. (Thieme, Stuttgart 1963).

[196] HEILIG, R. und H. HOFF: Beiträge zur hypnotischen Beeinflussung der Nierenfunktion. Dtsch. med. Wschr. **51**, 1615–1616 (1925).

[197] HELD, E.: Die Pathologie der Schwangerschaft; in Koller, Th. Lehrbuch der Geburtshilfe II (Karger, Basel 1953). pp. 311ff.

[198] HELLER, C. G.: Effects of ionizing radiation on the texticular function of man. 3rd yearly progress report of the Pacific Northwest Research Found. 1965/1966.

[199] HELLER, L.: Die Eiweißtherapie der Spättoxikosen und ihre physiologischen Grundlagen. Geburtsh. Frauenheilk. **12**, 207 (1952).

[200] HENDEE, A. E., R. D. MARTIN and W. C. III WATERS: Hypertension in pregnancy: Toxemia or pheochromocytoma. Amer. J. Obstet. Gynec. **105**, 64–72 (1969).

[201] HENDRICKS, C. H.: Diskussion zu HENDEE, A. E., R. D. MARTIN and W. C. WATERS III: Hypertension in pregnancy. Toxemia or phaeochromocytoma? Amer. J. Obstet. Gynec. **105**, 70–71 (1969).

[202] HENI, F.: Fettsucht; in SCHWALM, H. und G. DÖDERLEIN: Klinik der Frauenheilk. u. Geburtsh. **VI**, 591–627 (Urban & Schwarzenberg, München–Berlin 1967).

[203] HERNADY, T. und G. NEUBAUER: Isotope placentography. Über die Isotopenplacentographie. Fortschr. Röntgenstr. **109**, 494–498 (1968).

[204] HEYER, G. R.: Grenzfragen des Nerven- und Seelenlebens; in „Das körperlich-seelische Zusammenwirken in den Lebensorganen" pp. 65 (Lehmann, München 1925).

[205] HEYER, G. R.: Praktische Seelenkunde, 3. Aufl. (Reinhardt, München/Basel 1950).

[206] HINSELMANN, H.: Die Eklampsie (Cohen, Bonn 1924).

[207] HIRSCH, H. A.: Asymptomatische Bacteriurie; in LOSSE H. und M. KIENITZ: Die Pyelonephritis (Thieme, Stuttgart 1966).

[208] HIRSCH, H. A.: Diagnostische Probleme und Bedeutung der sogenannten asymptomatischen Bacteriurie; in LOSSE H. und M. KIENITZ: Die Pyelonephritis, Forschungsergebnisse 1966, 147– 157 (Thieme, Stuttgart 1967).

[209] HOCHULI, E.: Einteilung der Schwangerschaftstoxikosen und Hypertonien in graviditate und sub partu. Geburtsh. Frauenheilk. **22**, 1463–1473 (1962).

[210] HOCHULI, E.: Zur Nomenklatur der Spätgestosen. Diskussion über die Spätgestose, Gynaecologia **165**, 419–427 (1968).

[211] HOCHULI, E. und O. KÄSER: Chronische Pyelonephritis und Praeeklampsie. Geburtsh. Frauenheilk. **18**, 1132 (1958).

[212] HOCHULI, E. und A. STÖCKLI: Schwangerschaftstoxikose. Ergebnis und neue Gesichtspunkte aus 180 Nachkontrollen bei 153 Patientinnen mittels Nierenclearance. Schweiz. med. Wschr. **89**, 901 und 934 (1959).

[213] HODARI, A. A. und C. P. HODGKINSIN: Fetal kidney as a source of renin in the pregnant dog. Amer. J. Obstet. Gynec. **102**, 691–701 (1968).

[214] HODLER, J.: Die diagnostische Bedeutung der Bestimmung der Renin-Aktivität im zirkulierenden Blut. Schweiz. med. Wschr. 99, 208–212 (1969).

[215] HOFBAUER, J.: Endocrine factors in the mechanisme of toxemia of pregnancy. Amer. J. Surg. **65**, 351–363 (1944).

[216] HOFF, F.: Klinische Physiologie und Pathologie, 6. Aufl. (Thieme, Stuttgart 1962).

[217] HOFF, H. und P. WERMER: Über psychovegetative Schaltungen und ihre Beeinflussung. Klin. Wschr. 7, 346–349 (1928).

[218] HOLTORFF, J.: Über den Einfluß der psychoprophylaktischen Vorbereitung auf den Geburtsverlauf. 1. internat. Kongr. Psychosomat. Med. und Mutterschaft, Paris 1962 (Gauthier-Villars, Paris).

[219] HOYER, H. und O. THALHAMMER: Geburtshilfliche und sozioökonomische Faktoren in der Genese der Frühgeburt. Geburts. Frauenheilk. **28**, 709–737 (1968).

[220] HÜTER, K. A., F. EHLERS und B. SCHELTE: Untersuchungen über die Gewichtszunahme in der Schwangerschaft. Geburtsh. Frauenheilk. **25**, 387–396 (1965).

[221] HUNTER, C. A. and W. F. HOWARD: Ethiology of hypertension in toxemia of pregnancy. Amer. J. Obstet. Gynec. **81**, 441 (1961).

[222] HYTTEN, F. E.: Limb volumes in pregnancy. J. Obstet. Gynaec. Brit. Cwlth. **74**, 663–668 (1967).

[223] HYTTEN, F. E. and A. M. THOMSON: Body water in preeclampsia. J. Obstet. Gynaec. Brit. Cwlth. 73, 714–716 (1966).

[224] HYTTEN, F. E. and A. M. THOMSON: Water and electrolytes in pregnancy. Brit. med. Bull. **24**, 15–18 (1968).

[225] JACOBI, J.: Schwangerschaft und Diabetes; in SCHWALM, H. und G. DÖDERLEIN: Klinik der Frauenheilkunde und Geburtshilfe, Vol. 6, 575–590 (Urban und Schwarzenberg, München–Berlin–Wien 1967).

[226] JACOBI, J., P. J. KAMM, J. KRÖGER und W. SCHWARZ: Schwangerschaft und innere Krankheiten; in Schwalm, H. und G. Döderlein: Klinik der Frauenheilkunde und Geburtshilfe, Vol. 6, 395–591 (Urban und Schwarzenberg München–Berlin–Wien 1967).

[227] JACOBY, H. E. and J. C. MCCLURE BROWNE: Placental localisation using radioactive carbon monoxide and the γ-camera. Lancet **II**, 1323–1325 (1968).

[228] JACOBSEN, H. N. and D. E. REID: Effect of weight reduction in obese pregnant women, on pregnancy. Amer. J. Obstet. Gynec. **83**, 1609 (1962).

[229] JAFFE, R. B., T. S. HARRISON and J. C. CERNY: Localisation of metastatic pheochromocytoma in pregnancy by caval cathetrization. Amer. J. Obstet. Gynec. **104**, 938–944 (1969).

[230] JAKUBOWSKY, D., H. NIEDWOROK und W. PEDICH: Schwangerschaft und Geburt bei Diabetes insipidus. Zbl. Gynäk. **90**, 1301–1304 (1968).

[231] JANTZEN, K., R. MICHAELIS und U. HERLYN: Untersuchungen über Frequenz und Ätiologie der sogenannten „Hypotrophen Neugeborenen" am Material der Universitäts-Frauenklinik Göttingen. Geburtsh. Frauenheilk. **28**, 745–579 (1968).

[232] JASCHKE, R. Th. von: Lehrbuch der Geburtshilfe, V. Aufl. S. 57 (Springer, Berlin, 1935).

[233] JONES, W. S. and E. B. MAN: Thyroid function in human pregnancy. VI. Premature deliveries and reproductive failures of pregnant women with low serum butanol-extractable iodines. Maternal serum TBG and TBPA capacities. Amer. J. Obstet. Gynec. **104**, 909–914 (1969).

[234] JOPPICH, G. und F. J. SCHULTE: Neurologie des Neugeborenen. (Springer, Berlin–Heidelberg–New York, 1968).

[235] JUNG, H. und W. NIESERT: Das quantitative Harnsediment in der normalen Schwangerschaft und seine diagnostische Bedeutung bei der Schwangerschafts-Spätgestose. Geburtsh. Frauenheilk. **23**, 379 (1963).

[236] KÄSER, O.: Die Behandlung der hypertensiven Spättoxikosen mit Protoveratrin. Gynaecologia **135**, 258–263 (1963).

[237] KÄSER, O.: Die Bedeutung renaler Erkrankungen, namentlich der chronischen Pyelonephritis für die Schwangerschaftstoxikosen. Geburtsh. Frauenheilk. **18**, 335–338 (1958).

[238] KÄSER, O., R. LANZ und E. HOCHULI: Untersuchungen über die Nieren-Clearance bei Spätgestosen. Gynaecologia **139**, 203 (1955).

[239] KAISER, I. H. und J. F. MARVIN: Effect of antepartum diagnostic roentgenography on the white blood cell count of the newborn infant. Radiology **68**, 249–250 (1957).

[240] KALKSCHMID, W.: Beitrag zur Behandlung der Präeklampsie und Eklampsie. II. Symp. Bern 1963. Relaxation und Sedation des menschlichen Uterus. Fortschr. Geburtsh. Gynäk. **19**, 150–154 (Karger, Basel/New York 1964).

[241] KAKAVIATOS, N. and F. A. FINNERTY: Comparison of chlorthalidone, a long-acting antihypertensive and diuretic agent with chlorothiazide. Analysis of 123 cases. Amer. J. Cardiol. **10**, 570–574 (1962).

[242] KASS, E. H.: Bacteriuria and pyelonephritis of pregnancy. Trans. Ass. Amer. Physicians **72**, 257 (1959).

[243] KELLER, M. und H. M. HEINISCH: Über die Serumproteine in der toxischen Schwangerschaft. Schweiz. med. Wschr. **85**, 812 (1955).

[244] KENNEDY, LUKE, BRIGGS, BARR, STIRLING: Detection of renovascular hypertension. Ther. Umsch. XXIII/9 (1966).

[245] KERR, M. G.: The problem of the overweight patient in pregnancy. J. Obstet. Gynaec. Brit. Emp. **61**, 988 (1962).

[246] KNÜSEL, H., G. A. HAUSER, H. ETTER und W. HORAT: Die Bedeutung des Isotopennephrogramms und des Renovasogramms für die Erfassung der Pfropfgestosen. Schweiz. med. Wschr. **96**, 973–978 (1966).

[247] KOCZOREK, K. P., H. P. WOLFF und M.-L. BEER: Aldosteronausscheidung bei Schwangerschaften und bei Schwangerschaftstoxikosen. Klin. Wschr. **35**, 497 (1957).

[248] KOLLER, Th. und G. MEYER: Die Bedeutung ophthalmoskopischer Befunde bei Nierenerkrankungen in der Schwangerschaft. Schweiz. med. Wschr. **44**, 1117–1120 (1939).

[249] KOMOR, K.: Durch Eklampsie komplizierter Schwangerschaftsverlauf bei Morbus Addison. Magyar nöorv. Lap. **24**, 312 (1961).

[250] KRAATZ, H., und G. F. WINTER: Eklampsie und Kaiserschnitt. Zbl. Gynäk. **87**, 769–772 (1965).

[251] KRATOCHWIL, A. H. FRISCHAUF und W. SVOBODA: Lokasisation der Placenta mittels markiertem humanem Serumalbumins. Geburtsh. Frauenheilk. **25**, 1062–1069 (1965).

[252] KRAUER, F.: Die übergewichtige Frau – ein Problem in der Geburtshilfe. Gynaecologia 164, 343–354 (1967).

[253] KRAUER, F.: Zur Beurteilung der Funktionstüchtigkeit des kindlichen Kreislaufes und der Placentarmembran von in vitro perfundierten menschlichen Placenten. Gynaecologia 165, 261–270 (1968).

[254] KRAUSS, A., L. SCHLEGEL und E. CANZLER: Leipziger Vorschlag zur Bewertung der Spätgestosen. Diskussion über die Spätgestose, Gynaecologia 166, 451–454 (1968).

[255] KREMLING, H.: Zur Klinik der Pyelonephritis gravidarum, in LOSSE H. & M. KIENITZ: Die Pyelonephritis, Forschungsergebnisse 1966 (Thieme, Stuttgart (1967) 198–203).

[256] KRÖNERT, E., P. DÖRDELMANN und F. WOLF: Neue Verfahren zur nuklearmedizinischen Placentalokalisation. Arch. Gynäk. 207, 559–567 (1969).

[257] KROHN, L., H. L. JAFFE and R. ADAMS: Radioisotope localization of the placenta by polaroid color scanning. Obstet. Gynec. 27, 185–193 (1966).

[258] KÜHNE, D. und A. KYANK: Phäochromocytom, Nebenschilddrüse; in Kyank, H., M. Gülzow: Erkrankungen während der Schwangerschaft 49–57 (Thieme, Leipzig (1966).

[259] KURLAND, G. S.: Thyroid function in supraventricular tachycardias: turnover of intravenously infused ^{131}I labeled thyrosine and the red blood cell uptake of ^{131}I labeled L-triiodothyronine. J. Clin. Endocrin. 17, 33 (1957).

[260] KYANK, H.: Zur Diagnose und Klassifizierung der Schwangerschafttoxikosen. Dtsch. GesundhWes. 10, 441–445 (1955).

[261] KYANK, H.: Bemerkungen zur Gliederung, Äthiologie und Symptomatik der Spätschwangerschaftsgestosen. Z. ärztl. Fortbild. 56, 1261–1264 (1962).

[262] KYANK, H.: Über die modernen Gestosetheorien. Münch. med. Wschr. 107, 663–66 (1965).

[263] KYANK, H.: Präeklampsie – Eklampsie; in Kyank, H., und Gülzow, M.: Erkrankungen während der Schwangerschaft (Thieme, Leipzig, 1966).

[264] KYANK, H. und B. SCHOLZ: Kritische Betrachtungen zur Einteilung der Spätgestosen. Zbl. Gynäk. 84, 468–474 (1962).

[265] KYANK, H. und B. SCHOLZ: Bemerkungen zur Arbeit von E. Hochuli. Geburtsh. Frauenheilk. 23, 969–971 (1963).

[266] KYANK, H. und B. SCHOLZ: Bemerkungen zur Einteilung der Spätgestosen. Diskussion über die Spätgestose, Gynaecologia 165, 1–11 (1968).

[267] LAAKSO, L.: Isotope renography on parturients. Acta Obstet. gynec. scand. 46, Suppl. 5 (1967).

[268] LAAKSO, L., A. REKONEN und T. HOLOPAINEN: Istukan paikantaminen radioisotooppimentel-mällä. Duodecim 80, 934–936 (1964).

[269] LAAKSO, L., A. REKONEN und T. HOLOPAINEN: Suitability of isotope renography for study of the kidney in pregnancy. Scand. J. Clin. Lab. Invest. 17, 395–397 (1965).

[270] LAAKSO, L. und A. REKONEN: Kidney scanning findings in patients with toxaemia. Ann. Chir. Gynaec. Fenn. 57, 393–397 (1968).

[271] LANDESMAN, R. and R. Ch. KNAPP: ^{24}Na uterine muscle clearance in late pregnancy. Amer. J. Obstet. Gynec. 80, 92 (1960).

[272] LANDESMAN, R. and L. SCHERR: Congenital polycyste kidney disease in pregnancy. Obstet. Gynec. 8, 92 (1960).

[273] LANGFORD, H. G.: Probable toxemia of pregnancy in a patient with Addison's disease. Amer. J. Obstet. Gynec. 51, 296–298 (1965).

[274] LANZ, R. und E. HOCHULI: Über die Nierenclearance in der normalen Schwangerschaft und bei hypertensiven Spättoxikosen. Schweiz. med. Wschr. 85, 395 + 423 (1955).

[275] LAWSON, J. D.: The free achilles reflex in hypothyroidism and hyperthyroidism. New England J. Med. 259, 761 (1958).

[276] LEINZINGER, E.: Äthiologie und Therapie der Spannungstoxämie. II. Symp. Bern 1963. Relaxation und Sedation des menschlichen Uterus. Fortschr. Geburtsh. Gynäk. 19, 102–117 (Karger, Basel/New York 1964).

[277] LEWITUS, Z., E. LUBIN, J. RECHNIC, J. LAOR and E. ECKERING: Scintigraphy of the Placenta with ^{113m}In Med. Radioisotope Scintigraphy II, 657 (1969).

[278] LEYDEN, G.: Med. Welt, 148 (1936).

[279] LEYDEN, G.: Klin. Wschr. 15, 723, (1937).

[280] LICHTENBERG, A. von: Über den Begriff „Hydronephrose" im allgemeinen und über den Nachweis der durch akzessorische Gefäße verursachten „Hydronephrose" mit der Röntgenuntersuchung. Z. Urol. 18, 585–592 (1924).

[281] LIETZ, I.: Clearance-Untersuchungen nach Schwangerschaftstoxikosen. Z. Geburtsh. Gynäk. 159, 194 (1962).

[282] LIMBERGER, J. und M. ZIEGLER: Gehalt einer reninähnlichen Substanz in normalen und toxämischen Placenten des Menschen. Klin. Wschr. 46, 922 (1968).

[283] LIESELLA, R. S.: Tap tendon reflexes and the glucose tolerance test. Bull. Geisinger Med. Center, Danville, Penna. 3, 160–166 (1969).

[284] LOKEN, M. K., C. DUNHAM and W. H. SEPLLACY: Placental localization. The use of 99 m technetium albumin and the scintillation camera. Minnesota Med. 51, 907–910 (1968).

[285] LOSTUMBO, F., P. L. MALFANTI e A. MASSI: Il test intradermico alla angiotensin II in stati di gravidanza mormale, gestose ed edema gravidico. Riv. ostet. ginec. 19, 714–718 (1964).

[286] LUBCHENCO, E. O.: Pediatrics, 32, 793, (1963).

[287] LUBCHENCO, L. O.: Pediatrics, 37, 403, (1966).

[288] LUNELL, N. O.: Intravenous glucose tolerance in women with previously complicated pregnancies. Acta obstet. Gynec. scand. 45, Suppl. 4 (1966).

[289] LYSGAARD, H.: Gewichtszunahme der Mutter während der Schwangerschaft und Geburtsgewicht des Kindes. Nord. Med. 67, 17, 539 (1962).

[290] MCAFEE, J. G.: Labelled Serum Albumin for scintillation placental scanning. J. nucl. Med. 5, 936–946 (1965).

[291] MCDONALD, E. A.: Major fears of primigfavid patients. J. Obstet. Gynaec. Brit. Cwlth 76, 71–72 (1969).

[292] MACINTYRE, M. N., M. A. STENCHEVER, B. H. WOLF and J. M. HEMPEL: Effect of maternal antepartum exposure to x-rays on leucocyte chromosomes of newborn infants. Obstet. Gynec. 25, 650–655 (1965).

[293] MCLANE, R. C. and F. E. jr. ELLISON: Placental lacalization using RISA ^{131}J with abdominal sector counting. J. S. C. Med. Ass. July 1968, 264–268.

[294] MACHT, D. I.: Influence of some drugs and of emotions on blood coagulation. J. Amer. Med. Ass. 148, 265–270 (1952).

[295] MAGNIN, P.: Grossesse normale et pathologique. Paillière, Paris, 1962.

[296] MAGNIN, P., B. LAHNECHE, R. VEROT et J. CHARRIER: Localisation placentaire par les radioisotopes. Soc. nat. de Gynéc. et d'Obstet. de France, Lyon (1965).

[297] MAN, E. B. and P. K. BONDY: Clinical significance of serum BEI. J. Clin. Endocrin. 17, 1373 (1951).

[298] MAN, E. B., W. A. REID and W. S. JONES: Thyroid function in human pregnancy. I. The significance of serum butanol extractable iodines in the last trimester. Amer. J. Obstet. Gynec. 90, 474 (1964).

[299] MAN, E. B., W. A. REID and W. S. JONES: Thyroid function in human pregnancy. II. Serum butanol-extractable iodine drop with weight gain. Amer. J. Obstet. Gynec. 102, 244–247 (1968).

[300] MAN, E. B., W. A. REID, A. E. HELLEGERS and W. S. JONES: Thyroid function in human pregnancy. II. Serum butanol-extractable iodine values of pregnant women 14 throught 44 years. Amer. J. Obstet. Gynec. 103, 328–337 (1969).

[301] MAN, E. B., W. A. REID, A. E. HELLEGERS and W. S. JONES: Thyroid function in human pregnancy. III. Serum thyroxine-binding prealbumine (TBPA) and thyroxine-binding globuline (TBG) of pregnant women aged 14 through 43 years. Amer. J. Obstet. Gynec. 103, 338–347 (1969).

[302] MAN, E. B. and W. S. JONES: Thyroid function in human pregnancy. V. Incidence of maternal low butanol-extractable iodines and of normal gestational TBG and TBPA capacities retardation of 8 months old infants. Amer. J. Obstet. Gynec. 104, 898 (1969).

[303] MANN, A. S.: The value of kinemography in the diagnosis of thyroid dysfunction. Amer. J. med. Sci. 245, 317 (1963).

[304] MARTIUS, G.: Bemerkungen zur Nomenklatur der Spätgestosen. Diskussion über die Spätgestose, Gynaecologia 164, 201–214 (1967).

[305] MARX, H.: Die psychische Beeinflussung des Wasserhaushaltes. Klin. Wschr. 5, 92–94 (1926).

[306] MARZETTI, L.: Possibilità e vantaggi dei farmaci fibrinolitici nella terapia della nefropatia gravidica. Quad. Clin. ostet. ginec. 19, 346–352 (1964).

[307] MARZETTI, L. e G. BENAGIANO: Valutazione clinica dell'impiego di un farmaco ad azione fibrinolitica nella terapia delle gestosi del terzo trimestre. Clin. oster. ginec. 66, 429–442 (1964).

[308] MASSONE, G. e L. RUOZI-BERETTA: Gestosis in late pregnancy, nomenclature and classification. Diskussion über die Spätgestose, Gynaecologia 167, 473–477 (1969).

[309] MASTBOOM, J. L.: Die Behandlung des Phaeochromocytoms während der Schwangerschaft. Geburtsh. Frauenheilk. 26, 568–571 (1966).

[310] MATHE, Ch. P. and Luis de la Pena SANCHEZ: Orthostatic renal hypertension resulting from torsion and ptosis of the kidney. J. int. Coll. Surg. 27, 36–45 (1957).

[311] MAYNARD, C. D.: Localization of the placenta. North Carolina Med. J. 29, 215–216 (1968).

[312] MENZIES, D. N.: Controlled trial of chlorothiazide in treatment of early preeclampsia. Brit. med. J. 5385, 739–742 (1964).

[313] MERTZ, D. P.: Das idiopathische Ödem. Dtsch. med. Wschr. **94**, 332–337 (1969).

[314] MESTMAN, J. H., J. W. H. NISWONGER, G. V. ANDERSON and P. R. MANNING: Evaluation of thyroid function during and after pregnancy. Amer. J. Obstet. Gynec. **103**, 322–327 (1969).

[315] MEUDT, R.: Recording of the metabolic state in normal pregnancy and in toxaemic patients. Symposium über die Spätgestose (EPH-Komplex) Basel, 1969 (Schwabe & Co., Basel, 1969).

[316] MILLIEZ, P.: Die internistische Behandlung der Hypertonie. Documenta Geigy, 2–3.

[317] MITCHELL, M. L.: The in vitro resin sponge uptake of triiodothyronine ^{113}J from serum in thyroid disease and in pregnancy. J. Clin. Endocrin. **20**, 1474 (19607).

[318] MÖLLER, J.: Pyelonephritis und Hypertonie, in Losse H. & Kienitz M.: Die Pyelonephritis, 270–276 (Thieme, Stuttgart 1966).

[319] MONTAGU, M. F. A.: Prenatal influences. (Ch. C. Thomas, Springfield, 1962).

[320] MORRIS, N.: Polycyste disease of the kidneys. J. Obstet. Gynaec. Brit. Emp. **59**, 822 (1952).

[321] MORRIS, N., S. OSBORN and H. WRIGHT: Effective uterine blood-flow during excercise in normal and preeclamptic pregnancies. Lancet I: 323 (1955).

[322] MORRIS, N., S. OSBORN and H. WRIGHT: Effective circulation of the uterine wall in late pregnancy. Lancet **I**, 323 (1955).

[323] MORRIS, N. and A. HART: Effective uterine blood-flow during excercise in normal and preeclamptic pregnancies. Lancet **II**, 481 (1956).

[324] MOSES, A. M. and C. W. LLOYD: Occurrence of preeclampsia in a bilaterally adrenalectomized woman. J. clin. endocrin. **19**, 987 (1959).

[325] NATHAN, Hilel: Observations on aberrant renal arteries curving around and compressing the renal vein. (Possible relationship to orthostatic proteinuria and to orthostatic hypertension). Circulation **18**, 1131–1134 (1958).

[326] NEWBERRY, P. D.: Oedema in pregnancy. Lancet: 422 (1968).

[327] NICOLA, L. de e P. RIVA: Rilieve radionefrografici in gravidanza. Atti Soc. ital. Ostet. Ginec. **13**, 447–466 (1967).

[328] NYIRJESEY, I.: Clinical significance of total weight gain in pregnancy. 1. Primipara. Obstet. Gynec. N. Y. **32**, 391 (1968).

[329] OGSTON, D., G. A. MCDONALD and H. W. FULLERTON: The influence of anxiety in tests of blood coagulation and fibrinolytive activity. Lancet **II**, 521–523 (1962).

[330] OEHLKERS, F. und H. BERGFELD-GAERTNER: Mutationsauslösung durch Radioisotope. Z. Vererbungslehre **93**, 264–279 (1962).

[331] ORBAN, G., M. POLICZER, E. BAZSO, und M. MARTON: Schilddrüsenaktivität in der Frühperiode der Schwangerschaft. Orv. Hetil **107**, 2361–2364 (1966).

[332] ORLANDO, G. and M. de MARINI: Possiblity of using ^{131}J in the study of renal function in patients with past eclampsia and preeclampsia. G. Igiene Med. Prev. 8/4, 409–416 (1965).

[333] PAGE, E. W.: Plasma angiotensinase concentration in normal and toxemic pregnancies. Amer. J. med. Sci. **213**, 715 (1947).

[334] PAGE, I. H.: Die Mosaiktheorie der Hypertonie; in Essentielle Hypertonie, Internat. Symp. Bern (F. Reubi) Ed. Bock K. D. und P. Cottier: 1–33 (Springer, Heidelberg, 1966).

[335] PANKAMAA, P. A. and A. JÄRUINEN: Classification of the toxaemias of pregnancy prognosis of children as criterion. J. Obstet. (London) 64. 857 (1957).

[336] PEELEN, J. W. and A. de GROAT: Pheochromocytoma complicated by pregnancy. Amer. J. Obstet. Gynec. 69, 1054 (1955).

[337] PESTELEK, B. and M. KAPOR: Phaeochromocytoma and abruptio placentae. Amer. J. Obstet. Gynec. 85, 538 (1963).

[338] PFAU, P.: Die Serumverhältnisse während der normalen und gestörten Schwangerschaft (Papierelektrophoretische Untersuchungen). Arch. Gynäk. 185, 188 (1954).

[339] PFAU, P. und F. TAEGER: Das Urineiweiß in der normalen und gestörten Schwangerschaft. Versuch einer Zuordnung von Eiweißausscheidung zum klinischen Verlauf der Erkrankung bei Spätgestosen. Arch. Gynäk. 192, 336 (1960).

[340] PFEIFFER, E. F.: Die heutige Auffassung von der Pathogenese des menschlichen Diabetes mellitus. Dtsch. Ärzteblatt 62, 70 (1965).

[341] PFEIFFER, E. F. und R. ZIEGLER: Der Status praediabeticus. Triangel 7, 8 (1965).

[342] PIGEAUD, H.: Gynéc. Obstét. 50, 219, (1951).

[343] PIGEAUD, H.: Syndromes pathologiques specialement gravidiques du dernier trimestre de la gestation. Bull. Fédér. Soc. Gynec. Obstét. franç. 7, 271–299 (1955).

[344] PIGEAUD, H.: Les dysgravidies du troisième trimestre de la gestation; in Encyclopédie médico-chirurgicale obstétrique (Paris, 1962).

[345] PLOTZ, E. J. and M. E. DAVIS: Endocrine diseases and pregnancy; in Greenhill, J. P.: Obstetrics (Saunders, Philadelphia/London, 1960).

[346] PLOTZ, E. J. und R. L. FRIEDLÄNDER: Endocrine Erkrankungen und Schwangerschaft; in Käser, O.: Gynaekologie und Geburtshilfe, 343–352/II, (Thieme, Stuttgart 1967).

[347] PRAT, V., M. HATALA, O. BEER und E. VAGNEROVA: Epidemiologie der Schwangerschafts-Bacteriurie in Prag; Losse, H. und Kienitz, M.: Die Pyelonephritis, Forschungsergebnisse 1966, 158–163 (Thieme, Stuttgart, 1967).

[348] PRITCHARD, J. A.: Coarctation of aorta and pregnancy. Obstet. Gynec. Surv. 8, 775 (1953).

[349] RACINET, C., A. BENBASSA, P. CHABERT et S. CARRAT: Techniques de localisation du placenta in utero (a propos de 46 cas de localisation isotopique). Rev. franç. Gynéc. 63, 625–629 (1968).

[350] RAMZIN, M.: Verhalten der Neugeborenen nach Placenta praevia und vorzeitiger Placentarlösung. Gynaecologia 166, 221–227 (1968).

[351] RAMZIN, M.: Persönliche Mitteilung. Univ.-Frauenklinik, Basel, 1969.

[352] RATHER, L. F.: Filtration, Resorption and Excretion of protein by kidney. Medicine (Baltimore) 31, 357 (1952).

[353] RAURAMO, L. und A. SALMI: Zur Verminderung der Häufigkeit von Eklampsien durch Behandlung der Schwangerschaftstoxämie mit blutdrucksenkenden Substanzen. Geburtsh. Frauenheilk. 19, 326–334 (1959).

[354] REINDELL, H., E. SCHILDGE, H. KLEPZIG und H. W. KIRČHHOFF: Kreislaufregulation. (Thieme, Stuttgart 1955).

[355] RENGGLI, I.: Zur Frage der perinatalen Mortalitätsstatistik der Neugeborenen unter Verwendung der Jahre 1961–1963. Gynaecologia 158, 249–303, 1964.

[356] RETZKE, U.: Zur Differentialdiagnose des „Schwangerschaftsdiabetes insipidus“. Geburtsh. Frauenheilk.

[357] RETZKE, U. und R. SCHWARZ: Physiologie und Pathophysiologie der Druck- und Volumenregulation beim Diabetes insipidus in der Schwangerschaft. Zb. Gynäk. **90**, 646–655 (1968).

[358] REVAZ, C.: Conceptions actuelles sur les nephropathies gravidiques. Rev. méd. Suisse rom. **86**, 545–588 (1966).

[359] RHODES, Ph.: The significance of weight gain in pregnancy. Lancet **I**, 663 (1962).

[360] RINSCHE, K. G.: Die Pyelonephritis in der Sprechstunde; in Losse H. und Kienitz M.: Die Pyelonephritis: 260–264 (Thieme, Stuttgart 1966).

[361] RINTELEN, F.: Möglichkeiten und Grenzen der ophtalmoskopischen Beurteilung bei Hypertonie und Arteriosklerose. CIBA Symposium 40: **5/2**, 3–12 (1957).

[362] RINTELEN, F.: Der Augenhintergrund bei Gestosen, insbesondere Schwangerschaftsnephropathie. Merkblatt für klinikinternen Gebrauch, Univ.-Augenklinik, Basel.

[363] RINTELEN, F.: Der Augenhintergrund bei der Hypertonie. Opthalmologica **135**, 389–404 (1958).

[364] RINTELEN, F.: Die Bedeutung der Untersuchung des Augenhintergrundes bei Spätgestosen; Rugna, D. da: Aktuelle Probleme in Gynäkologie und Geburtshilfe, Festschrift Prof. Dr. Th. KOLLER: 202–207 (Schwabe & Co., Basel/Stuttgart, 1969).

[365] RIPPERT, CH.: Was ergeben die Nachuntersuchungen bei EPH-Erkrankung. Symp. über die Spätgestose (EPH-Komplex) Basel, 1969 (Schwabe & Co., Basel, 1970).

[366] RIPPMANN, E. T.: Die Narkosetodesfälle in Geburtshilfe und Gynaecologie der Jahre 1911–1963 (31. 8. 1963), Kurven bis 31. 3. 1963. Monographie, Frauenspital, Basel, 1963.

[367] RIPPMANN, E. T.: Mütterliche Mortalität und Narkosetodesfälle. Referat 131. Tagung Mittelrheinische Ges. Geburtsh. Gynäk. Frankfurt a/M.1964. Geburtsh. Frauenheilk. **25**, 455 (1965).

[368] RIPPMANN, E. T.: Die Narkosetodesfälle in der Geburtshilfe. Gynaecologia **157**, 265–276 (1964).

[369] RIPPMANN, E. T.: Diskussionsbeitrag zu Hügin, W.: Die Verhütung von Komplikationen der Anästhesie. Gynaecologia **158**, 226–227 (1964).

[370] RIPPMANN, E. T.: Die Mastitis puerperalis in Prophylaxe und Therapie. Gynaecologia **159**, 33–46 (1965).

[371] RIPPMANN, E. T.: Die mütterliche Mortalität der Jahre 1940–1963 im Frauenspital, Basel. Gynaecologia **160**, 117–128 (1965).

[372] RIPPMANN, E. T.: Differenzierte Müttersterblichkeit im Vergleich zur Narkosegefährdung. Gynaecologia **160**, 349–354 (1965).

[373] RIPPMANN, E. T. und K. Zum WINKEL: Der vesico-ureterale Reflex und das Isotopennephrogramm. Unveröffentlicht, 1966.

[374] RIPPMANN, E. T.: Die Einteilung der Schwangerschafts-Spätgestosen (Nephropathie-Eklampsiekomplex). Diskussion über die Spätgestose, Gynaecologia **164**, 215–220 (1967).

[375] RIPPMANN, E. T.: Gestosis of late pregnancy (nomenclature and scoring). Diskussion über die Spätgestose, Gynaecologia **165**, 12–20 (1968).

[376] RIPPMANN, E. T.: Die Gestose-Symptomatik. Der EPH-Komplex. Diskussion über die Spätgestose, Gynaecologia **166**, 246–251 (1968).

[377] RIPPMANN, E. T.: Die Symptome der Spätgestose (EPH-Komplex). Diskussion über die Spätgestose, Gynaecologia **166**, 315–324 (1968).

[378] RIPPMANN, E. T.: Schwangerschaftsgestose und Psychosomatik. Diskussion über die Spätgestose, Gynaecologia **166**, 397–409 (1968).

[379] RIPPMANN, E. T.: Diagnose, Prophylaxe, Therapie und Nachsorge der Spätgestose (EPH-Komplex). Schweiz. med. Wschr. **98**, 995–998 (1968).

[380] RIPPMANN, E. T.: Die Beurteilung des EPH-Komplexes. Symposium über die Spätgestose (EPH-Komplex) Basel, 1969 (Schwabe & Co., Basel, 1970).

[381] RIPPMANN, E. T.: Genetisch einheitliche Gruppen des EPH-Komplexes. Referat Schweiz. Gyn. Gesellschaft, Jahrestagung Gstaad (1969).

[382] RIPPMANN, E. T.: Die Beurteilung des Schweregrades bei EPH-Komplex; Rugna, D. da: Aktuelle Probleme in Gynäkologie und Geburtshilfe, Festschrift Prof. Dr. Th. KOLLER: 208–212 (Schwabe & Co., Basel/Stuttgart 1969).

[383] RIPPMANN, E. T.: Adipositas und EPH-Gestose. (In Vorbereitung, 1969).

[384] ROBBE, H.: Über die Ätiologie der Schwangerschaftstoxikose. Nord. Med. **67**, 247 (1962).

[385] ROMNEY, S. L., J. METCALFE, D. REID and C. BURWELL: Blood flow of the gravid uterus. Ann. N. Y. Acad. Sci. **75**, 762 (1959).

[386] ROSENTHALL, L.: Radionuclide imaging of the uterus with special reference to pregnancy. Radiology **90**, 750–755 (1968).

[387] ROTH, K., and S. SLATER: Inactivation of vasopressin during pregnancy. Amer. J. Obstet. Gynec. **83**, 1325 (1962).

[388] RUDOLPH, J. H. and S. H. WAX: The ^{131}J Renogram in pregnancy. II. normal pregnancy. Obstet. Gynec. (N. Y.) **30**, 386–393 (1967).

[389] RUF, K. und G. A. HAUSER: Häufigkeit und prädisponierende Faktoren der Schwangerschafts-Spätgestosen. Bestimmung der Toxikose-Gefährdung. Gynaecologia **151**, 348–368 (1961).

[390] RUGNA, D. da: Anamnestische Befunde bei Eltern kongenital mißgebildeter Kinder. Zbl. Gynäk. **85**, 133–137 (1963).

[391] RUGNA, D. da: Die Häufigkeit schwerer kongenitaler Mißbildungen am Frauenspital Basel. Symposium Medikamentöse Pathogenese fetaler Mißbildungen. Liestal, 1963 (Karger, Basel/New York, 116–123, 1964).

[392] RUGNA, D. da und Z. GÖMÖRI: Das akute Hydramnion beim Einling. Gynaecologia **158**, 321–332 (1964).

[393] RUGNA, D. da: Angeborene Mißbildungen. (Schwabe & Co., Basel, im Druck, 1969).

[394] RUGNA, D. da: Bestehen Kausalzusammenhänge zwischen Gestosen und Mißbildungen beim Neugeborenen. Symposium über die Spätgestose (EPH-Komplex) Basel, 1969 (Schwabe & Co., Basel, 1970).

[395] RUST, Th.: Diabetes und Schwangerschaft: B. „Geburtshilfliche Aspekte". Gynaecologia **159**, 215 (1965).

[396] RUST, Th.: Schwangerschaft bei zuckerkranken Frauen. Praxis **55**, 1361–1367 (1966).

[397] SADOVSKY, E., A. ADONI and W. Z. POLISHUK: Localization of the placental site by radioactive isotopes. Gynaecologia **166**, 288–296 (1968).

[398] SAITZ, O.: Über Veränderungen an den Harnleitern während der Menstruation und Gravidität, ferner bei Pyelitis und Hyperemesis gravidarum. Zbl. Gynäk. **55**, 347–350 (1931).

[399] SALERNO, L. P.: Psychophysiologic aspects of the toxemias of pregnancy. Amer. J. Obstet. Gynec. 76, 1268–1274 (1958).

[400] SANDERS, J. G., O. St. GILLIS, D. L. MARKETTO jr. and T. G. GREADY: Chlorthalidone in edema of pregnancy. N. Y. St. J. Med. 65, 762–764 (1965).

[401] SAS, M. und J. SZELL: Über die geburtshilflichen Beziehungen des Diabetes insipidus. Zbl. Gynäk. 85, 66 (1963).

[402] SAURWEIN, A. und H.-H. SEIFERT: Die Bedeutung der Beckenniere in Geburtshilfe und Gynäkologie. Geburts. Frauenheilk. 26, 4 (1966).

[403] SCONTAGH, F. E.: Kapillarpermeabilität, Serumeiweiß und Haemalokritwerte in der Schwangerschaft. Gynaecologia 127, 240 (1949).

[404] SECKER WALKER, R. H. and E. I. KOHORN: Placental localization by scintillation scanning using 99 m Technetium labeled human serum albumin. J. Obstet. Gynaec. Brit. Cwlth. 75, 464–469 (1968).

[405] SEITZ, L.: Die Schwangerschaftstoxikosen (Gestosen) und -dyskrasien; in Halban & Seitz, Biologie und Pathologie des Weibes, VII. Vol., 1. Teil, 894–906 (Urban & Schwarzenberg, Berlin 1927).

[406] SEMPREBENE, L., F. jr. BENEDETTI VALENTINI, G. SUNCIO e P. FIORANI: Studio comperativo della renografia con radiohippuran in condizioni basali ed in corso di diuresi provocata impartanza diagnostica nelle ipertensione nefrovascolare. Nuntius radiologicus 11, 1197–1215 (1965).

[407] SHANAHAN, W. R., S. L. ROMNEY and J. H. CURRENS: Coarctation of the aorta and pregnancy. Report of 10 cases with 24 pregnancies. J. Amer. med. Ass. 167, 275–280 (1958).

[408] SHANAHAN, W. R., and S. L. ROMNEY: Coarctation of the aorta and pregnancy. J. Amer. Med. Ass. 167, 275 (1958).

[409] SHEVCHENKO, A. M.: Blood serum protein and γ-globulin treatment of pregnant women suffering from late toxaemia. Excerpta medica obstet. Gyn. 17, 11/4076.

[410] SHORT, D.: Hypertonie und Arteriensystem. Hypertonie, Documenta Geigy 6–7.

[411] SILIQUINI, P. N.: Le gestosi tardive. Tratt. ital. Ginec. (im Druck).

[412] SILVER, S.: Blood plasma levels of radioactive iodine-131 in the diagnosis of hyperthyroidism. Advances clin. Chem. 1, 111, (1958).

[413] SLAWOV, I.: Diabetes insipidus und Schwangerschaft. Zbl. Gynäk. 20, 678–682 (1965).

[414] SMITH, R. W. and A. G. TANIGUCHI: Angiotensin sensitivity in experimental uteroplacental ischemia. Amer. J. Obstet. Gynec. 94, 303–307 (1966).

[415] SOPHIAN, J.: The aetiology of toxaemia of pregnancy: a hypothesis based on the existence of the utero-renal reflux. La prophylaxie en gynécologie et obstétrique, vol. I (Genève 1954).

[416] SOPHIAN, J.: Myometreal resistance ot stretch, the cause of preeclampsia. J. Obstet. Gynaec. Brit. Emp. 62, 37–47 (1955).

[417] SOPHIAN, J.: Reflex renal eschemia. Brit. Med. J. II, 619 (1955).

[418] SOPHIAN, J.: Aetiology of preeclamptic toxaemia and eclampsia. Lancet: 434–436 (1958).

[419] SOPHIAN, J.: Toxaemia of pregnancy. Amer. J. Obstet. Gynec. 78, 688–690 (1959).

[420] SOPHIAN, J.: Renal cortical blood flow diversion dependant on renal nerve stimulation and responsible for toxaemia of pregnancy. Excerpta Medica Internat. Congress Series No. 78: Proceedings IInd. Internat. Congress of Nephrology, Prague 1963.

[421] SOPHIAN, J.: New Look of Toxaemia. Brit. Med. J. **5425**, 1661 (1964).

[422] SOPHIAN, J.: The Aetiology of Toxaemia. Excerpta Medica, Sec. X., Obstet. Gynaec. **11**, 1–16 (1968).

[423] SOPHIAN, J.: Aetiology of Preeclampsia. Brit. med. J. **26**, 241 (1969).

[424] SOICHET, S.: Emotional factors in toxemia of pregnancy. Amer. J. Obstet. Gynec. 77, 1065–1073 (1959).

[425] SPINDEL, A., D. DIENGOTT and M. OETTINGER: The use of ^{113m}In gelatin for localization of the placenta. Harefuah 74/11, 414–417 (1968).

[426] SWITZER, P. K. and F. D. OWNBY: Edema fluid protein in patients with toxemia of pregnancy. Amer. J. Obstet. Gynec. **60**, 427 (1950)

[427] SZINNYAI, R.: Aortenisthmusstenose und Schwangerschaft. Gynaecologia **152**, 375 (1961).

[428] SCHAEFER, H.: Probleme der Homöstase des Blutdruckes und der Blutdruckregulation. Verh. dtsch. Ges. inn. Med. **69**, (1963).

[429] SCHAEPDRYVER, A. de: Schwangerschaftshypertension und Phaeochromocytom. T. Geneesk. **22**, 1105–1113 (1966).

[430] SCHEELE, V. und H. KYANK: Phäochromocytom und Schwangerschaft. Geburts. Frauenheilk. **19**, 515 (1959).

[431] SCHILDBACH, H. R. und K. WEYERS: Untersuchungen über das Verhalten des Körpergewichtes von gesunden und gestosegefährdeten Schwangeren. Geburtsh. Frauenheilk. 9, 259 (1949).

[432] SCHLEGEL, Ch.: Ergebnisse und prognostische Bedeutung der Nierenclearance bei Spätschwangerschaftstoxikosen. Zbl. Gynäk. **81**, 869 (1959).

[433] SCHLÜSSEL, H.: Diabetes mellitus und Schwangerschaft. Geburts-Frauenheilk. **27**, 845–858 (1967).

[434] SCHOTTSTAEDT, W. W., W. J. GRACE and G. WOLFF: Life situation, behaviour, patterns and renal excretion of fluid and electrolytes. J. Amer. med. Ass. **157**, 1485–1488 (1955).

[435] SCHTEINGART, D. E.: Adrenal function and diesease in pregnancy. Clin. Obstet. Gynec. **10**, 88–105 (1967).

[436] SCHULTE, F. J., K. LINKE, R. MICHAELIS and R. NOLTE: Electromyographic evaluation of the Moro reflex in preterm-, term- and small-for-date newborn infants. Developmental Psychology **1**, 41–47 (1968).

[437] SCHULTE, F. J., R. MICHAELIS, I. LINKE and R. NOLTE: Molar nerve conduction velocity in term-, preterm- and small-for-date newborn infants. Pediatrics **42**, 17–26 (1968).

[438] SCHULTZ, J. H.: Vegetative Steuerung und Psyche, normale und krankhafte Steuerung im menschlichen Organismus. (Fischer, Jena 1937).

[439] SCHULTZ, J. H.: Das autogene Training. (Thieme, Stuttgart 1953).

[440] SCHULTZ, J. H.: Grundfragen der Neurosenlehre. (Thieme, Stuttgart 1955).

[441] SCHWARTZ, K.-D., B. POTSCHWADEK und B. SCHOLZ: Die Ausscheidung von ^{131}J in der Muttermilch bei der post partum durchgeführten Isotopennephrographie mit ^{131}J Hippurat. Radiobiol. Radiother. **9**, 259–262 (1968).

[442] SCHWARZ, W.: Schwangerschaft und innere Krankheiten: Erkrankungen der endokrinen Organe; In Schwalm, II. und Döderlein, G.: Klinik der Frauenheilkunde und Geburtshilfe, Vol. 6, pp 557–574 (Urban & Schwarzenberg, München/Berlin 1967).

[443] STACHER, A.: Emotionelle Einflüsse auf die Fibrinolyse. Symposium über „Funktionsabläufe unter emotionellen Belastungen" Wien 1963 (Karger, Basel/New York 1964).

[444] STAEHELIN, B.: Die funktionellen kardiovaskulären Störungen als psychosomatische Symptome. (Hans Huber, Bern/Stuttgart 1965).

[445] STAMM, H.: Einführung in die Klinik der Fibrinolyse. (Karger, Basel/New York, 1962).

[446] STAMM, H.: Fibrinogengehalt im mütterlichen Blut und im Nabelschnurblut. Gynaecologia **157**, 301–302 (1964).

[447] STÖCKLI, A.: Prophylaxe und Therapie der Schwangerschaftsgestose. Therap. Umschau 235–238 (1960).

[448] STOKVIS, B.: Psychologie und Psychotherapie der Herz- und Gefäßkrankheiten. (Bochum 1941).

[449] STOPPELLI, I., G. DONAGGIO, F. PAERMO, D. G. de PALO e G. F. FASOLO: La funzionalità renale valutato con praccianti radioattivi nelle gestose del III trimestre. Att. Ostet. Ginec. **11**, 92–98 (1965) Suppl.

[450] TAKALA, M. E.: Paternal and maternal factors in the etiology of congenital malformations. A study of 241 defectbearing families. Diss. Turku 1958.

[451] TALLEDO, O. E., L. C. CHESLEY and F. P. ZUSPAN: Renin-angiotensin system in normal an toxemic pregnancy. III. Differential sensitivity to angiotensin II and norephinephrine in toxemia of pregnancy. Amer. J. Obstet. Gynec. **100**, 218 (1968).

[452] TALLEDO, O. E.: Renin-angiotensin system in normal and toxemic pregnancies. IV. Inactivation of angiotensin in toxemic pregnancy. Amer. J. Obstet. Gynec. **101**, 254 (1968).

[453] THOMSON, A. M., F. E. HYTTEN and W. Z. BILLEWICZ: The epidemiology of oedema during pregnancy. J. Obstet. Gynaec. Brit. Cwlth. **74**, 1–10 (1967).

[454] THORN, G. W.: Frank Billings-Lecture. Medical Tribune **29**, 1–2 (1968).

[455] TIMONEN, S., O. LOKKI, K. WICHMANN and P. VARA: Seasonal changes in obstetrical phenomena. Acta Obstetrica et gynec. scand. **44**, 507–533 (1965).

[456] UEXKÜLL, T. von: Psychophysiologische Probleme der essentiellen Hypertonie; in Fellinger, K.: Funktionsabläufe unter emotionellen Belastungen, 82–93 (Karger, Basel/New York 1964).

[457] VAIL, A. D.: Thyroid function: its uptake of ^{131}J-l-triiodothyronine by the human red blood cell as a diagnostic test. Missouri Med. **59**, 1061 (1962).

[458] VARA, P., S. TIMONEN und L. TERVILÄ: Zur Nomenklaturfrage und Klassifizierung der Toxämie. Diskussion über die Spätgestose, Gynaecologia **165**, 349–359 (1968).

[459] VASILEISKII, S. S. and I. P. IVANOV: A study of the blood serum proteins in late toxemia of pregnancy by the method of conjugated stereo-immunoelectrophoresis. Akush I Ginec. **1**, 48–52 (1964).

[460] VENNING, E. H.: Endocrine aspects of toxemia; in Venning, E. H.: Clinical obstetrics and gynaecology, vol. 1, No. 2 (Hoeber, New York, 1958).

[461] VERNEY, E. B.: Antidiuretic hormone and factors which determine its release; in Croonian Lecture, Proc. Roy. Soc. B. **135**, 25–106 (1947).

[462] VOJTA, M.: Classification of pregnancy toxemias. Cs. Gynek. **17**, 314 (1952).

[463] VORHERR, H., A. DIMITROW und J. HÜTER: Biologische Untersuchungen über den Abbau von Hypertensin durch Blutplasma von nicht schwangeren und schwangeren Frauen. Klin. Wschr. **43**, 614 (1964).

[464] WAGNER, H. N.: Clinical and experimental evaluation of the triiodothyronine (T/3) red cell uptake test. Bull. Johns Hopkins Hosp. **108**, 161 (1961).

[465] WARREN, J. C. and R. S. JERNSTROM: Diabetes insipidus and pregnancy. Amer. J. Obstet. Gynec. **81**, 1036–1041 (1961).

[466] WATTEVILLE, H. de: Foetal malformations and toxaemia; in Hammond, J., Browne, F. J., and Wolstenholme, G. E. W.: Toxemias of pregnancy, human and veterinary. A CIBA Fondation Symposium, pp. 202–203 (Philadelphia 1950).

[467] WAX, S. H. and J. H. RUDOLPH: The ^{131}J renogram in pregnancy. I. Safety. Obstet. Gynec. (N. Y.) **30**, 381–385 (1967).

[468] WEBER, H. F. J.: Die neurovegetativen Funktionsstörungen des Urogenitalsystems. (Springer, Wien, 1958).

[469] WEBER, J.: Nuklearmedizinische Lokalisationsdiagnostik der Placenta. Fortschr. Röntgenstr. **111**, 427–436 (1969).

[470] WEISSLEDER, H., J. EMMRICH and J. SCHIRMEISTER: Gefäßbedingte Kontrastmittelaussparungen im urographischen Bild. Fortschr. Röntgenstr. **97**, 705–710, (1962).

[471] WERNER, S. C. (Ed.): The Thyroid, 2nd ed. (Hoeber Med. Div. Harper & Row. Pub., Inc. New York, 1962).

[472] WESPI, H. J.: Funktionell-konditionale statt unicausale Betrachtung der Spätgestose. Schweiz. med. Wschr. **82**, 806 (1952).

[473] WESPI, H. J.: Der aufrechte Gang des Menschen und die Spätgestose. Gynaecologia **136**, (1953).

[474] WICK, E.: Kreislaufuntersuchungen an Studenten unter emotionellen Belastungen; in Fellinger, K.: Funktionsabläufe unter emotionellen Belastungen, Symposium Wien 1963, pp. 94–102 (Karger, Basel/New York 1964).

[475] WILDBOLZ, H.: Lehrbuch der Urologie (Springer, Berlin, 1924).

[476] WILLI, H.: Diabetes und Schwangerschaft: C. Kinder diabetischer Mütter. Gynaecologia **159**, 234 (1965).

[477] WILLI, H.: Kinder zuckerkranker Mütter. Praxis **55**, 1368–1371 (1966).

[478] WILLIAMS, C. D.: Weight in relation to pregnancy toxaemia. Brit. med. J. **II**, 1338 (1957).

[479] WIMHÖFER, H. und P. PFAU: Vorzeitige Beendigung der Schwangerschaft bei schweren, therapieresistenten Spätgestosen. Geburtsh. Frauenheilk. **18**, 331–333 (1958).

[480] WITTKOWER, E.: Einfluß der Gemütsbewegung auf den Körper. (Sensen, Wien–Leipzig, 1936).

[481] WITTLINGEN, H.: Diskussion über die Spätgestose, im speziellen über deren Nomenklatur. Diskussion über die Spätgestose, Gynaecologia **165**, 413–418 (1968).

[482] WOLF, G.: Untersuchungen über Bluteiweißveränderungen bei normaler Schwangerschaft und Schwangerschaftstoxikosen. Geburts. Frauenheilk. **14**, 348 (1954).

[483] WOLF-HEIDEGGER, G.: Atlas der systematischen Anatomie des Menschen. Karger, Basel/New York, Vol. 2, pp. 126–134, 1967).

[484] WOLLHEIM, E. und J. MOELLER: Hypertonie, Hypotonie. Handbuch der innern Medizin, 4. Auflage, Vol. 9 (Springer, Berlin/Göttingen/Heidelberg 1960).

[485] WORM, M.: Diabetes mellitus und Schwangerschaft. Akademischer Verlag, Berlin 1959.

[486] ZOLLINGER, H. U.: Nierenveränderungen bei Phäochromocytom. Schweiz. med. Wschr. **32**, 841–843 (1959).

[487] ZUCCHELLI, G. P. e I. BRUNORI DELUCA: Explicazione funzionale della tiroide in gravidanza mediante fotomotogramma. Minerva Ginec. **19**, 278 (1967).

[488] ZUM WINKEL, K.: Nierendiagnostik mit Radioisotopen. (Thieme, Stuttgart, 1964).

[489] ZUM WINKEL, K.: Dosisberechnung bei Schwangeren. (Persönl. Mitt.).

Literaturnachtrag

1. „Diskussion über die Spätgestose im speziellen über der Nomenklatur". Gynaecologia, Bd. 164 Nr. 4 1967 bis Bd. 167 Nr. 5 1969
2. RIPPMANN, E. T. (Herausgeber): „Die Spätgestose (EPH-Gestose)" Schwabe & Co., Basel 1970
3. RIPPMANN, E. T. (Herausgeber): „Gestosis-Index GI", Sandoz Ltd., Basel 1971
4. RIPPMANN, E. T. und RIPPERT, Sch. (Herausgeber): „EPH-Gestosis, Diagnose und Resultate". Walter de Gruyter, Berlin 1972

MIX
Papier | Fördert gute Waldnutzung
FSC® C083411

Zeittracht Medien GmbH
Ferdinand-Jühlke-Straße 7
99095 Erfurt, Deutschland
produktsicherheit@kolibri360.de